Homöopathie
für die ganze Familie

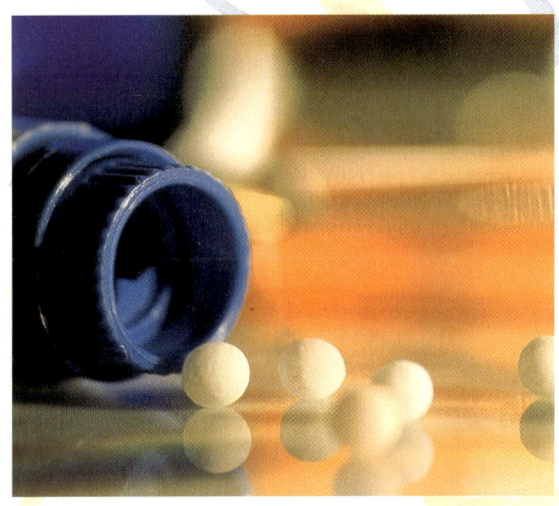

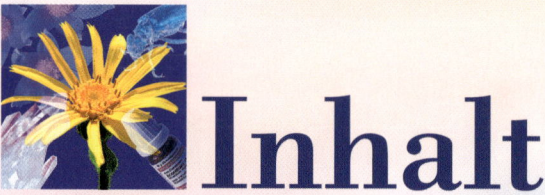

Inhalt

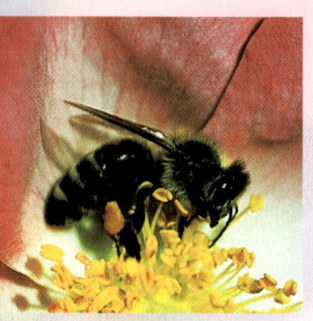

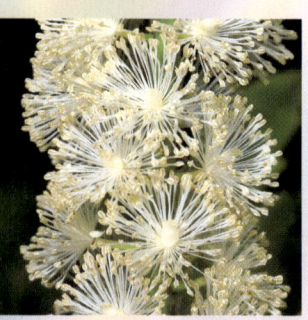

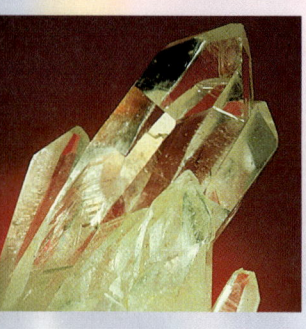

ANHANG

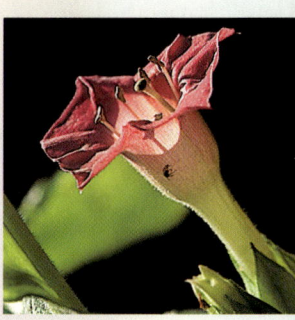

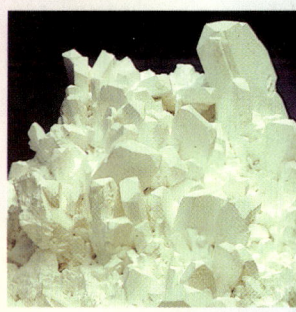

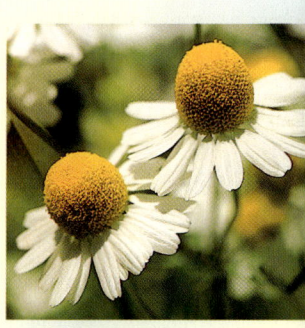

Homöopathie für die ganze Familie

Mehr als zweihundert Jahre alt ist sie, die Lehre von der Homöopathie. Ihre praktische Anwendung ist zu Beginn des 21. Jahrhunderts so aktuell und modern wie kaum je zuvor. Immer mehr Menschen haben am eigenen Leibe

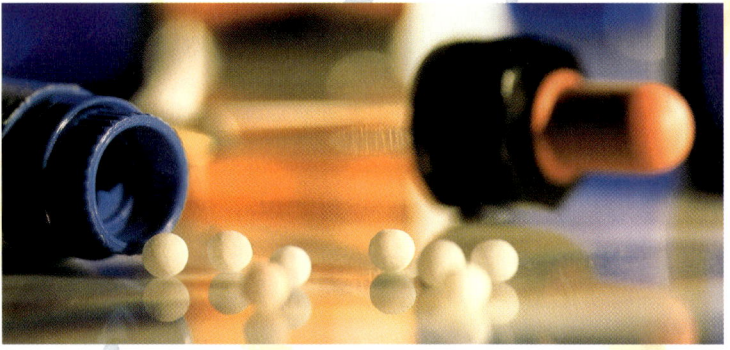

oder im persönlichen Umfeld erlebt, dass homöopathische Arzneimittel zuverlässig und risikoarm zugleich Beschwerden lindern und heilen können. Besonders erfolgreich wirkt die Homöopathie als Regulationstherapie bei Kindern, sodass gerade Mütter sich in zunehmenden Maße mit dieser Behandlungsmethode beschäftigen. Hier setzt der vorliegende Ratgeber an: Er möchte das Wissen über die Homöopathie vertiefen, Erfahrungen aus der ärztlichen Praxis weitergeben und Wege zur Gesundheit aufzeigen.

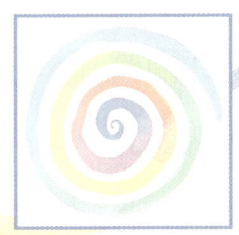

Die Homöopathie im Spektrum der Naturheilverfahren

Die Säulen der Gesundheit

Wie ist die Gesundheit zu erhalten?
Wie sind Krankheiten zu behandeln?

Mit diesen Fragen befasst sich die Medizingeschichte seit ihren Anfängen. Kein Wunder also, dass es die verschiedensten Antworten gibt, sich im Laufe der Jahrhunderte die unterschiedlichsten Therapieansätze und Behandlungsformen entwickelt haben. Dennoch: Gemeinsam ist den großen Heilkunde-Systemen die Vorstellung, dass die Erhaltung der Gesundheit und die Vorbeugung von Krankheiten immer auf mehreren Säulen fußt. Einige von ihnen liegen dabei in der Hand des Einzelnen selbst:

- Eine ausgewogene Lebensführung mit dem dynamischen Wechsel von Wachen und Schlafen, Essen und Fasten, Arbeit und Muße, Anspannung und Entspannung
- Ausreichende Bewegung und körperliche Aktivität
- Eine gesunde Ernährung
- Psychisches Wohlbefinden

Jeder gute Arzt, ob er nun naturheilkundlich oder schulmedizinisch arbeitet, wird seinen Patienten raten, insbesondere bei chronischen oder wiederkehrenden Beschwerden zunächst ein Augenmerk auf den Lebensstil und die äußeren Lebensumstände zu richten, hier regulierend und ausgleichend einzugreifen. Wer permanenten Belastungen ausgesetzt ist oder Raubbau mit den eigenen Kräften treibt, untergräbt seine Gesundheit. Dabei sind die Grenzen sicherlich unterschiedlich gesteckt: Der Eine verkraftet locker, was der Andere nur mit Mühe bewältigt. Die eigenen Grenzen auszuloten, Belastungen zu reduzieren, oder – als Gegengewicht – sich etwas Gutes zu tun, ist die Devise für eine gute Gesundheit.

Hat der beste Lebensstil dennoch nicht verhindern können, dass eine Erkrankung ausbricht, so kennt die Heilkunde als weitere Säule die verschiedensten medizinischen Anwendungen. Hier kann man zwischen nichtarzneilichen und arzneilichen Maßnahmen unterscheiden. Nicht-arzneiliche Maßnahmen stellen z.B. Wasseranwendungen, Massagen, Wickel, Umschläge, Auflagen, Packungen, aber auch Wärme- oder Kälteanwendungen, Lichtkuren usw. dar. Unter arzneilichen Anwendungen ist alles zu verstehen, was man als Arzneimittel einnimmt.

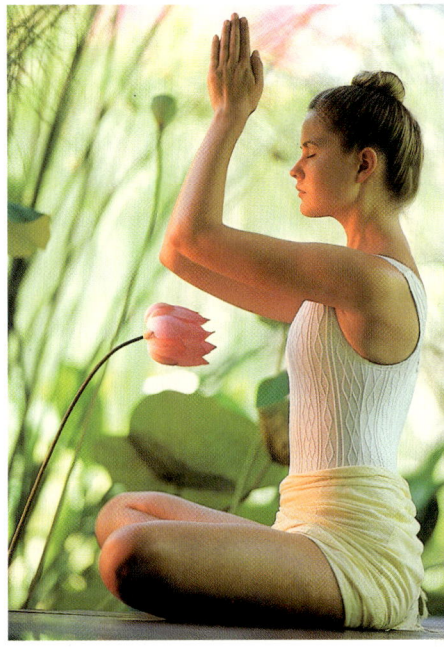

Zu einer ausgewogenen Lebensführung gehört regelmäßige Entspannung.

SÄULEN DER HEILUNG

Praxistipp:
Auch im Krankheitsfall gilt: Heilung fußt auf mehreren Säulen. Bettruhe, Schonung, leichte Kost und ausreichendes Trinken wie natürlich auch eine Atmosphäre zum „Auftanken" gehören unabdingbar zum Genesungsprozess. Verzichten Sie bei einer homöopathischen (Selbst)-Behandlung nicht auf eine sinnvolle Basisbehandlung.

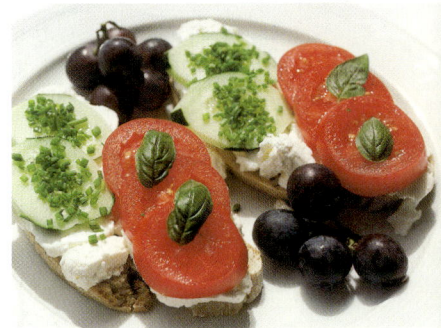

Jeder Mensch hat es selbst in der Hand, sich gesund zu ernähren.

Hierzu können ein Heilpflanzentee ebenso gehören wie gezielte Nährstoff- oder Vitaminpräparate, Bach-Blüten-Essenzen, Aufbaupräparate oder eben naturheilkundliche Arzneimittel.

Die meisten naturheilkundlichen Methoden zielen darauf ab, die Selbstheilungskräfte zu aktivieren. Sie bieten den äußeren Anstoß, und werden daher auch als Reiz-Regulations-Therapien bezeichnet.

DER KÖRPER REGULIERT

Die Homöopathie zählt zu den Regulationstherapien. Das bedeutet, dass der Körper auch in der Lage sein muss, zu reagieren und zu regulieren. Es gibt Krankheitszustände, bei denen dies nicht mehr der Fall ist, die Selbstheilungskräfte blockiert oder geschwächt sind. Hier ist die Grenze für die Homöopathie zu ziehen.

Sollten Sie bemerken, dass ein Mittel nicht hilft, obwohl es anscheinend genau auf die Beschwerden zutrifft, so kann es sein, dass Ihr Organismus nicht in der Lage ist – auch mit dem Anstoß des Mittels – die Erkrankung von sich heraus zu bekämpfen. Gehen Sie in diesem Fall zum Arzt.

Grundlagen der Homöopathie

Homöopathie – auf den Einzelfall kommt es an

Die Homöopathie nun zählt zu den arzneilichen Verfahren mit „spezifischen" Reizen. Das heißt: Hier geht es um den Einzelfall, um eine **individuelle Therapie**. Nicht jeder Patient mit ähnlichen Beschwerden bekommt das gleiche Mittel. Im Gegenteil: Stets werden – auch in diesem Ratgeber – eine ganze Palette von verschiedenen Mitteln aufgeführt, die bei bestimmten Erkrankungen oder Beschwerden helfen können. Nein, **das** homöopathische Mittel gegen Kopfschmerzen, Magendrücken, Blasenentzündung

PRÜFEN SIE DEN EINZELFALL

Wundern Sie sich nicht, wenn Ihre Tante gegen Erkältung ein anderes Mittel nehmen sollte als Ihr Onkel, und wenn Ihre Tochter dann wieder das gleiche Mittel wie Ihre Tante bei einer Blasenentzündung verschrieben kriegt. Greifen Sie bei ähnlichen Beschwerden nicht auf homöopathische Mittel aus Ihrer Haus-Apotheke zurück, die in der Familie in anderen Fällen angewendet wurden – nach dem Motto: „Mein Mann hatte doch damals auch Magenschmerzen." Überprüfen Sie immer den Einzelfall. Suchen Sie in aller Ruhe nach dem Mittel, dessen Beschreibung am ehesten auf den konkreten Fall zutrifft. Je besser das Mittel auf den Einzelfall „zugeschnitten" ist, desto wirkungsvoller ist es.

oder Nasennebenhöhlenvereiterung schlechthin gibt es (in aller Regel) nicht. Vielmehr werden die Art der Beschwerde, der Zeitpunkt ihres Auftretens, die Umstände, die Frage, wann sich die Beschwerden bessern oder verschlechtern und natürlich die Gemütsverfassung des Betroffenen – ist er brummig oder weinerlich, sucht er Ruhe oder Abwechslung, will er allein sein oder in Gesellschaft – in die Mittelwahl mit einbezogen.

Das Ähnliche – Das Entgegengesetzte

Wie andere Naturheilverfahren regt die Homöopathie über einen spezifischen, auf die individuelle Symptomatik und Situation ausgerichteten Reiz die Selbstheilungskräfte an. Trotz dieser grundsätzlich ähnlichen Ausrichtung stellt die Homöopathie ein in sich geschlossenes Therapiesystem mit einem eigenen Weg der Arzneimittelfindung dar.

Dazu ein Beispiel: Ein kleines Mädchen hat Halsschmerzen. Die Kneipp-Therapie würde nun einen kalten Halswickel anlegen, die Volksheilkunde Zwiebelscheiben in die Wickeltücher einlegen, die Pflanzenheilkunde mit Salbei- und Thymiantee gurgeln lassen. Die Homöopathie dagegen fragt:

Was oder welcher Stoff würde beim Gesunden ähnliche Halsschmerzen auslösen?

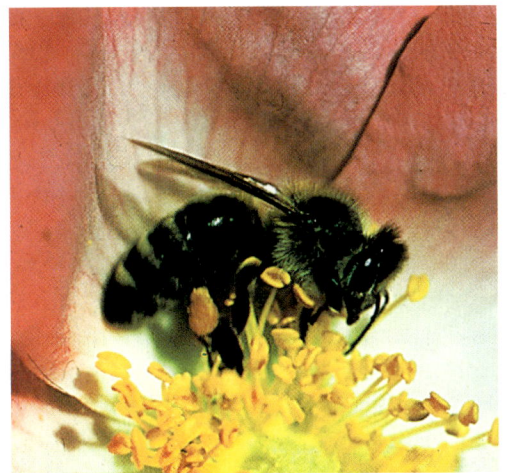 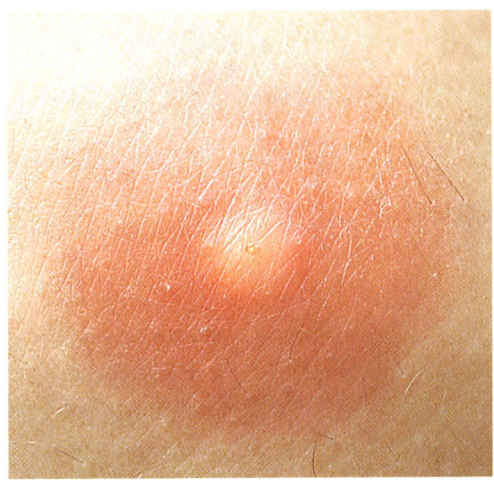

Ein Bienenstich verursacht Schmerzen, Schwellungen, Rötungen. Als homöopathisches Mittel wird Apis mellifica, die Honigbiene, bei Schwellungen und stechenden, brennenden Schmerzen eingesetzt.

Und:

Löst dieser Stoff, der zu Halsschmerzen führt, auch noch weitere außergewöhnliche Merkmale aus? Dicke Mandeln vielleicht? Schluckbeschwerden? Einen heißen, roten Kopf mit glänzenden Augen? Einen übererregten Geisteszustand, fast wie im Fieber-Delirium? Sind diese Symptome auch bei der kleinen Patientin zu finden?

Lösen auch andere Substanzen beim Gesunden Halsschmerzen aus? Wie sehen deren Begleiterscheinungen aus? Gehen hier die Halsschmerzen mit anderen Symptomen einher, beispielsweise mit einem sehr trockenen Husten, stechenden Brustschmerzen, Fieber und großem Durst?

Tatsächlich gibt es derartige Stoffe – zwei Giftpflanzen nämlich. Im ersten Beispiel sind typische Beschwerden einer Vergiftung mit der Tollkirsche (Atropa belladonna) genannt, im zweiten Beispiel Vergiftungszeichen der weißen Zaunrübe (Bryonia alba). Die beiden Pflanzen, die als Ausgangssubstanz für die gerade in der Kinderheilkunde ausgesprochen bewährten homöopathischen Mittel „Belladonna" und „Bryonia" dienen, weisen in ihren Vergiftungsbildern natürlich weitaus mehr Symptome auf. So nimmt es nicht Wunder, dass auch ganz andere Erkrankungen als die Halsschmerzen durch diese Mittel geheilt werden können.

„Similia similibus curentur – Ähnliches möge mit Ähnlichem geheilt werden", das ist der Leitsatz der Homöopathie, welcher sich schon in der Bezeichnung Homöopathie („homoios – ähnlich", „pathos – Leiden") ausdrückt. Damit grenzt sich die Homöopathie von der so genannten „Allopathie" („allos – das Andere") ab, in der nach dem Grundsatz „contraria contrariis – Gegensätzliches mit Gegensätzlichem (behandeln)" verfahren wird.

Die Allopathie ist seit dem Beginn der abendländischen Medizingeschichte Grundprinzip der Heilkunde:

● Bei Verstopfung wird abgeführt.
● Bei Durchfall wird gestopft.
● Bei Wärme wird gekühlt.
● Bei Kälte wird gewärmt.

Basierte diese Behandlungsstrategie ursprünglich auf der Vorstellung einer ins Ungleichgewicht geratenen Mischung der Körpersäfte – daher auch die vielen medizinischen Verfahren wie Aderlass, Blutegel, Brechmittel etc. –, so stellt ihr Prinzip – Gegensätzliches mit Gegensätzlichem – auch heute noch die Grundlage der modernen Medizin dar. So wird Fieber gesenkt, werden Verbrennungen gekühlt.

Homöopathie als Therapieprinzip dagegen bedeutet:

- Fieber nicht senken, sonden den Kranken
  warm einpacken
- Verbrennungen nicht kühlen, sondern mit
  wärmenden Substanzen benetzen

> ## „ÄHNLICHES MIT ÄHNLICHEM"
>
> Merke:
> Der homöopathische Grundsatz der Ähnlichkeit hat als Behandlungsstrategie zunächst weder etwas mit der Tatsache zu tun, dass die meisten homöopathischen Mittel potenziert werden, noch mit der besonderen Darreichungsform als Kügelchen oder Milchzuckertabletten.
> Homöopathie heißt vielmehr eine Behandlungsform, die rät: *„Wähle, um sanft, schnell, gewiss und dauerhaft zu heilen, in jedem Krankheitsfalle eine Arznei, welche ein ähnliches Leiden für sich erregen kann, als sie heilen soll!"* (Samuel Hahnemann 1796).

Samuel Hahnemann

Welch ungewöhnlicher Heilungsansatz, die Auswirkungen eines Stoffes am Gesunden mit Krankheitserscheinungen in Verbindung zu setzen!

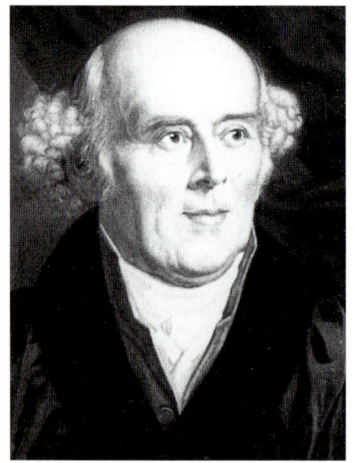

Samuel Hahnemann

Werfen wir, zum besseren Verständnis dieses Zusammenhanges, einen Blick zurück in die Geschichte, in das Arbeitszimmer des Apothekers, Arztes und Chemikers Samuel Hahnemann, der die Ähnlichkeitsregel zur Grundlage seiner Lehre ausbaute.

Da sitzt er, der junge Herr Hahnemann, umgeben von einer Kinderschar (11 sollen es werden), in ärmlichen Verhältnissen, und übersetzt wissenschaftliche Werke. Zwar hat er Medizin studiert und auch 4 Jahre praktiziert, doch die rüden Methoden der damaligen Zeit – Schröpfen und Klistiere, Schwitzkuren, Blutegel und Aderlässe – stoßen ihn ab. Zu viele Menschen sieht er, die diese rabiaten Maßnahmen schwächen, ohne ihnen zu helfen. Nein, der junge Samuel hat sich von der gängigen Medizin abgewandt und sucht nach neuen Wegen. Er sucht nach einer Methode, die keine weiteren Schmerzen zufügt, sondern sie nimmt, die nicht schwächt, sondern die „krankhaft gestimmte" Lebenskraft stärkt. Daneben stellte Hahnemann den grundsätzlichen Behandlungsansatz seiner Zeit „contraria contrariis" in Frage. Nein, diese Methoden verschafften – so Hahnemann – nur kurzzeitige Erleichterung, wahre Heilung dagegen erfolgte jedoch weit eher durch einen ähnlichen Reiz. In seiner Argumentation über die heilsame Wirkung ähnlicher Reize verwies er dabei auf alltägliche Erfahrungen wie auch auf überlieferte Hausmittel, beispielsweise gefrorenes Sauerkraut auf erfrorene Glieder zu legen, in gen, in der sommerlichen Hitze nichts Eiskaltes, sondern warme oder erwärmende Getränke zu sich zu nehmen. 1790 dann übersetzt Hahnemann die „Materia medica" von Cullen, einem schottischen Gelehrten, aus dem Englischen. Hier liest er über die Wirkung von Chinarinde bei Wechselfieber (malaria), und beschließt, das Mittel selbst einzunehmen:

„Ich nahm etliche Tage zweimahl täglich jedesmahl vier Quentchen gute Chinarinde ein; die Füsse, die Fingerspitzen usw. wurden mir erst kalt, ich ward matt und schläfrig, dann fing mir das Herz an zu klopfen, mein Puls war hart und geschwind; eine unleidliche Aengstlichkeit, ein Zittern (aber ohne Schauer), eine Abgeschlagenheit durch alle Glieder; dann Klopfen im Kopfe, Röthe der Wangen, Durst, kurz alle mir sonst beim Wechselfieber gewöhnlichen Symptome erschienen nach einander ... Dieser Paroxysm dauerte zwei bis drei Stunden jedesmahl, und erneuerte sich, wenn ich diese Gabe wiederholte, sonst nicht." [1]

Damit ändert sich das ärmliche Leben der Familie Hahnemann nicht. Doch Samuel Hahnemann verfolgt seine Beobachtungen weiter, unternimmt Selbstversuche mit Arzneimitteln (ebenso Frau und Kinder), um deren Wirkungen zu beobachten, schreibt und veröffentlicht in großem Umfang und stellt 1796 seine *„Versuche über ein neues Prinzip zur Auffindung der Heilkräfte der Arzneisubstanzem mit einigen Blicken auf die bisherigen."* vor.
Hier heißt es: *„Die Heilkraft der Arzneien ist in ihrer Eigenart begründet, ähnliche Symptome wie die der Krankheit entstehen zu lassen, aber um die Kranken durch Heilmittel, die die gleichen Erscheinungen wie die Erkrankung hervorrufen, gesunden zu lassen, muss man die Symptome des Kranken genau kennen, sowie auch die bezeichnenden Eigenschaften des Medikaments, die es beim gesunden Menschen, der einer solchen Arzneimittelwirkung unterworfen wird, zeigt."* [2]

(1) Renate Wittern: Samuel Hahnemann, in: Klassiker der Medizin, hrsg. von Dieterich, Engelhardt, Hartmann; Beck, München, 1991, Bd. 2, S. 41

(2) Pierre Vannier: Samuel Hahnemann, in: Dumesnil / Schadewaldt (Hrsg.): Die berühmten Ärzte, Aulis Verlag Deubner & Co, Köln 1966, S.159

Hahnemann, mittlerweile ein bekannter Mann, schreibt in großem Umfang und veröffentlicht 1810 sein Hauptwerk, das „Organon der rationellen Heilkunde" – der Umbruch ist geschafft. Hahnemanns Auffassung: Krankheit wird durch eine Verstimmung der „Lebenskraft" verursacht, zeigt sich in auffälligen Krankheitszeichen als das nach außen gekehrte Bild der Krankheit, wird durch ein Arzneimittel geheilt, das beim Gesunden ein ähnliches Beschwerdebild hervorruft. Der Grund: Das Arzneimittel löst künstlich eine ähnliche Krankheit aus, welche die natürliche Krankheit an Stärke übertrifft – und zu ihrer Auslöschung führt. Hahnemann im § 20 des Organons – *„eine schwächere dynamische Affection wird im lebenden Organismus von einer stärkern dauerhaft ausgelöscht, wenn diese jener sehr ähnlich in ihrer Äußerung ist."* [3]

Für ein derartiges Behandlungsverfahren ist einerseits die Kenntnis des Arzneimittelbildes erforderlich, die genaue Beobachtung des Krankheitsbildes andererseits. Somit gelten die Ähnlichkeitsregel und die Arzneimittelprüfung, in der die Veränderungen am Gesunden nach Einnahme eines Mittels beobachtet und aufgezeichnet werden, als Grundprinzipien der Homöopathie.

In späteren Jahren befasst sich Hahnemann auch mit der Frage von Dosierung und Darreichung. Er hatte beobachten können, dass Arzneimittel, die als Ursubstanz eingenommen werden, häufig zu Nebenwirkungen führen. „Lassen sich die Nebenwirkungen reduzieren, lässt sich vielleicht sogar die Wirkung steigern?"– diese Frage ist der Ausgangspunkt für die Entwicklung einer eigenen Verarbeitungsform der Medikamente: der so genannten Dynamisierung oder Potenzierung. Hahnemann, der sich in den kommenden Jahrzehnten intensiv mit der Potenzierung befasst, versteht darunter, dass die eigentliche dynamische Heilkraft eines Arzneimittels erst mit der stufenweisen Verschüttelung oder Verreibung der verdünnten Arzneimittel aufgeschlossen wird. Durch dieses Verfahren wird die Arzneikraft des Wirkstoffes zwar materiell abgeschwächt – was zu verminderten Nebenwirkungen führt –, aber dynamisch wirksamer. Und da nach Hahnemanns Auffassung auch jegliche Krankheit eine zerstörerische, dynamische Kraft darstellt, kommt es nicht auf die Chemie des Arzneimittels, sondern auf ihre Dynamis an, ihre Energie oder Information, wie man heute sagen würde. Das Spätwerk Hahnemanns schließlich befasst sich intensiv mit der Behandlung chronischer Erkrankungen, mit der Frage von familiär vererbten „Altlasten". Hahnemann, nunmehr berühmt und wohlhabend, vereinigt leidenschaftliche Anhänger hinter sich,

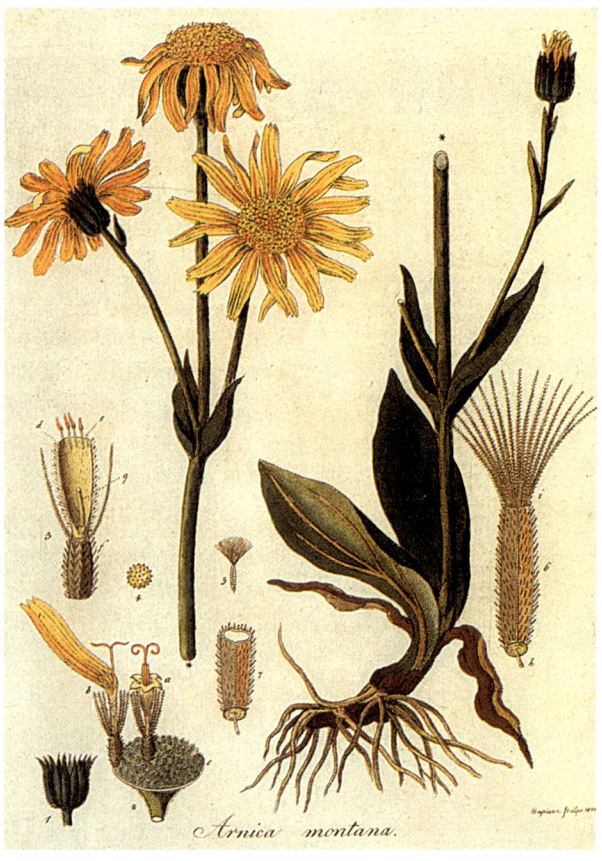

Darstellung der Arnikapflanze in einem Buch aus der Zeit Samuel Hahnemanns.

hat aber auch erbitterte Gegner. Auch die Anhängerschaft selbst spaltet sich in liberale und strenge Vertreter der Homöopathie – eine Diskussion, die bis auf den heutigen Tag erhalten geblieben ist. Privat verlebt Hahnemann seinen Lebensabend an der Seite einer jungen Malerin aus Paris, die ihm in einer großen, eleganten Praxis in Paris assistiert. Am 2. Juli 1843 stirbt Hahnemann im hohen Alter von 88 Jahren.

Die Ähnlichkeitsregel

„Similia similibus curentur - Ähnliches möge durch Ähnliches geheilt werden" – Diese Ähnlichkeitsregel ist kein Naturgesetz. Sie stellt vielmehr die praktische Arbeitsregel dar, nach der homöopathisch gearbeitet wird, und zielt auf die möglichst genaue Übereinstimmung (Ähnlichkeit) zwischen dem Krankheitsbild einerseits und dem Arzneimittelbild andererseits ab. Unter dem Begriff des Arzneimittelbildes wird damit verstanden, welche Wirkung ein Arzneimittel hat. Die Kenntnis dieses Arzneimittelbildes bezieht sich auf verschiedene Quellen, vor allem aber die so genannte Arzneimittelprüfung, bei der die verschiedensten Merkmale des jeweiligen Mittels beobachtet und aufgezeichnet wurden. Hahnemann selbst verwendet noch nicht den Begriff des Arzneimittelbildes, er spricht vielmehr von dem „Inbegriff" der arzneilichen Wirkung des Mittels.

Arzneimittelbild

- Arzneimittelprüfung
- Pharmakologische Kenntnisse
- Erfahrungen am kranken Menschen und Tier
- Hinweise aus der Volksheilkunde

Individuelles Krankheitsbild

- Medizinische Kenntnisse
- Erfahrungen am kranken Menschen und Tier
- Beobachtung
- Untersuchung
- Befragung des Patienten zur Vorgeschichte seiner Erkrankung (homöopathische Anamnese)

Die Arzneimittelprüfung

Hahnemann und seine Nachfolger untersuchten systematisch die Wirkung von Arzneimitteln am Gesunden, beobachteten und notierten dabei alle körperlichen und seelisch-geistigen Veränderungen genau. Dabei handelte es sich nicht um einige wenige Merkmale. Im Gegenteil: Für das Arzneimittel Pulsatilla (Wiesenküchenschelle) sind 1046 Symptome von Hahnemann an sich selbst beobachtet worden, weitere 117 an Anderen! Gerade bei den Prüfungen mit dynamisierten, potenzierten Substanzen konnten dabei Merkmale und Besonderheiten beobachtet werden, die man normalerweise kaum mit dem entsprechenden Mittel in Verbindung bringen würde, z.B. eine ärgerliche, übelgelaunte, unleidliche und ausgesprochen schmerzempfindliche Gemütsverfassung bei der Kamille. Ebenso konnte beobachtet werden, dass manche Mittel bei einem bestimmten Menschentyp besonders gut ansprechen. So gilt Pulsatilla, ein wichtiges Frauen- und Kindermittel, besonders geeignet für Menschen von *„sanfter, freundlicher und nachgiebiger Anlage; jammert über alles; ist traurig und verzagt; weint um alles; kann vor lauter Weinen kaum ihre Symptome angeben. Rötlich-blondes Haar, blaue Augen, bleiches Gesicht, neigt zu stillem Gram und Ergebenheit.“* (Nash)

Dennoch handelt es sich bei Arzneimittelprüfungen nicht um geheimnisvolle, den Homöopathen vorbehaltene Experimente! Jeder von uns macht tagtäglich Arzneimittelprüfungen durch – ohne es zu wissen:

- Die **Brennnessel** verursacht juckende, schmerzende Bläschen – und wird homöopathisch bei Nesselsucht mit starkem Brennschmerz, Jucken und deutlicher Wärmeverschlechterung eingesetzt.

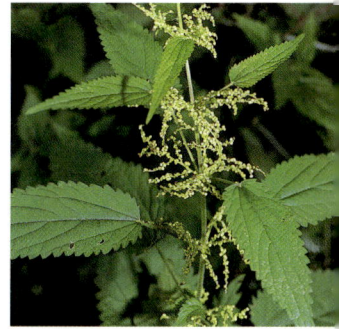

Brennnessel

- Die **Küchenzwiebel** ist das Mittel der Wahl bei Fließschnupfen mit tränenden Augen und brennend
  scharfem Nasensekret.
- Schlaflosigkeit, die von lebhaften Gedanken und
  geschärften Sinnen begleitet wird, obwohl man
  eigentlich hundemüde ist – genau dies sind die
  Symptome, die für den Einsatz von **Coffea**,
  homöopathisch aufbereitetem Kaffee, sprechen.
- Wer sich an die erste Zigarette erinnern kann, der wird
  wahrscheinlich auch erinnern, wie das Herz im Leibe
  pochte, Schwindel und Übelkeit einen übermannte.
  Kein Wunder also, dass der Homöopath bei Übelkeit
  und Elendigkeitsgefühl, Ohnmachtsneigung und
  Schwindel an **Tabacum** (Nicotiana tabacum) denkt.
- Die Biene sticht – und verursacht damit „stechende"
  Schmerzen, Schwellung, Rötung, Berührungsempfind-
  lichkeit. **Apis mellifica**, die Honigbiene, stellt
  in der Homöopathie ein ausgesprochen wichtiges
  Mittel bei allen Erkrankungen dar, die mit besagten
  Symptomen einhergehen, vor allem bei vielen
  Entzündungen.

Die Ähnlichkeitsbeziehung kann in eine „breite" oder
„schmale" Übereinstimmung unterteilt werden, je nach-
dem, in welchem Umfang das Krankheitsbild mit dem
Arzneimittelbild übereinstimmt. Die Bezeichnung einer
„breiten" oder „schmalen" Übereinstimmung steht in
Wechselbeziehung mit verschiedenen anderen Begriffs-
paaren, so z.B. mit den Begriffen „organotrop" und
„personotrop". Die Endung -trop (vom griechischen
„wenden, Wendung") bezeichnet den Ort der Wirkung.
So beziehen sich organotrope Homöopathika auf gewisse
Zielorgane und Organsysteme, beispielsweise die
Schleimhäute, den Bewegungsapparat etc. Personotrope
Homöopathika richten sich an einen bestimmen Persönlichkeitstyp, sie beziehen die Persönlichkeit in weitaus

größerem Maße mit ein. Die organotropen Arzneimittel, die dem klinischen Denken der offiziellen Medizin weit eher entsprechen als die personotropen, werden auch als „kleine" Homöopathika bezeichnet, die personotropen Arzneimittel als „große" Homöopathika. Es liegt nahe, dass die organotropen Homöopathika vorrangig bei akuten Beschwerden eingesetzt werden. Die personotropen Mittel werden demgegenüber als „Konstitutionsmittel" im Rahmen einer Langzeit- oder „Konstitutionsbehandlung" vorrangig bei chronischen Beschwerden eingesetzt. Die personotrope Homöopathie und damit die konstitutionelle Behandlung erfüllt den Anspruch der „Gesamtheit der Symptome" in umfassender Weise, was eine entsprechend gründliche, homöopathische Anamnese voraussetzt. Folgerichtig wird dies als der „lange Weg der Arzneimittelfindung" bezeichnet, gegenüber dem „kurzen Weg der Arzneimittelfindung" bei organotroper Vorgehensweise.

Personotropie	Organotropie
„Große Übereinstimmung" von Arzneimittel und Krankheitsbild	„Kleine Übereinstimmung" von Arzneimittel und Krankheitsbild
Vielzahl von Charakteristika	Wenige Charakteristika
Chronische Krankheiten	Akute Krankheiten
„Langer Weg der Arzneimittelfindung"	„Kurzer Weg der Arzneimittelfindung"
Langzeittherapie	Initialtherapie
Individualisierte Mittelwahl	Weit weniger individualisierte Mittelwahl
Hohe Potenzen	Niedrige Potenzen
Seltenere Gaben (2-3x täglich bis weitaus seltener)	Häufige Gaben (mehrmals täglich bis 2-3x in der Minute)

Noch ein Unterschied: Die organotrope Therapie arbeitet mit niedrigen Potenzen (D3, D4, D6), die in häufigen Gaben gegeben werden, die personotrope Therapie mit höheren Potenzen (D15 und höher) in selteneren Gaben.

Darüber hinaus gibt es homöopathische Arzneimittel mit so genannter „bewährter Indikation". Dies bedeutet, dass ein Arzneimittel sich bei einer so genannten *„festständigen Krankheit"* (Hahnemann) bewährt hat. Darunter ist zu verstehen, dass für die Verabreichung des jeweiligen Arzneimittels nur ein Minimum an Charakteristika erforderlich ist, um den Therapieerfolg zu gewährleisten. Diese Charakteristika haben kaum etwas mit dem individuellen

DIE AUSWAHL DER MITTEL

In diesem Ratgeber werden ausschließlich akute Beschwerden behandelt. Die genannten Mittel entstammen den Gruppen

- der Mittel mit „bewährter Indikation"
- der organotropen Mittel
- der Mittel mit Einsatz sowohl als organotrope wie auch als personotrope Mittel. Diese behandeln mit niedrigen Dosierungen akute körperliche Beschwerden und beziehen Persönlichkeitsmerkmale mit ein.

Auf die großen Konstitutionsmittel, welche gerade zur Behandlung von chronischen Zuständen – Krankheiten also, die schon länger anhalten oder auch immer wiederkehren – eingesetzt werden, kann in einem Selbsthilferatgeber nur hingewiesen werden. Für eine solche Konstitutionsbehandlung sind eine fundierte Ausbildung, lange Erfahrung und die Wahl des geeigneten Mittels durch eine ausführliche homöopathische Anamnese durch den Fachmann erforderlich.

Befinden zu tun, sodass gerade Arzneimittel mit bewährter Indikation in Doppelblindversuchen – in denen weder der Behandler noch der Patient weiß, welches Mittel verabreicht wurde – ihre Heilwirkung unter Beweis stellen konnten. Das heißt: Unter den Mitteln mit bewährter Indikation gibt es tatsächlich das Mittel gegen Heuschnupfen (Galphimia glauca), gegen juckende Hauterkrankungen (Cardiospermum) und Säuglingsschnupfen (Sambucus nigra).

Monopräparate und Komplexmittel

Die homöopathische Therapie, insbesondere die Konstitutionsbehandlung, wird vorwiegend mit Einzelmitteln (Monopräparaten) durchgeführt. Es gibt jedoch auch – für die Behandlung bei akuten Geschehen ebenfalls im Sinne einer bewährten Indikation – so genannte Komplexmittel. Mit diesem Begriff ist eine Kombination homöopathischer Einzelmittel mit ähnlicher Wirkungsrichtung gemeint. Komplexmittel sind, als Fertigarzneimittel zumeist unter einem Handelsnamen und mit einer Indikationsangabe versehen, in der Apotheke erhältlich.

Sinnvoll zusammengesetzte Komplexmittel sollten nicht mehr als 3 bis 5 Mittel enthalten; lassen Sie sich in der Apotheke beraten.

Die Dosierungslehre

Wer sonst nichts von der Homöopathie kennt, weiß gewöhnlich, dass sie ihre Arzneien in kleinen, ja in fantastisch kleinen Dosen anzuwenden pflegt. Dies ist auch der Grund, warum viele Kritiker meinen, die Wirkung der Homöopathie sei reine Einbildung. Denn tatsächlich ist gerade in so genannten Hochpotenzen – die aber in der Homöopathie als besonders wirkungsvoll gelten – der ursprüngliche Ausgangsstoff nicht mehr nachweisbar! Über die eigentlichen Wirkprinzipien streiten sich so bis heute die Geister. Wenn auch eine Vielzahl von Studien belegen, dass die Homöopathie wirkt (vorausgesetzt, sie wird richtig angewendet), hat die Grundlagenforschung noch keine eindeutigen Ergebnisse, wie der Wirkmechanismus – zumindest bei den Hochpotenzen – aussehen könnte. Grundsätzlich ist davon auszugehen, dass es sich nicht um einen chemischen, sondern um einen physikalischen oder energetischen Prozess handelt. Dabei spielt die Verarbeitung der homöopathischen Medikamente eine wesentliche Rolle.

Homöopathische Arzneimittel enthalten Wirkstoffe in potenzierter Form.

Was bedeutet Potenzieren?

Die Arzneigrundstoffe – Pflanzen, Tiere und Mineralien –, werden mit einer Trägersubstanz (Alkohol, Wasser, Milchzucker, Rohrzucker) verarbeitet. Dies bedeutet eine Verschüttelung oder Verreibung des Ausgangsstoffes mit der Trägersubstanz im Verhältnis 1:10 (Dezimal-Potenzen „D") bzw. 1:100 (Centesimal-Potenzen „C") stufenförmig bis zur benötigten Arzneistärke („Potenz"). Demzufolge werden die Dezimal-Potenzen („D") jeweils aus einem Teil Ausgangsstoff und neun Teilen Trägersubstanz hergestellt. Die erste Dezimal-Potenz wird als D1 bezeichnet. Die weitere pharmazeutische Aufarbeitung erfolgt entsprechend bis zur gewünschten Dezimal-Potenz, wobei grundsätzlich keine Zwischenstufen übersprungen werden dürfen. Genauso wird mit den Centesimal-Potenzen verfahren (1 Teil Ausgangsstoff / 99 Teile Trägersubstanz). Zunehmende Bedeutung in der Praxis gewinnen auch die LM-Potenzen, die durch komplizierte pharmazeutische Techniken innerhalb vielfältiger Verfahrensstufen hergestellt werden. **In diesem Ratgeber kommen vorwiegend die Potenzen D3, D4, D6 und D12 vor.** Ein Hinweis: Das Symbol Ø bedeutet „Urtinktur".

Das Symbol Ø bedeutet Urtinktur. In einer Urtinktur ist der Arzneistoff in unverdünnter, nicht potenzierter Form enthalten.

Merke: Verschütteln und verdünnen ist nicht das Gleiche! Verschüttelt man einen Tropfen Kaffee zur C 200, also 200.000 Mal (!), so ist das etwas anderes, als wenn man einen Tropfen Kaffee in ein Schwimmbad tropfen lässt!

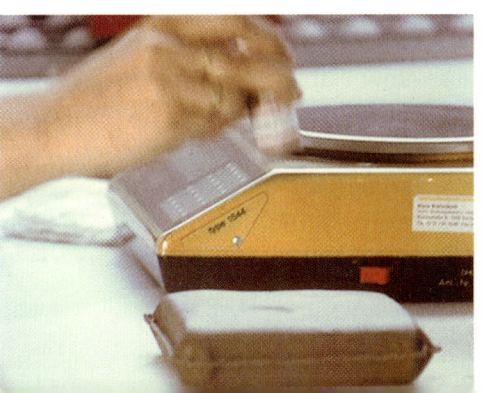

Der Ausgangsstoff wird nach den Vorschriften des Homöopathischen Arzneibuchs sorgfältig verschüttelt.

Die Wirkmechanismen der Homöopathie

Seit dem Beginn ihrer Geschichte hat die Homöopathie eine Vielzahl von Kritikern und Gegner. Nicht nur der homöopathische Grundsatz der Ähnlichkeit ist ungewöhnlich, sondern insbesondere die spezifische Verarbeitungsform, bei der ab einem gewissen Potenzierungsgrad chemisch kein Molekül des ursprünglichen Ausgangsstoffes enthalten ist, legt den Verdacht nahe, dass es sich bei der Wirkung um pure Einbildung, um einen so genannten „Placebo-Effekt" handelt. Während sich die Wirkung von Niedrigpotenzen noch chemisch erklären lässt, werfen gerade die Hochpotenzen, die ja als besonders wirkungsvoll gelten, Fragen auf. Eine Vielzahl von Studien im Bereich der Grundlagenforschung konnte nachweisen, dass Hochpotenzen nachweisbare Effekte haben. Wie diese Effekte zustande kommen, ist jedoch bislang noch nicht eindeutig geklärt. Das liegt einerseits daran, dass die – gerade bei Hochpotenzen erforderliche – individualisierte Vorgehensweise in aller Regel keine Studien zulässt, bei denen weder der Behandler noch der Patient wissen, welches Mittel verabreicht wird (so genannte Doppelblind-Studien). Zum anderen mag es daran liegen, dass unser herkömmliches wissenschaftliches Handwerkszeug nicht geeignet ist, die eigentümliche Wirkungsweise der homöopathischen Hochpotenzen zu erfassen. Einig sind sich die Vertreter der Homöopathie jedoch darüber, dass die besondere Verarbeitung, die eben in keinem Fall einer ganz normalen Verdünnung entspricht, zu der Erschließung der außergewöhnlichen Eigenschaften führt, welche – wenn entsprechend der Ähnlichkeit mit dem Krankheitsbild angewandt – bei homöopathischen Arzneimitteln beobachtet werden können. Nicht umsonst sprach Hahnemann vom „*Entwickeln der Arzneikraft*".

Möglichkeiten und Grenzen der Homöopathie

Homöopathische Arzneimittel sind keine Wundermittel. Und auch die Homöopathie muss als Therapieform, quasi im Rahmen einer „therapeutischen Stufenleiter" sinnvoll und dem Einzelfall angemessen eingesetzt werden – mal als ausschließliche Therapie, mal in Kombination mit anderen Methoden, dann wieder nur bei gewissen Stadien einer Erkrankung oder zur Nachbehandlung. Schwere organische Veränderungen kann auch die Homöopathie nicht rückgängig machen. Hier kann sie nur begleitend eingesetzt werden. Gerade im Vorfeld von organisch nachweisbaren Krankheitsbildern hat sich die Homöopathie jedoch besonders bewährt.

KÖRPERSIGNALE ERNST NEHMEN

Lassen Sie es bei auftauchenden Schmerzen und Beschwerden nicht so weit kommen, dass sich organische Veränderungen entwickeln! Warten Sie bei Kreuzschmerzen nicht ab, bis ein Bandscheibenvorfall vorliegt! Lassen Sie es bei Sodbrennen, Völlegefühl und Magendrücken nicht erst zu einem Magengeschwür kommen! Nehmen Sie die Signale Ihres Körpers ernst!

Homöopathische Selbstbehandlung und Mittelfindung

Wie finde ich das richtige Mittel?

Wie bereits in den einleitenden Kapiteln dargestellt: Die Homöopathie sucht ein Mittel, das in seinem Wirkungsspektrum (Arzneimittelbild) mit dem Krankheitsbild weitgehend bzw. in entscheidenden Punkten übereinstimmt. Das Arzneimittelbild nun ist in vielfachen Überprüfungen aufgezeichnet und wird, zumindest in seinen Leitsymptomen, in diesem Ratgeber vorgestellt – das Krankheitsbild dagegen muss von **Ihnen** erfasst und wahrgenommen werden. Damit erfordert die Homöopathie eine **Aufmerksamkeit**, die über die Messung von Temperatur oder Puls weit hinausgeht. Je genauer Sie hinschauen, hinhorchen, ja sogar „hinriechen" (z.B. bei Schweiß und Stuhl), desto größer ist der Erfolg! Vertrauen Sie Ihren Sinnen (auch dem berühmten „sechsten Sinn") und notieren Sie Auffälligkeiten, die sich nicht nur auf die Quantität – wieviel trinkt, schläft, isst der Kranke? Wie hoch ist das Fieber? Wie schnell ist der Puls? – sondern auch auf die Qualität der Krankheitserscheinungen beziehen: Wie sehen die Schmerzen aus? Wie wirkt der Kranke? Wie ist der Stuhl beschaffen? Sind die Erscheinungen regelmäßig, unregelmäßig oder anfallsartig?

Hahnemann selbst schreibt:
„Bei dieser Aufsuchung eines homöopathisch spezifischen Heilmittels sind die auffallenderen, sonderlichen, ungewöhnlichen und eigenheitlichen (charakteristischen) Zeichen und Symptome des Krankheitsfalles besonders und fast einzig fest ins Auge zu fassen." (Organon, § 153)

Was sind absonderliche Symptome? Absonderlich wäre, wenn man Fieber hat, viel schwitzt aber nicht durstig ist, wenn sich die Beschwerden um eine ganz bestimmte Tageszeit regelmäßig verschlechtern oder verbessern, ein Hautausschlag immer an der See auftritt usw.

Für die Behandlung von akuten Beschwerden sind meist (auf dem kurzen Weg der Mittelfindung) nur einige wenige Krankheitszeichen erforderlich, um die einzelnen Mittel abzugrenzen. Wenn auch in diesem Ratgeber nur auf die Behandlung chronischer Krankheiten verwiesen werden kann – bei der Suche nach dem konstitutionellen Mittel spielen Gemütsverfassung, Verhalten, Vorlieben und Abneigungen, Ängste, der Schlaf, das Ess- und Trinkverhalten eine wichtige Rolle. Gerade die außergewöhnlichsten Beobachtungen können einen Hinweis auf das richtige Mittel geben, z.B. das Gefühl, ein Haar auf der Zunge zu haben; nicht in der Nähe von anderen urinieren zu können; eine Abneigung gegen gemischte Speisen, eine Verschlechterung der Beschwerden durch Liegen auf der linken Seite usw.

AUFMERKSAM BEOBACHTEN!

Achten Sie bei der Beobachtung des Krankheitsbildes auf charakteristische, auffallende und ungewöhnliche Symptome.

Dabei gibt es nichts, was von vornherein unwichtig wäre – in der Konstitutionsbehandlung können der plötzlich auftretende Riss in der Mitte der Unterlippe, die Angst vor Spinnen, der Durst auf kaltes Wasser, die auftretende Vorliebe für saure Lebensmittel, die Verschlechterung der Beschwerden durch Zuwendung oder Nähe, aus dem Bett hängende Füße etc. wichtige Hinweise auf das richtige Mittel darstellen.

EIN WEITERER HINWEIS

Die Beobachtung des Krankheitsbildes ist nicht mit der Ursache identisch (wenn auch die Ursache einen Hinweis auf das Mittel geben kann). Beispiel: Liegt eine Mittelohrentzündung vor, so behandelt die Homöopathie nicht die Krankheit, d.h. die Entzündung, sondern den Kranken, dessen Gesicht glüht, der berührungs-, licht- und geräuschempfindlich ist, der Fieber hat, schwitzt, dem gleichzeitig kalt ist. Das Mittel (Belladonna) wird nicht nur bei Ohrenschmerzen eingesetzt, sondern auch bei Scharlach, Halsentzündungen, beginnendem grippalen Infekt usw.

Sie müssen jedoch bei der Mittelsuche, bei der Beobachtung der Krankheitserscheinungen nicht auf die freie Beobachtung angewiesen sein. Es gibt gewisse Schemata oder Raster, nach denen man vorgehen kann. So spielen folgende vier Faktoren eine wesentliche Rolle:

- die Ursache/Auslöser der Erkrankung
- der Ort der Erkrankung
- die Art der Empfindung
- die Bedingungen (Modalitäten) (siehe Tabelle rechts)

Unter dem Terminus „Modalitäten" ist hierbei zu verstehen, unter welchen Umständen sich die Symptomatik bessert oder verschlechtert bzw. ausgelöst wurde.

CHARAKTERISTISCHE FAKTOREN EINER ERKRANKUNG	
Faktor	**Beispiel**
Ursache – Auslöser	Unfall, Unterkühlung, Wetterwechsel, trockener Wind, Schreck, medikamentöser oder ärztlicher Eingriff, Kindergeburtstag, Urlaub usw.
Ort der Erkrankung, des Schmerzes	Körperteil, Körperorgan, Körperseite, wechselnd von einer Körperseite auf die andere, wechselnd im ganzen Körper, ausstrahlend usw.
Art der Empfindung	Schmerzcharakter, Gemütsverfassung, Stimmung
Wann treten Symptome/ Beschwerden auf? Wodurch? Wann oder wodurch ändern sie sich (besser – schlechter)?	Zu bestimmten Tageszeiten, bei Zimmerwärme, in frischer Luft, bei Kopfbedeckung, bei Wetterwechsel, bei Föhn, am Meer, beim Liegen auf der rechten Seite, bei Druck auf die schmerzhafte Seite, beim Aufstehen, in Ruhe, beim Treppensteigen, bei Überanstrengung, bei lauter Musik oder scharfen Gerüchen, bei Druck, vor dem Essen, nach dem Wasserlassen usw.

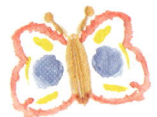
ALLGEMEINE CHECKLISTE MITTELFINDUNG

- Wo liegen die Beschwerden? Wo „tut es weh"?
- Sind die Beschwerden begrenzt – sich ausdehnend – ausstrahlend?
- Hat sich der betroffene Bereich verändert, z.B. durch Schwellung, Erwärmung, Rötung?
- Wie sehen die Beschwerden genau aus?
- Gibt es Absonderungen? Wie sehen sie aus?
- Wann sind die Beschwerden aufgetreten?
- Gab es möglicherweise einen Auslöser?
- Wann oder wodurch ändern sich die Beschwerden?
- Wann oder wodurch verbessern oder verschlechtern sie sich?
- Ist das Allgemeinbefinden eingeschränkt?
- Fiebert der Kranke?
- Wie sehen Hunger, Durst und Schlaf aus?
- Wie ist die Stimmung, die Gemütsverfassung?

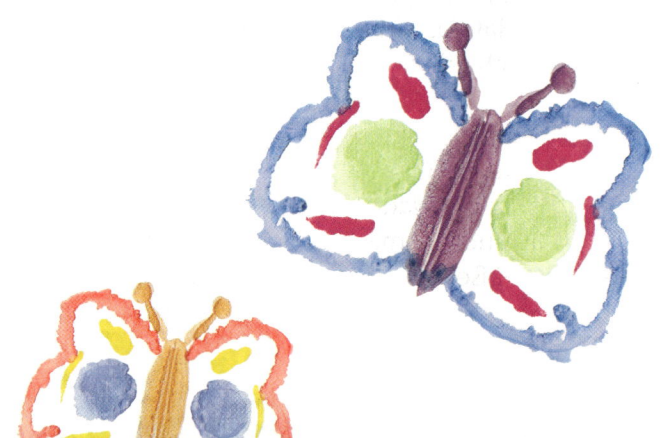

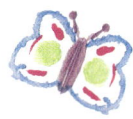
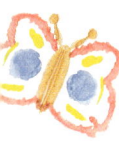
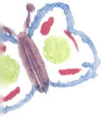

CHECKLISTE KRANKES KIND

Der betroffene Bereich

● Wie hat sich der betroffene Bereich verändert? Gibt es eine Schwellung? Ist er rot, blass? Aufgedunsen? Bleiben die Krankheitszeichen gleich oder wandern die Beschwerden? Dehnen sie sich aus?

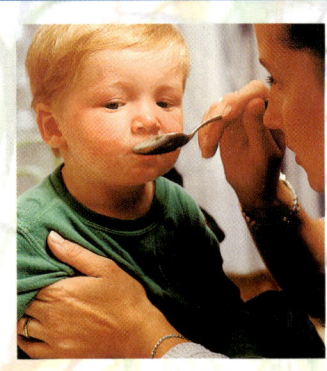

Schmerzen

● Worüber klagt das Kind? Wo sitzen die Schmerzen (Angabe Kind, Beobachtung)? Wie sind die Schmerzen geartet? Stechend? Bohrend? Dumpf? Krampfartig? Ziehend? Reißend? Plötzlich aufgetreten? Sich langsam steigernd? Anfallsartig?

Allgemeinzustand

● Wie ist der Allgemeinzustand? Ist das Kind matt? Müde und schläfrig? Unbeeinträchtigt?

Hautfarbe und Temperatur

● Wie sieht die Hautfarbe des Kindes aus? Ist es blass oder rot? Hat es vielleicht einen roten Kopf, aber blasse Gliedmaßen? Ist es gleichmäßig in seiner Hautfarbe oder fleckig? Hat es vielleicht eine rote Wange und eine blasse? Oder rote Lippen, rote Ohren? Hat es einen geröteten Rachen? Ist der Rachen hellrot oder dunkelrot? Wie sieht die Zunge aus? Hat es an den Handflächen oder am Rumpf kleine Flecken (möglicher Hinweis auf Kinderkrankheit)?

● Hat das Kind Fieber oder erhöhte Temperatur? Gibt es einen Temperaturunterschied zwischen der Messung axillar (Achsel) und rektal (Po), der über 0,5 Grad hinausgeht? Wie ist der Fieberverlauf? Ist das Fieber plötzlich angestiegen oder allmählich? Schwankt das Fieber im Tagesverlauf? Notieren Sie die Temperaturwerte des Kindes.

● Ist die Haut trocken? Heiß/kalt? Feucht? Dampfend? Schwitzig? Schwitzt das Kind an manchen Stellen mehr als an anderen (z.B. am Kopf oder an den Füßen)?

Fortsetzung nächste Seite

CHECKLISTE KRANKES KIND

Absonderungen

- Gibt es Absonderungen – Auswurf, Nasensekret u.ä.?
- Verändern sich die Absonderungen wie Schweiß, Stuhl (Durchfall/Verstopfung), Urin in Menge und Art? Sehen sie anders aus, riechen sie anders als sonst? Ist ein Auswurf bei Husten beispielsweise durchsichtig, weißlich, glasig, grünlich, gelblich, blutig, schleimig, fadenziehend, klumpig, zäh, strähnig, spärlich, reichlich? Kann er leicht abgehustet werden? Oder nur unter Anstrengung? Wird er während oder nach dem Husten abgehustet?

Durst und Hunger

- Hat das Kind Hunger? Auf kalte oder warme Speisen, süße oder salzige? Hat es Durst? Viel oder wenig Durst? Auf kalte oder warme Getränke?

Schlaf

- Kann das Kind schlafen? Tief und fest oder leicht? Schreckt es aus dem Schlaf hoch? Ist der Schlaf unterbrochen oder länger am Stück? Bewegt es sich im Schlaf? Wirft es sich hin und her? Strampelt es sich frei? Lässt es die Beine aus dem Bett hängen? Spricht es im Schlaf? Träumt es heftig? Ist es warm oder kalt? Oder sind vielleicht die Füße warm, aber der Kopf kalt? Ist ihm kalt, sodass es eine Decke verlangt (selbst wenn es fiebert)? Oder ist ihm warm? Verändert es nach dem Einschlafen seine Temperatur? Fängt es an zu schwitzen? Wo – am Kopf, am Rumpf, am ganzen Körper?

Gemütsverfassung und (Spiel-)Verhalten

- Ist das Kind auffällig ruhig? In sich gekehrt? Zieht es sich zurück? Unruhig?
- Sucht es Nähe? Geht es ihm in Ihrer Nähe besser? Will es auf den Schoß oder nur im Wohnzimmer auf dem Sofa liegen?
- Ist es quengelig und weinerlich? Unleidlich, sodass man ihm nichts recht machen kann? Ist es „außer sich", angespannt und überdreht? Ist es brummig und unwirsch?
- Ist es benommen, wie in einem anderen Gemütszustand? Ist es ängstlich, ohne dass man ihm diese Ängste durch Nähe oder Zureden nehmen kann? Ist es schreckhaft?
- Spielt es? Spielt es anders als sonst? Usw.

Fortsetzung nächste Seite

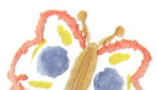

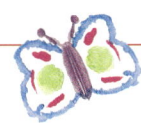

> ### CHECKLISTE KRANKES KIND
>
> ### Verbesserung/Verschlechterung
>
> - Was verbessert oder verschlechtert das Befinden des Kindes? Wärme – Kälte? Nähe – Distanz? Ruhe – Ablenkung? Essen – Fasten? Trinken – Nicht-Trinken? Uhrzeiten? Worunter leidet es, wie sehen seine Wünsche aus? („Du sollst Dich zu mir legen", „Ich will ins Wohnzimmer....", „Da ist was in der Ecke hinterm Schrank...", „Meine Freunde denken nicht an mich...", „Ich hab doch noch so viel Hausaufgaben...",)? Wonach verlangt es? Meinen Sie, dass das, wonach es verlangt (z.B. Besuch oder Kassette) ihm auch tatsächlich gut tut?
>
> ### Auslöser
>
> - Was hat die Beschwerden ausgelöst? Nasses Wetter? Wind? Regen? Kalte Füße? Ein aufregendes Ereignis? Ein außergewöhnliches Erlebnis (z.B. Kindergeburtstag)? Sind Kummer oder Sorgen Auslöser der Beschwerden? Gab es Probleme im Freundeskreis oder in der Familie? Streit zwischen den Eltern (wobei manche Kinder sehr schnell reagieren, andere erst Tage später krank werden, so wie manche Kinder sehr heftig erkranken, aber auch schnell gesunden, andere weniger heftig, aber langsam erkranken und genesen)? Gab es in dem Leben des Kindes vielleicht ein Ereignis, das für genau dieses Kind wichtig war und als Auslöser in Frage kommen könnte (z.B. Verlust eines Spielzeugs)?

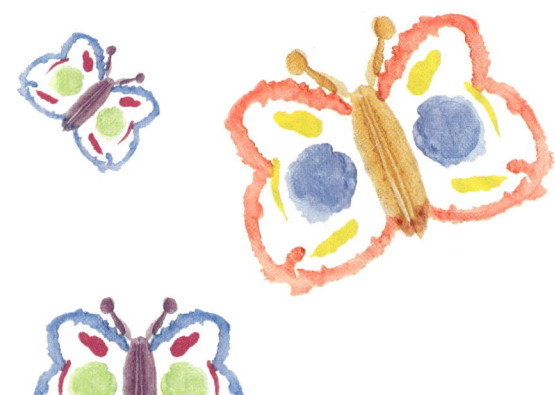

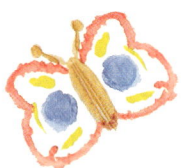

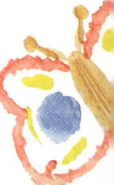

Der Wegweiser zum richtigen Mittel

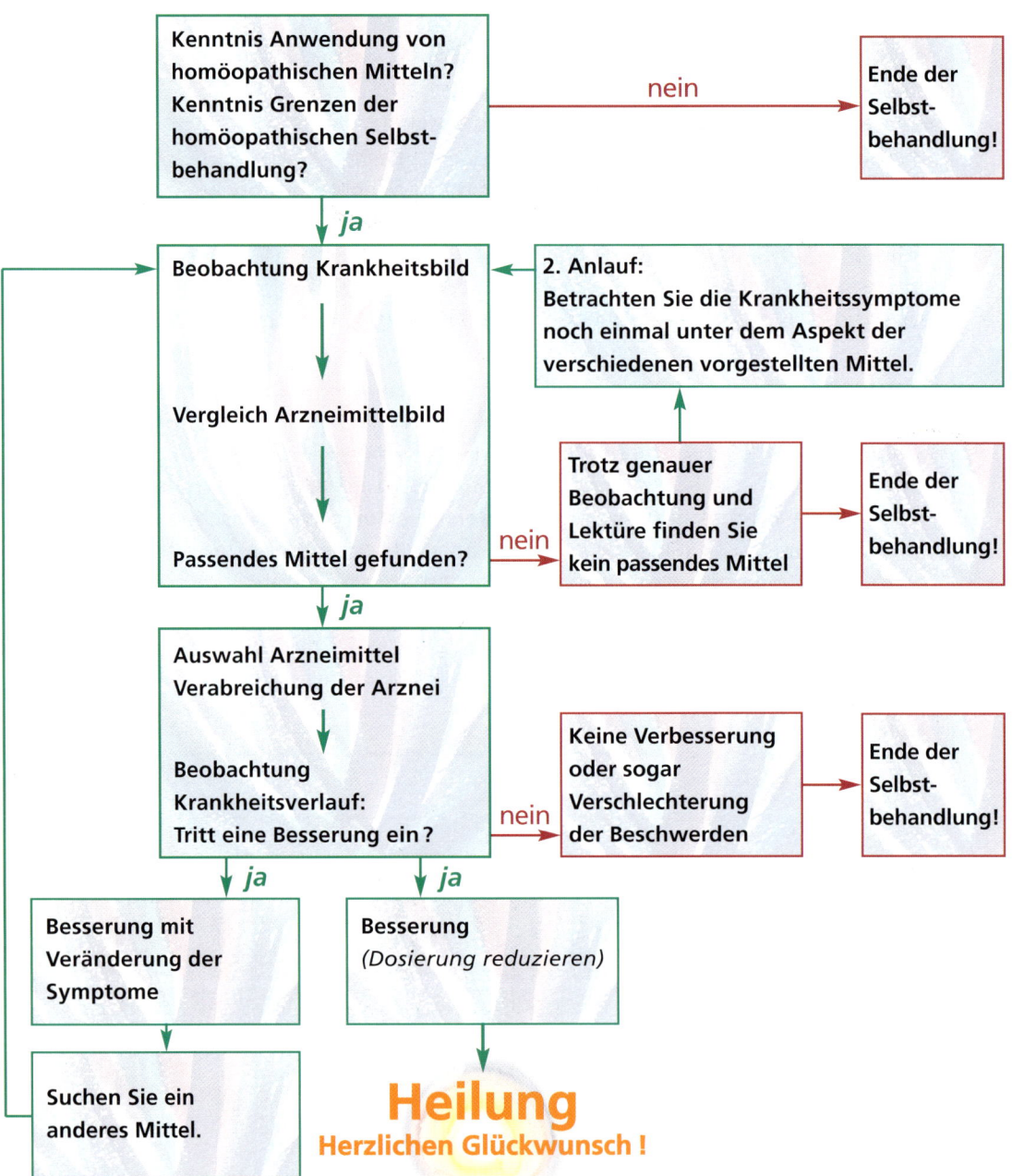

Zur Beurteilung der Arzneiwirkung

Sie können von einer richtigen Mittelwahl ausgehen, wenn die Beschwerden umgehend nach der Einnahme, in den folgenden Stunden (manchmal auch erst im Laufe der nächsten Tage) nachlassen, und die Besserung anhält. Möglicherweise fühlen Sie sich auch nach der Einnahme geistig oder seelisch frischer und wohler, selbst wenn die Beschwerden zunächst noch anhalten. Wenn die Beschwerden zunächst besser werden, der Heilungsprozess dann aber stagniert, so nehmen Sie das Arzneimittel noch einen Tag ein. Tritt immer noch keine Besserung auf, so besuchen Sie einen homöopathischen Arzt.

Wenn es Ihnen nach anfänglicher Besserung schon bald wieder schlechter geht, war Ihre Arzneimittelwahl nicht richtig. Hilft auch eine andere Arznei nicht, sollten Sie sich an einen homöopathischen Arzt wenden. Es kann zu einer so genannten „Erstverschlimmerung" kommen, d.h. zu einer kurzzeitigen Verschlimmerung der Beschwerden auf die Mitteleinnahme hin. In diesem Fall ist eine kurze Therapiepause einzulegen.

Möglichkeiten und Grenzen der Selbstbehandlung

Selbstverantwortliches Heilen erfordert eine realistische Einschätzung der begrenzten Möglichkeiten des eigenen Tuns. Im Zweifelsfall ist es daher immer ratsam, sich bei der Mittelwahl an einen erfahrenen Homöopathen zu wenden. In jedem Falle sollten folgende Hinweise gelten:

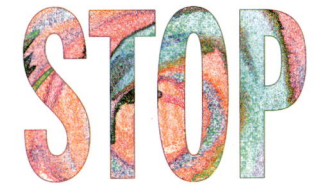

- Behandeln Sie ausschließlich akute Erkrankungen.

- Seien Sie besonders vorsichtig bei der Behandlung von Kindern. Große Sorgfalt ist auch erforderlich (bei der Selbstbehandlung), wenn Sie schwanger sind, wenn

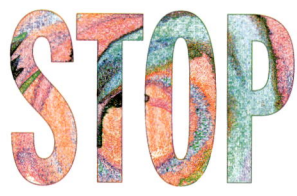

Sie an einer chronischen Krankheit leiden – zusätzlich zum akuten Infekt –, wenn Sie eine seelische oder nervliche Krise durchmachen, wenn Sie älter und gebrechlich sind.

● Behandeln Sie sich nicht, wenn Sie in einem schlechten Allgemeinzustand sind.

● Behandeln Sie (leichte) fieberhafte Infekte nur, wenn Sie Erfahrung mit homöopathischen Mitteln haben.

● Sind Sie gerade in ärztlicher Behandlung, so sprechen Sie eine homöopathische Selbstbehandlung mit ihrem Arzt ab.

● Behandeln Sie sich immer nur mit jeweils <u>einem</u> Homöopathikum, wenn es im Text nicht ausdrücklich anders angegeben wird.

● Wenden Sie, falls die Homöopathika keinen Erfolg zeigen, nicht wahllos verschiedene Mittel hintereinander an.

Hinweise zur Anwendung homöopathischer Arzneimittel

Homöopathische Arzneimittel sind grundsätzlich apothekenpflichtig. In Abhängigkeit des Arzneigrundstoffes besteht für eine ganze Reihe von Homöopathika Rezeptpflichtigkeit bis zur dritten Dezimalpotenz („D3“).

Darreichungsformen

Homöopathische Arzneimittel werden als Tropfen, Verreibungen, Tabletten, Streukügelchen und Injektionslösung angeboten. Für die Selbstbehandlung eignen sich Tropfen, Tabletten und Streukügelchen (Globuli), letztere insbesondere in der Kinderheilkunde.

DARREICHUNGSFORMEN HOMÖOPATHISCHER ARZNEIMITTEL		
Darreichungsform	**Fachbezeichnung**	**Abkürzung**
Tropfen, Flüssigkeit	Dilutio	Dil.
Verreibung	Trituratio	Trit.
Tablette	Tabuletta	Tabl.
Streukügelchen	Globuli	Glob.
Injektionslösung	Ampulle	Amp.

Die Arzneimittel werden in Einzelgaben verabreicht. Diese „homöopathischen Gaben" bezeichnen folgende Mengen, die sich unabhängig von der Darreichungsform im Wirkungsumfang entsprechen.

ÄQUIVALENTE (= SICH ENTSPRECHENDE) EINZELDOSEN („HOMÖOPATHISCHE GABE")	
Darreichungsform	**Menge**
Dil.	5 Tropfen
Trit.	1 Messerspitze
Tabl.	1 Tablette
Glob.	5 Streukügelchen
Amp.	1 Injektionslösung

Achtung: (Klein-)Kinder erhalten als 1 Gabe
3 Tropfen (gegebenenfalls auf Wasser)
bzw. 3 Streukügelchen.

Dosierungsrichtlinien

Die folgenden Dosierungsrichtlinien gelten als grundsätz-
liche Empfehlungen, sollte im Text keine anderslautende
Dosierungsempfehlung gegeben werden. Generell gilt:

> **Je akuter die Krankheitserscheinungen sind, desto
> häufiger wird das Arzneimittel eingenommen. Bes-
> sern sich die Beschwerden, so werden die Zeiträume
> der Einnahme allmählich verlängert.**

Dies erfordert eine genaue Beobachtung der Reaktionen
auf das Medikament. Sollten sich nach mehreren Stunden keine Verbesserungen zeigen, so ist das Mittel abzu-
setzen. Sollte eine manchmal zu beobachtende kurz nach
der Einnahme auftretende Symptomverschlechterung
eintreten (so genannte „**Erstverschlimmerung**"), ist eine
kurzfristige Behandlungspause einzulegen.

DOSIERUNGSEMPFEHLUNGEN

Hochakut
Anfangs 3–4x stündlich bis zu viertelstündlich 1 Gabe,
auf 1 Gabe stündlich reduzieren,
bei Besserung weiter reduzieren.

Akut
Anfangs bis zu stündlich 1 Gabe, bei eintretender
Besserung auf 3–4x täglich 1 Gabe reduzieren

Subakut (abklingend)
3–4x täglich 1 Gabe, bei Besserung reduzieren

Chronisch
2x täglich 1 Gabe. 3 Wochen einnehmen,
1 Woche Pause; dann wieder 3 Wochen einnehmen,
1 Woche Pause usw.

BEI DER EINNAHME VON HOMÖOPATHIKA UNBEDINGT BEACHTEN!

- Nehmen Sie die Medikamente, insbesondere Globuli, von einem Plastik- oder Porzellanlöffel ein.

- Lassen Sie die Arzneimittel auf der Zunge „zergehen", schlucken Sie sie nicht herunter, schieben Sie die Tabletten mit der Zunge in die Wangentasche. Die Arzneiwirkstoffe werden über die Mundschleimhaut aufgenommen.

- Alkoholhaltige Tropfen können auch auf/mit Wasser eingenommen werden!

- Nehmen Sie eine viertel Stunde vor und nach der Arzneimitteleinnahme nichts in den Mund.

- Bewahren Sie die Arzneimittel vor Licht und Hitze geschützt auf.

- Versuchen Sie die Einnahme oder den Kontakt zu Stoffen, die die Heilwirkung des Homöopathikums beeinträchtigen oder verhindern (antidotieren) können, möglichst zu vermeiden. Hierbei handelt es sich um Kaffee, coffeinhaltige Getränke (z.B. Coca-Cola), Pfefferminz- und Kamillentee, sowie die Anwendung von Präparaten, die Kampfer, Menthol oder andere stark ätherische Öle enthalten, beispielsweise Erkältungsbäder, Husten- balsam, Nasentropfen, Kaugummis, Mundwasser, geruchsintensive Zahnpasta.

- Nehmen Sie alle Mittel, die Ihnen in anderem Zusammen- hang zur Einnahme verschrieben sind, weiter ein, ihre Wirkung wird durch die Homöopathika nicht beeinträch- tigt. Dennoch kann es sein, dass andere Medikamente die Wirkung der homöopathischen Mittel abschwächen.

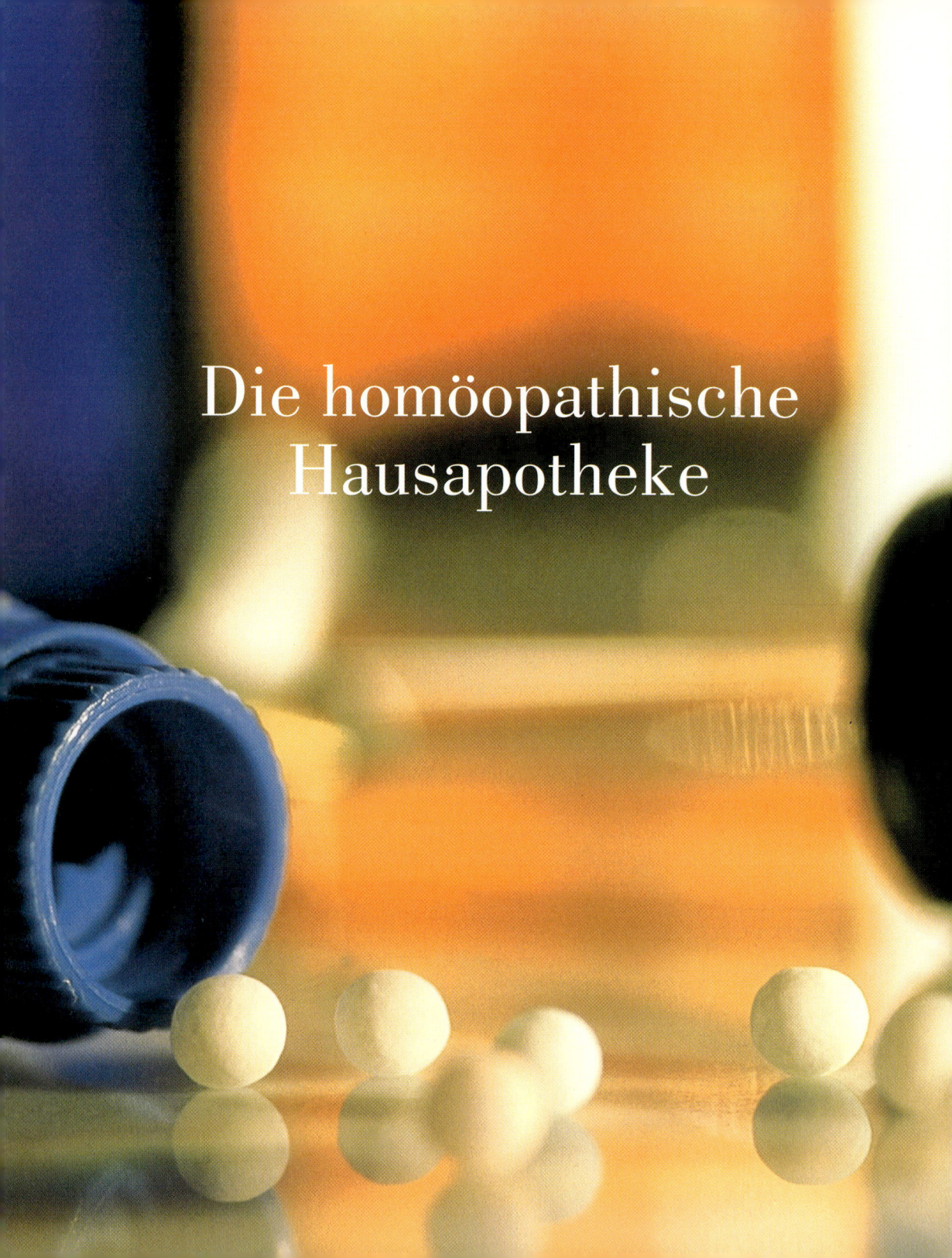

Die homöopathische Hausapotheke

Diese Mittel sollten Sie kennen – und in Ihrer Hausapotheke haben!

Die Erfahrung zeigt: So ganz einfach ist die Wahl des richtigen Arzneimittels nicht, selbst wenn man alle Sinne auf die vielfältigen Symptome des Patienten gelenkt hat. Dies liegt zumeist daran, dass manche Krankheitszeichen auf das eine Mittel, andere auf ein zweites oder gar drittes Mittel hinweisen. Um nun ein Arzneimittel auszuwählen, muss man bedenken:

Symptome haben einen unterschiedlichen Stellenwert. Die Homöopathie spricht hier von einer Hierarchisierung der Symptome. Manche Symptome spielen eine sehr große Rolle, andere Symptome sind untergeordnet. Die wichtigen Symptome werden auch als „Leitsymptome" bezeichnet. (In diesem Ratgeber finden sich stets die Leitsymptome grafisch hervorgehoben.)

Leitsymptome lassen sich natürlich „pauken" – leichter aber wird die Anwendung der Mittel durch eine gewisse Kenntnis der Arzneimittelbilder wie auch der Ausgangssubstanzen. Denn nur so lassen sich die verschiedenen Symptome in einen inneren Zusammenhang bringen.

Deshalb möchten wir hier die wichtigsten Mittel der homöopathischen Hausapotheke vorstellen, Mittel also, die erfahrungsgemäß häufig in der Kinderheilkunde, bei Infekten von Magen, Darm und Blase, bei Menstruationsbeschwerden und Nervosität, bei Erkältungen, Husten und Schnupfen verschrieben werden und sich somit ohnehin in vielen Arzneischränken von Familien befinden.

Wir haben uns dabei bewusst auf relativ wenige Mittel beschränkt. Tun Sie sich den Gefallen: Lesen Sie diese Mittelbilder in einer stillen Stunde durch, wenn kein Kind jämmerlich oder gar gellend schreiend auf Ihrem Schoß sitzt. Betrachten Sie die Arzneimittelbilder wie eine Seekarte durch neue Gewässer, welche Sie im Krankheitsfall (und dann aber vielleicht bei Windstärke 9) erstmalig befahren. Die Kenntnis der Ausgangssubstanzen wie auch der wichtigsten Schlüsselsymptome jedes Mittels wird Ihnen den Kurs erleichtern!

Mittel für die Hausapotheke

- Aconitum
- Apis mellifica
- Argentum nitricum
- Arnica
- Belladonna
- Bryonia cretica
- Cantharis
- Chamomilla
- Cocculus
- Dulcamara
- Echinacea
- Ferrum phosphoricum
- Nux vomica
- Okoubaka
- Phytolacca
- Pulsatilla pratensis
- Veratrum album

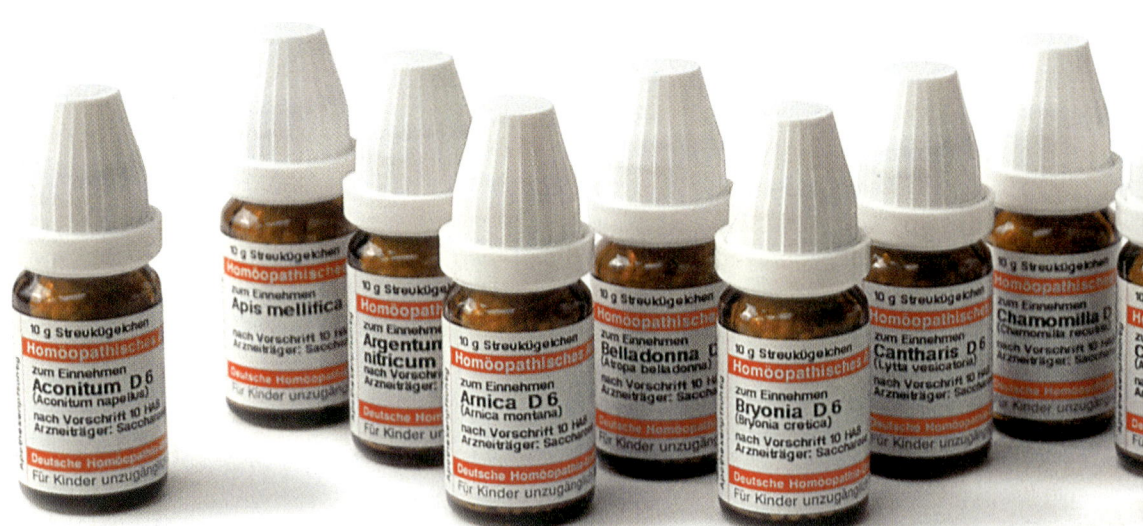

ACONITUM

Ausgangssubstanz

Aconitum napellus ist der Sturm- oder Eisenhut, eine der giftigsten Pflanzen Europas! Dazu Clarke: *„Aconitum ist eines der tödlichsten und am schnellsten wirkenden Gifte, doch durch Hahnemanns Entdeckungen ist es zu unserem besten Freund in der Kinderstube geworden."* Das homöopathische Mittel wird aus der ganzen Pflanze gewonnen.

Arzneimittelbild

Sturmhut heißt die Pflanze – und stürmisch ist der Beginn einer Aconit-Vergiftung. *„Aconitum ist wie ein heftiger Sturm, der aufzieht, über das Land wütet und dann ebenso rasch wieder abflaut, wie er gekommen ist."* (Kent) In ähnlich drastischen Worten beschreibt Hering den fiebernden Aconit-Patienten: *„Hitze mit Durst, harter, voller, frequenter Puls: ängstliche, nicht zu beruhigende Ungeduld, außer sich, wirft sich in Todesangst hin und her."*

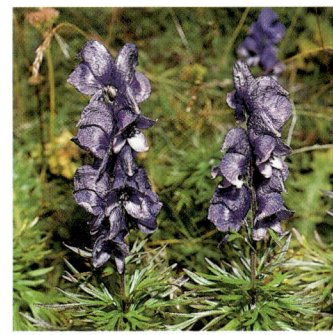

Aconitum napellus, der Sturm- oder Eisenhut

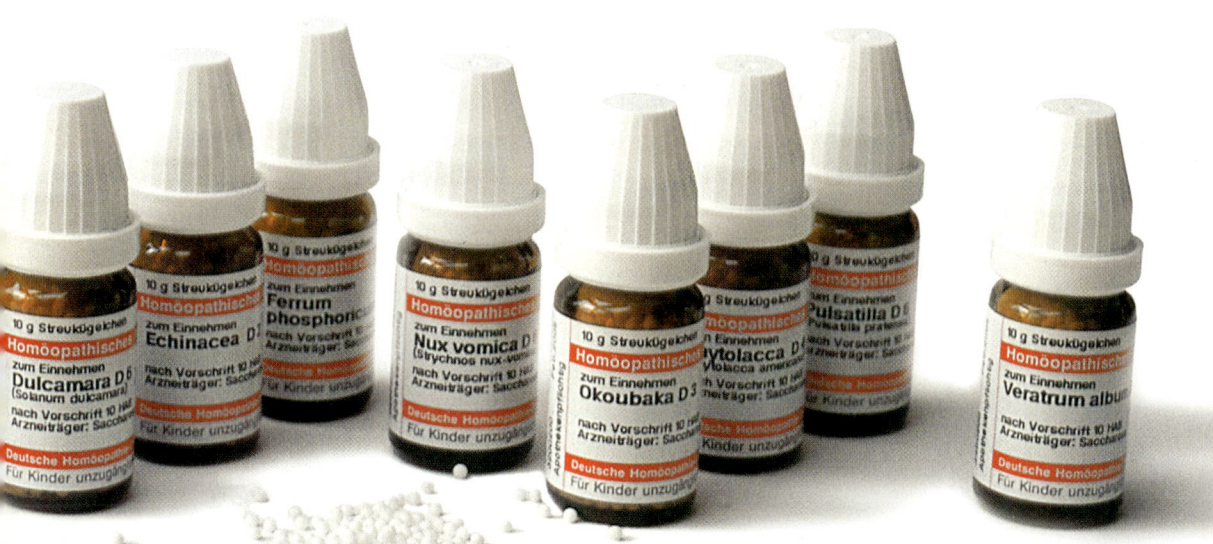

Der plötzliche, heftige Beginn einer Erkrankung weist auf Aconitum als Heilmittel hin, ebenso wie ein rascher Fieberanstieg mit hohen Temperaturen und schnellem, hartem Puls. Auffallend ist zudem, dass der Kranken nicht schwitzt (wie bei Belladonna), sondern die Haut heiß und trocken ist. Außerdem ist er ausgesprochen unruhig und ängstlich, ja, sogar panisch: *„Große, unbeherrschbare Angst, Sorge und große Furcht sind die typischen Zeichen einer Aconitum-Erkrankung.“* (Guernsey). *„So ist auch der Sturmhut (bei akuten Entzündungen) das erste und Haupt-Heilmittel, vorzüglich, wo, nächst Durst und schnellem Pulse, eine ängstliche Ungeduld, ein nicht zu besänftigendes Außersichseyn und agonizirendes Umherwälzen zugegen ist.“* (Hahnemann). Zusätzlich zu berücksichtigen ist, dass Aconitum insbesondere bei Erkrankungen, die aufgrund kalter, trockener Wetterlagen auftauchen, angezeigt ist. Damit steht es übrigens genau im Gegensatz zu einem Mittel, das einige Seiten weiter beschrieben wird: Dulcamara. Dulcamara, der bittersüße Nachtschatten, hilft bevorzugt bei Beschwerden, die infolge von nasskalten Wetter oder Wetterumschwung (von warm zu kalt) auftreten.

Die wichtigsten Merkmale von Aconitum
- Große Unruhe und Angst
- Trockene, heiße Haut ohne Schweiß
- Blasse Hautfarbe
- Schlimmer durch trockene, kalte Luft (auch Ursache)

In der Homöopathie wird Aconitum eingesetzt bei beginnendem fieberhaftem Infekt, plötzlich einsetzendem Pseudokrupp, 3-Tage-Fieber, Halsentzündung, Herzbeschwerden, Schlafstörungen. Die Beschwerden gehen mit Unruhe einher und treten häufig nach kalten Winden auf.

Zur **homöopathischen Selbstbehandlung** ist an Aconitum zu denken bei:

- Erkältungskrankheiten (im Anfangsstadium) mit Fieber
- Nervenschmerzen infolge Zugluft
- Schlafstörungen mit Angstzuständen
- Herzbeschwerden mit Angstzuständen

APIS

Die Ausgangssubstanz
Das homöopathische Mittel Apis mellifica wird aus der ganzen Honigbiene gewonnen.

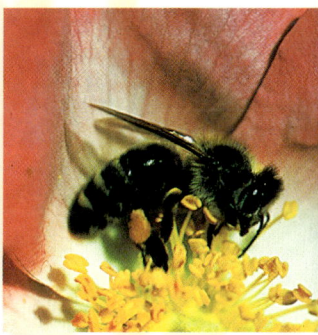

Apis mellifica, die Honigbiene

Das Arzneimittelbild
„Es war im Jahre 1847: Ein zwölfjähriger Knabe litt seit mehreren Monaten an Wassersucht und Wasser im Brustraum... Die Urinsekretion war nahezu aufgehoben, die Haut trocken und heiß; der Puls beschleunigt und schwach, Mund und Rachen trocken... In diesem Krankheitsstadium empfahl eine umherziehende Indianerin, eine der wenigen Überlebenden des Narragansett-Stammes, der Familie die Anwendung der Honigbiene. Sie sperrte mehrere Bienen in einen zugedeckten Blecheimer und stellte diesen solange in einen Backofen, bis sie abgetötet waren. Dann pulverisierte sie die Bienen und gab dem Knaben jeden Abend und Morgend von dem in etwas Saft aufgelösten Pulver.“ – so zitiert M. Tyler. Das Befinden des Jungen besserte sich, das Gift der Honigbiene wurde als Heilmittel entdeckt. Kent, der große Homöopath, dessen Nachschlagewerk zur Mittelfindung (Repertorium) bis heute als Standardwerk gilt, schreibt: *„Es ist schon eigenartig, woher alte Frauen wussten – lange bevor Apis geprüft wurde –, dass sie einem Neugeborenen, das kein Wasser ließ, helfen konnten, indem sie nach draußen zum Bienenstock gingen, ein paar*

Bienen einfingen, heißes Wasser darüber gossen und dann dem Baby einen Teelöffel davon eingaben. Dieses Hausmittel ist, wie manches andere, vielen Familien und Ammen stets bekannt gewesen, und sein Einsatz ist auch völlig gerechtfertigt, entspricht er doch genau dem, wofür auch wir Apis verwenden."

Sticht eine Biene, kommt es zu heftig „stechenden", brennenden Schmerzen, die Haut schwillt und wird hellrot, sie ist ausgesprochen empfindlich. Der Stich wird in aller Regel durch kühlende Auflagen gelindert, wohingegen eine warme Auflage verschlechtert. Bei robusten Menschen beschränken sich die Auswirkungen des Stiches auf die Einstichstelle, beim Empfindlichen dagegen kommt es zu Übelkeit und Angst, zu Hauterscheinungen.

Die wichtigsten Merkmale von Apis
- Schwellung, Ödem
- Stechende, brennende Schmerzen
- Durstloses Fieber
- Schlimmer durch Wärme, besser durch Kälte
- Ruhelosigkeit, Benommenheit, Reizbarkeit
- Schlimmer durch Berührung

In der Homöopathie wird Apis mellifica eingesetzt bei beginnendem fieberhaftem Infekt, Augenleiden, Angina, allergischen Hauterkrankungen, Nesselsucht, bei Schwellung der Hoden und Nebenhoden (Hydrozele), bei Scharlach, Röteln und Pfeifferschem Drüsenfieber – und zwar dann, wenn die Schleimhäute blassrosa und glasig geschwollen sind, wenn es zu auffallender Durstlosigkeit trotz Fieber kommt. Daneben bei Nierenerkrankungen, die ebenfalls mit Ödembildung und Durstlosigkeit einhergehen.

Zur **homöopathischen Selbstbehandlung** (siehe auch Beschwerdenteil) ist an Apis zu denken:

- als Erstmaßnahme bei Insektenstichen (Arzt!)
- bei allergischer Hautschwellung
- bei Halsschmerzen

ARGENTUM NITRICUM

Die Ausgangssubstanz

Argentum nitricum, also salpetersaures Silber oder Silbernitrat, wird auch als „Höllenstein" bezeichnet und stellt somit ein Mineral dar. Silbernitrat wurde früher zur Kauterisation verwendet. Damit ist ein Verfahren gemeint, bei dem durch Brenn- oder Ätzmittel Gewebe zerstört wurde (auf griechisch bedeutet „kauterion" Brenneisen). Entsprechend nutzte man Argentum nitricum zur Kauterisation von Geschwüren. Dabei konnte es jedoch – wurde das Mittel nicht richtig angewendet – bei den Betroffenen zu bleibenden blauen bis schiefergrauen Verfärbungen der Haut, der Schleimhäute und anderer Organe führen. Wenn auch die Kauterisation mit Silbernitrat heutzutage der Geschichte angehört, wird manche Mutter noch den Silbernitrat-Puder kennen, der zur Nabelpflege der Neugeborenen verschrieben wird, verbunden mit der Mahnung, den Puder nur auf die betroffene Stelle des abheilenden Nabels zu streuen, die umliegende Haut vorsorglich einzucremen usw. Mittlerweile gibt es sanftere Alternativen. Auch die Silbernitrat-Tropfen, die den Säuglingen unmittelbar nach der Geburt in die Augen getropft wurden – zum Schutz vor Erblindung aufgrund von Tripper-Erregern im Vaginalkanal – sind mittlerweile in einigen Häusern abgesetzt. Warum soll man den neuen Erdenbürger mit brennenden Augentropfen begegnen, wenn geklärt werden kann, dass keine frische Infektion mit Tripper (Gonorrhoe) vorliegt.

Das Arzneimittelbild

Die Beispiele der allopathischen Anwendung zeigen: Argentum nitricum, der „Höllenstein", ist ein scharfes Geschütz. Und es wundert nicht, dass dieses Mittel auch homöopathisch bei Geschwürsbildung an der Schleimhaut eingesetzt wird, beispielsweise bei Geschwüren im Verdauungskanal, der Gebärmutter, auf der Haut. In den Arzneimittelprüfungen konnten mit dem potenzierten Stoff jedoch Besonderheiten beobachtet werden, die über den herkömmlichen Einsatz weit hinausgehen. Hierzu zählt eine Vielzahl von Wirkungen auf das Nervensystem, die sich vor allem in Ängsten, Unruhe, Aufgeregtheiten und Hast äußern und durchaus in einen Zusammenhang mit den beschriebenen Geschwüren stehen dürften. Daneben Störungen wie zunehmende Ermüdung, Abmagerung und ein insgesamt reduzierter Allgemeinzustand (*„Sieht aus wie ein kleiner, alter, vertrockneter Mann"* – Nash). Bezeichnend sind daneben auch ein *„unwiderstehliches Verlangen nach Zucker"* (Nash), welcher jedoch nicht vertragen wird. Ein „Argentum nitricum-Typ" *„verlangt nach kühler Luft, nach kalten Getränken, kalten Speisen; in warmen Räumen „erstickt" er, ebenso bei Zusammenkünften vieler Menschen; kann keine Kirche, keine Oper besuchen; er fürchtet Menschenmassen, hat Angst vor bestimmten Orten."* (Kent). Daneben leidet der Betroffene unter Angst vor Prüfungen, an Brücken und zwischen Hochhäusern, unter Kopfschmerzen, Zittern, Schwindel, Augenleiden, hartnäckigen Durchfällen, Halsleiden.

Die wichtigsten Merkmale von Argentum nitricum
- Viele Blähungen
- Verlangen nach Zucker, der nicht vertragen wird
- Folgen von Aufregung und Schreck
- Explosives Aufstoßen

In der Homöopathie wird Argentum nitricum eingesetzt bei Angstzuständen (bei Kindern z.B. vor Klassenarbeiten, Bauchschmerzen morgens vor der Schule), Magen-Darm-Entzündungen mit „knalligem Aufstoßen", viel Blähungen, Durchfall, Kopfschmerzen, Erkrankungen der Atemwege und Verdauungsorgane, Nervenleiden, Durchfall.

Zur **homöopathischen Selbstbehandlung** (siehe auch Beschwerdenteil) ist an Argentum nitricum zu denken:
● wenn einem bevorstehende Ereignisse „die Nerven rauben" und einem auf die Verdauung schlagen, sodass Aufstoßen, Übelkeit und Durchfall die Folge sind.

ARNICA

Die Ausgangssubstanz

Arnica montana, das ist der orange-gelbe, weitverbreitete und im Gebirge wachsende Berg-Wohlverleih. Neben der Ringelblume (Calendula) stellt Arnica montana eine der wichtigsten Haut-, Wund- und Gefäßpflanzen dar, die insbesondere bei Notfällen seit jeher gerne einsetzt wurde. Die Anwendung von Arnika in Form von Umschlägen und Auflagen ist nicht nur in der europäischen Volksheilkunde bekannt, sondern auch bei den peruanischen Indios. Ihre Domäne sind insbesondere die stumpfen Traumen, kurz: alle Fälle, *„wo man sich weh getan, gefallen, verrenkt, verstauchet hat"*, so Fehr um 1665. Die volkstümlichen Bezeichnungen der Arnika als Stichkraut, Fallkraut, Kraftwurz usw. weisen auf diese Anwendung hin. Und so ist auch heute noch Arnika-Tinktur (in Wasser verdünnt) für Umschläge bei Prellungen, Zerrungen, Quetschungen und Blutergüssen in vielen Hausapotheken zu finden.

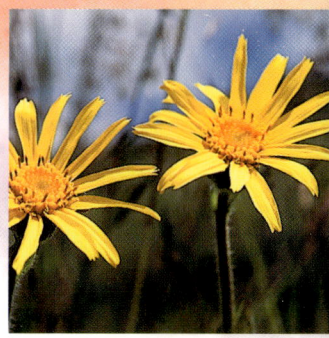

Arnica montana, der Berg-Wohlverleih

Zu bedenken ist hierbei, dass Arnika nicht bei offenen Wunden angewandt werden sollte – im Gegensatz zur „sanften kleinen Schwester Calendula" – , dass zudem manche Menschen auf Arnika allergisch reagieren.

Das homöopathische Mittel wird aus dem getrockneten und gepulverten Wurzelstock nebst Wurzeln gewonnen.

Das Arzneimittelbild

Auch in der Homöopathie wird Arnica als bewährte Indikation bei allen Folgen von Verletzungen eingesetzt, zur Schmerzlinderung, Durchblutungsförderung, Entzündungshemmung, Wundheilung. So nimmt es nicht wunder, dass in der homöopathischen Literatur immer wieder ein starkes Zerschlagenheitsgefühl im Zusammenhang mit Arnica beschrieben wird und Hahnemann selbst zu diesem Mittel notiert:

„Er fühlte sich am ganzen Körper wie zerschlagen... In der Gegend des Herzens (empfand er einen) Schmerz, als bekäme es einen Stoß... Husten, welcher Zerschlagenheit aller Ribben erzeugt. Das Kreutz schmerzt wie abgeschlagen. Die Arme sind matt, wie zerprügelt..." und

„Arnica ist selbst in den größten Verwundungen durch Kugeln und stumpfe Werkzeuge sehr heilsam – so wie in den Schmerzen und anderm Uebelbefinden nach Ausziehn der Zähne, und nach andern chirurgischen Verrichtungen, wobei empfindliche Theile heftig ausgedehnt worden waren, wie nach Einrenkungen der Gelenke, Einrichtungen von Knochen-Brüchen usw."

Im Gegensatz zur pflanzenheilkundlichen Anwendung kann Arnica als homöopathisches Mittel innerlich auch gegen offene Wunden, Operationsfolgen etc. eingesetzt werden. Hierbei ist es sinnvoll, schon einige Tage vor dem Eingriff (z.B. wenn ein Zahn gezogen wird) mit der Einnahme zu beginnen.

Die wichtigsten Merkmale von Arnica
- Zerschlagenheitsgefühl
- Gewebsdefekte („Geschwür")
- Muskelschmerzen
- Gefäß- und Herzbezug
- Verschlimmerung durch jegliche Bewegung und Erschütterung

In der Homöopathie wird Arnica eingesetzt bei jeglichen Verletzungen (Quetschungen, Zerrungen, Prellungen, Blutergüssen, Verstauchungen, Gehirnerschütterung), Verdauungsbeschwerden mit Zerschlagenheitsgefühl, Hauterkrankungen, Nerven- und Muskelschmerzen wie auch Erkrankungen von Herz und Gefäßen.

Zur **homöopathischen Selbstbehandlung** (siehe auch Beschwerdenteil) ist an Arnica zu denken bei:
- Zahnbehandlungen
- Sportverletzungen mit Prellungen, Zerrungen, Bluterguss
- Muskelkater

HAUSMITTEL ARNIKA-TINKTUR

Auch als Tinktur sollte Arnica in keinem Familienhaushalt fehlen. Denn so wirkungsvoll das homöopathische Mittel auch ist – gerade wenn ein Kind sich verletzt, genießt es die Zuwendung, die z.B. mit einer feuchten Kompresse aus verdünnter Arnika-Tinktur verbunden ist. Abgesehen davon lieben Kinder Verbände – je größer, desto besser. Bei der Arnika-Kompresse ist dabei darauf zu achten, dass sie stets feucht bleibt. Das heißt: regelmäßig kontrollieren und erneuern! Noch etwas: Manche Menschen leiden unter einer Arnika-Überempfindlichkeit. In keinem Falle sollte Arnikatinktur unverdünnt oder auf offenen Wunden angewendet werden.

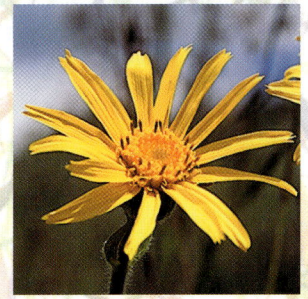

BELLADONNA

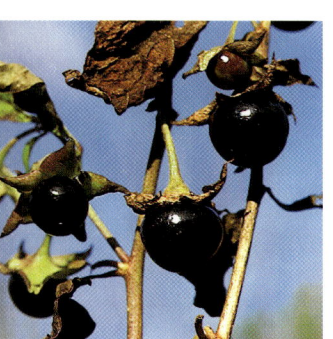

Atropa belladonna,
die Tollkirsche

Die Ausgangssubstanz

Atropa belladonna, die Tollkirsche, ist eine stark wirkende Giftpflanze. Der Name „Belladonna" kommt vom italienischen „bella donna = schöne Dame". Er rührt wohl daher, dass man in früheren Zeiten die Pflanze kosmetisch nutzte, um eine Pupillenerweiterung, welche durch den Inhaltsstoff Atropin bewirkt wird, herbeizuführen. Die deutsche Bezeichnung bezieht sich auf die Giftwirkung der schwarzen, kirschenähnlichen Beeren. So kannte der Volksmund die Bezeichnungen „Tollkraut, Tollbeere, Teufelskirsche". Atropa (vom griechischen „atropos" = unabwendbar) weist auf eine der drei Schicksalsgöttinnen namens Atropos hin, welche den Lebensfaden abschneidet. Das homöopathische Mittel wird aus der frischen Pflanze mit Wurzelstock gewonnen.

Das Arzneimittelbild

Die Tollkirsche verursacht beim Gesunden eine starke oder sogar tödliche Vergiftung. Diese Vergiftung äußert sich *„im Anfang durch Rauheit, Trockenheit und Kratzen in Mund und Kehle, quälenden Durst, Heiserkeit, Übelkeit, Schlingbeschwerden, Herzklopfen, Kopfweh, Schwindel, gesteigerte Reflexe, heftige Aufregung mit hastigen Bewegungen, Zittern..."* Eine fortschreitende Vergiftung führt zu Krämpfen und zentraler Lähmung.

Die wichtigsten Merkmale von Atropa belladonna
- Plötzliches Auftreten aller Symptome
- Weite Pupillen
- Trockene Schleimhäute
- Heiße, dampfende Schweiße
- Roter, heißer Kopf
- Heftiges Herzklopfen
- Benommenheit
- Verschlechterung durch Geräusche, Licht, Berührung

In der Homöopathie (und insbesondere der Kinderheilkunde) wird Belladonna eingesetzt bei:

- Schmerzen beim Zahndurchbruch, hochrot glänzendem Zahnfleisch, fiebrig-unruhigem Kind mit hochrotem Gesicht
- Zähneknirschen bei unruhigem Schlaf mit Aufschreien,
- beim Aufwachen geweitete Pupillen, hochrotes Gesicht
- plötzlich einsetzenden und in Wellen ablaufenden Koliken, Bauch sehr berührungsempfindlich, Kind stark geräusch- und lichtempfindlich
- plötzlich einsetzender, fieberhafter Angina
- akut einsetzender Heiserkeit, auch mit Fieber und Zeichen eines beginnenden Infekts, fiebrig-heißer Haut, rotem Gesicht
- plötzlich einsetzender Mittelohrentzündung, fiebrig-heißer Haut, starkem Durstgefühl, großer Empfindlichkeit gegen Geräusche
- aber auch Hodenentzündung mit plötzlichem Beginn, starken Schmerzen, Schwellung und Rötung, Hitzegefühl, oder bei einer Scheidenentzündung mit intensiver Hautrötung, starkem Hitzegefühl und Berührungsempfindlichkeit
- Scharlach
- Keuchhusten
- Windpocken
- Röteln
- Mumps
- 3-Tage-Fieber

Zur **homöopathischen Selbstbehandlung** (siehe auch Beschwerdenteil) ist an Atropa belladonna zu denken bei:

- Schmerzzuständen mit wellenförmigem Verlauf
- Mittelohrentzündung
- Halsentzündung
- Fieberhaften Erkältungskrankheiten
- Krampfartigen Gallenblasen- oder Harnwegsbeschwerden

BRYONIA

Bryonia cretica,
die Zaunrübe

Die Ausgangssubstanz

Bryonia cretica oder Bryonia alba ist die Zaunrübe, eine Kletterpflanze, die in der Pflanzenheilkunde als Abführmittel, Brechmittel, harntreibendes Mittel eingesetzt wurde, ebenso zur Behandlung von Atemwegserkrankungen. Bryonia hat eine sehr starke Wirkung auf den Organismus, sodass eine geringe Überdosierung bereits Schwindel, Erbrechen, Koliken, starken Durchfall, Nierenschäden bis hin zu Krämpfen und Fehlgeburten hervorrufen kann. Das homöopathische Mittel wird aus der frischen Wurzel gewonnen.

Das Arzneimittelbild

Die Arzneimittelprüfung bestätigt den Einsatz von Bryonia in gewisser Hinsicht, lenkt das Bild aber auch auf andere Aspekte der Pflanze. So steht hier die Trockenheit der Schleimhäute im Vordergrund – damit z.B. auch der trockene Husten, trocken entzündete Schleimhäute wie der Herzbeutel, das Brustfell, die Gehirnhaut, die Gelenkauskleidung, trockene Lippen, trockene Darmschleimhaut mit trockenem Stuhlgang. Die trocken aneinander reibenden entzündeten Schleimhäute führen zu starken, stechenden Schmerzen. Die kleinste Bewegung ist schier unerträglich, sodass die deutliche Bewegungsverschlimmerung und die Besserung in Ruhe ein ausgesprochen markantes Zeichen von Bryonia darstellen. Auch der für dieses Mittel sprechende starke Durst auf kalte Getränke, insbesondere kaltes Wasser, lässt sich unter dem Aspekt der Trockenheit leicht nachvollziehen. Bessernd auf die Beschwerden wirkt sich erstaunlicherweise Druck aus, was sich darin zeigen kann, dass der Kranke bevorzugt auf der kranken Seite liegt. In den frühen Morgenstunden verschlechtern sich die Beschwerden.

Die wichtigsten Merkmale von Bryonia cretica
- Verschlimmerung durch Bewegung
- Stechende Schmerzen
- Trockene Schleimhäute
- Besserung durch breitflächigen Druck und Ruhe
- Großer Durst auf kalte Getränke (Wasser)

In der Homöopathie wird Bryonia eingesetzt bei Bronchitis, Lungenentzündung, Rippenfellentzündung, Magenstörungen, Durchfall und Verstopfung, bei Gicht und Rheuma (wenn die Symptome Bryonia entsprechen), vor allem bei der akuten Polyarthritis.

Zur **homöopathischen Selbstbehandlung** (siehe auch Beschwerdenteil) ist an Bryonia zu denken bei
- sehr trockenem, äußerst schmerzhaftem Husten, stechenden Schmerzen im Brustraum beim geringsten Hustenstoß, trockenen Schleimhäuten, großem Durstgefühl
- Muskel- und Kreuzschmerzen
- weichteilrheumatischen Erkrankungen, z.B. Sehnenscheidenentzündung.

CANTHARIS

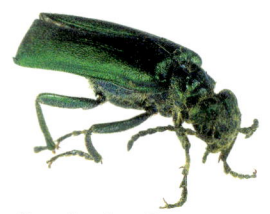

Cantharis, die
Spanische Fliege

Die Ausgangssubstanz

Cantharis (oder Lytta vesicatoria) ist der Name der Spanischen Fliege. Hierbei handelt es sich jedoch nicht tatsächlich um eine Fliege, sondern um einen Käfer, der in Mittel- und Südeuropa heimisch ist. Dieser Käfer produziert den Stoff Cantharidin, der stark hautreizend und blasenbildend wirkt. Im Bereich der ausleitenden Verfahren, die auf eine lange Tradition in der europäischen Heilkunde bis zur Antike zurückblicken, wurde dieser Wirkstoff für blasenziehende „Cantharidenpflaster" eingesetzt. Nach mehreren Stunden fing die Haut unter dem Pflaster an zu brennen, und es bildete sich eine Blase. Cantharidenpflaster werden heutzutage nur noch ausgesprochen selten eingesetzt, am ehesten sind sie in einer naturheilkundlichen Praxis zu erwarten, in der die so genannten „klassischen Naturheilverfahren" praktiziert werden.

Das Arzneimittelbild

Cantharis hat einen engen Bezug zu plötzlich auftretenden, starken Entzündungen, die mit brennenden Schmerzen einhergehen. Bei der Arzneimittelprüfung führt Cantharis insbesondere zu Harnwegsreizungen:
„Es gibt kein anderes Mittel, das so gewiss und so heftig die Harnwegsorgane reizt und entzündet, und keines, das solche Reizzustände so prompt heilt, wenn diese – wie sie es häufig tun – den Typus oder die Form von Cantharis annehmen."
(Nash) oder: *„Es ist eine sonderbare, obgleich bei den meisten Praktikern bekannte Tatsache, dass, wenn häufiger Harndrang besteht mit brennendem, schneidendem Schmerz, oder wenn er nicht so häufig ist und doch schneidender, brennender Schmerz beim Harnen auftritt, Cantharis fast immer das Mittel ist, was für ein anderes Leiden auch sonst vorhanden sein mag."* (Guernsey) Dabei ist das sexuelle Verlangen trotz Blasenentzündung verstärkt. Der Betroffene leidet unter

permanentem Harndrang, der Harn kann jedoch nur in kleinen Mengen entleert werden. Auch andere Schmerzen, die durch Cantharis geheilt werden, haben etwas mit dem charakteristischen Brennen des Mittels zu tun: *„Augenentzündung, hauptsächlich durch eine Verbrennung verursacht." „Brennen im Mund, Rachen und Magen." „Heftig brennender Schmerz im Magen in der Gegend des Pylorus." „Starker brennender Schmerz in der Eierstocksgegend."*

Die wichtigsten Merkmale von Cantharis
- Brennender, stechender Schmerz
- Blasenbezug, Blasenbildung

In der Homöopathie wird Cantharis eingesetzt bei Blasenleiden, Verbrennungen, Hautentzündung mit Blasenbildung.

Zur **homöopathischen Selbstbehandlung** (siehe auch Beschwerdenteil) ist an Atropa belladonna zu denken bei:
- Harnwegsentzündungen (wenn Mittelbild passt)
- Sonnenbrand und Verbrennung mit Blasenbildung

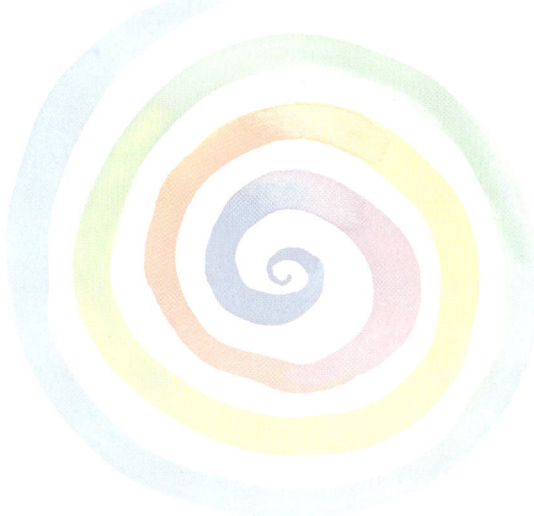

CHAMOMILLA

*Matricaria chamomilla,
die Kamille*

Die Ausgangssubstanz

Chamomilla wird aus der frischen, blühenden Kamille gewonnen. Der lateinische Name Matricaria chamomilla, der vom lateinischen mater = (Gebär-)Mutter stammt, weist darauf hin, dass die Kamille früher besonders bei Krankheiten des Wochenbettes verwendet wurde.

Das Arzneimittelbild

Die Kamille stellt die wohl beliebteste und bekannteste Heilpflanze dar. So setzt sie die Volksheilkunde bei Kopfweh, bei Bauchschmerzen, bei Atemwegserkrankungen als Tees, Kompressen, Umschläge, Badezusatz oder Kopfdampfbad ein. Und auch heute noch spielt die Kamille in der Frauenheilkunde eine Rolle – so wird sie bei Koliken und Krampfschmerzen eingenommen, wird bei Vaginalinfekten oder nach einer Geburt in verdünntem Kamillenextrakt gebadet. Auch in homöopathisch aufbereiteter Form sollte Chamomilla als Geschenk für die jungen Eltern zur Geburt des Sprösslings nicht fehlen – handelt es sich hierbei doch um ein bewährtes Mittel für Babys und Kinder, wenn sie unruhig, schmerzempfindlich, unleidlich sind, unter Blähungen oder Zahnungsbeschwerden zu leiden haben. *„Ein vortrefflicher Name für Chamomilla wäre „Kann-es-einfach-nicht-ertragen"* schreibt Tyler und zitiert Clarke, der Chamomilla neben Aconitum und Belladonna als die ABC-Mittel fürs Kinderzimmer bezeichnet: *„Aconitum ist Aufruhr im Blutkreislauf, Belladonna Aufruhr im Gehirn und Chamomilla Aufruhr der Gemütsverfassung, der Stimmung."* Das Chamomilla-Kind will getragen werden (was es jedoch oft nur für kurze Zeit beruhigt) oder weiß überhaupt nicht, was es will. Zudem leidet es sehr unter seinen Schmerzen, unter dem Durchbruch der Zähne, unter Koliken, unter Durchfall. Hinweisend auf das Mittel sind dabei nicht nur die herausragende Schmerzempfindlichkeit und die Misslaunigkeit, sondern auch die Verschlimmerung abends und nachts.

Die wichtigsten Merkmale von Chamomilla
- Reizbarkeit, Unleidlichkeit
- Große Schmerzempfindlichkeit
- Verschlimmerung abends und nachts

In der Homöopathie wird Chamomilla eingesetzt bei heftigen Zahnungsbeschwerden mit entzündlich gerötetem Zahnfleisch, gleichzeitig grün-schleimigen Durchfällen, großer Schmerzempfindlichkeit, unleidlicher Stimmung, bei Mittelohrentzündung mit starken Schmerzen bei nur mäßiger Entzündung, Fieber, einseitiger Gesichtsrötung, sehr schmerzempfindlichen, gereizten Kindern, bei krampfartigen Blähungskoliken, auch Bauchschmerzen mit saurem Erbrechen und grünlichem Durchfall, bei entzündlicher Rötung im Anus-Genitalbereich mit begleitenden Zahnungsdurchfällen und 3-Tage-Fieber, außerdem bei Neuralgien und Menstruationsbeschwerden.

Zur **homöopathischen Selbstbehandlung** (siehe auch Beschwerdenteil) ist an Chamomilla zu denken bei:
- Zahnungsbeschwerden bei Kindern
- Schmerzzuständen, z.B. Periodenschmerzen

HAUSMITTEL KAMILLENTEE

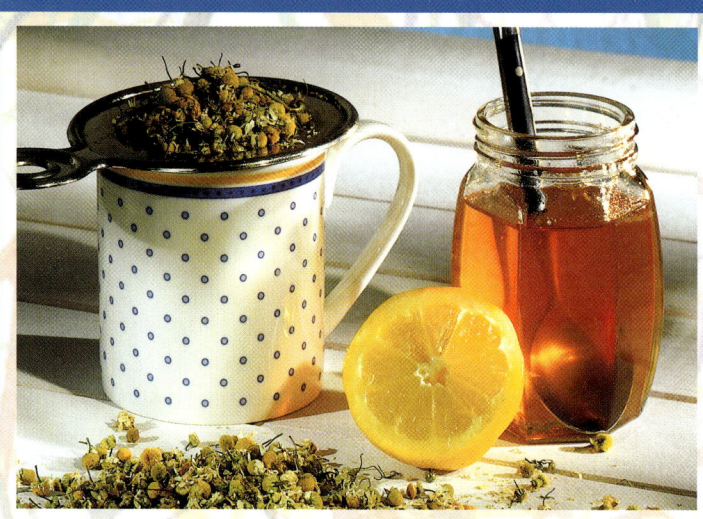

Auch wer ansonsten nicht viel mit Heilpflanzen und Kräutertees anzufangen weiß – Kamillenblüten sollten in keinem Haushalt fehlen (ebensowenig wie Pfefferminz- und Fencheltee. Wer das Teesortiment erweitern möchte, dem sei außerdem Salbei-, Thymian- und Lindenblütentee angeraten). Kamillentee ist nicht nur ein wirkungsvoller Tee bei Magenschmerzen und Verdauungsstörungen, sondern auch bei Atemwegserkrankungen. Hier stellt ja auch das Kopfdampfbad eine überlieferte Maßnahme dar, banalen Erkältungsinfekten zu Leibe zu rücken. Vorsichtig sollte man dagegen mit der überlieferten Maßnahme sein, die Augen in Kamillentee zu baden. Auch gehört Kamille – wie Arnika oder Ringelblume – zu einer Pflanzenfamilie, gegen die manche Menschen allergisch sind (Korbblütler).
Achtung: Kamillentee ist nicht zum Dauergebrauch geeignet. Verwenden Sie ihn daher nicht als täglichen „Haustee"!

COCCULUS

Die Ausgangssubstanz

Cocculus wird aus den so genannten Kockelskörnern hergestellt, den Früchten der im südasiatischen Raum wachsenden Anamirta cocculus. Die Schlingpflanze wurde – so Hering – *„vor Jahrhunderten als Gift für Fische eingesetzt; es betäubte diese, sodass sie leicht zu fangen waren. Es wurde und wird noch immer in großem Umfang zum Panschen alkoholischer Malzgetränke benutzt."* Bereits aus dieser kurzen Beschreibung wird deutlich: Cocculus hat einen engen Bezug zum Nervensystem.

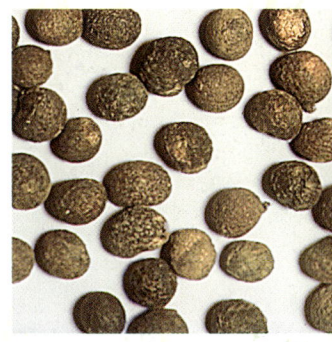

Cocculus, die Kockelskörner

Das Arzneimittelbild

Cocculus zeigt verschiedenste Symptome des zentralen und peripheren Nervensystems, damit verbunden auch mit dem Magen-Darm-Kanal: *„Allgemeines Schwächegefühl; oder flaues, hohles, leeres Gefühl in Kopf, Magen, Bauch und anderen Organen; schlimmer durch Schlafmangel oder nächtliches Wachen. Schwindel, der sich durch das Aufsetzen im Bett verschlimmert, ebenso wie durch Fortbewegung, Fahren im Wagen oder Boot, Rauchen, Reden, Essen, Trinken, Nachtwachen. Verbesserung bei ruhigem Liegen."* (Nash). In kurzen Worten: „Cocculus wirkt auf das Zerebrospinalsystem (zentrale Nervensystem), indem es große Schwäche dieser Organe erzeugt." Für die homöopathische Hausapotheke besonders interessant sind die Ursachen, bzw. die Verschlechterungen. Kann man „Stress" als Ursache der für Cocculus typischen Beschwerden ansehen, so kennzeichnet dies Mittel zudem einerseits der Schlafmangel, das nächtliche Wachen als Ursache, andererseits die starke Verschlechterung der Beschwerden durch Fortbewegung. Mit diesen beiden Merkmalen hat sich Cocculus als ein Mittel gegen Müdigkeit und Erschöpfung infolge langanhaltendem Schlafmangel oder auch bei Zeitverschiebung bewährt, ebenso bei Reiseübelkeit.

> **Die wichtigsten Merkmale von Cocculus**
> - Erschöpfung, Schwäche- und Leeregefühl
> - Übelkeit beim Autofahren
> - Schwindel
> - Folgen von Schlaflosigkeit
> - „Stressmittel"

In der Homöopathie wird Cocculus eingesetzt bei gestörtem Allgemeinbefinden, Reiseübelkeit, nervösen Verdauungsstörungen, Nervenerkrankungen u.ä.

Zur **homöopathischen Selbstbehandlung** (siehe auch Beschwerdenteil) ist an Cocculus zu denken bei:
- Reiseübelkeit (übrigens auch im Kinderwagen auf holprigem Pflaster)
- Schlaflosigkeit bei Zeitverschiebung auf Reisen, Schichtarbeit

DULCAMARA

Die Ausgangssubstanz

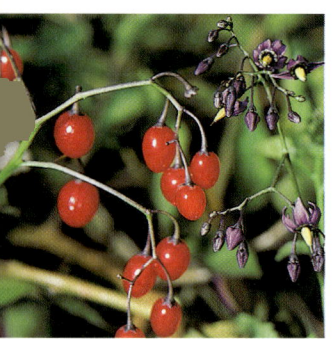

Solanum dulcamara, der bittersüße Nachtschatten

Solanum dulcamara ist das Bittersüß, der bittersüße Nachtschatten. Hierbei handelt es sich um eine wunderschön bunte, aber eher unbekannte Giftpflanze mit violetter Blütenkrone, gelben Staubblättern und roten Beeren (gleichzeitig). Sie gehört zu der Familie der Nachtschattengewächse, zu der nicht nur Kartoffeln, Paprika und Auberginen zählen, sondern auch die „großen Gift- und Zauberpflanzen" wie Tollkirsche, Bilsenkraut, Stechapfel und Alraune. Dieser Pflanzenfamilie und insbesondere den letzt genannten Pflanzen ist eine starke Wirkung auf das Nervensystem gemeinsam.

Das Arzneimittelbild

Die homöopathische Mittelprüfung legte Aspekte der Pflanze dar, die mit der ursprünglichen Nutzung als Giftpflanze des Hexenzaubers (oder zur Hexenvertreibung) wenig zu tun hatten. Hier ist vor allem die deutliche Verschlimmerung der Beschwerden durch kaltes und nasses Wetter zu nennen. So stellt die Ursache „Nasskaltes Wetter" oder „Wetterwechsel von warm zu kalt" das Leitsymptom schlechthin für Dulcamara dar, unabhängig davon, ob es sich um Husten und Schnupfen, um Durchfall, Hautflechten und Warzen oder Harnwegsentzündungen handelt.

Die wichtigsten Merkmale von Dulcamara

- Alles durch Nässe und Kälte oder Wetterwechsel von warm zu kalt (nasse Kälte) Hervorgerufene
- Wärme bessert

In der Homöopathie wird Dulcamara eingesetzt bei Erkältungskrankheiten oder asthmatischem Husten mit Schleimauswurf infolge von feuchter Kälte, Durchnässung und Wetterwechsel (immer von warm nach kalt), bei Nesselsucht durch Erkältung, Durchnässung und Wetterwechsel, bei Herpes durch Erkältung, Durchnässung und Wetterwechsel, bei Sommerdurchfall oder akutem Harnwegsinfekt, auch Reizblase infolge von Nässe und Kälte wie auch bei nächtlichem Bettnässen nach Durchnässung.

Zur **homöopathischen Selbstbehandlung** (siehe auch Beschwerdenteil) ist an Dulcamara zu denken bei:
- Erkältungen und Entzündungen nach Durchnässung

ECHINACEA

Die Ausgangssubstanz

Echinacea angustifolia, der rote Sonnenhut oder die schmalblättrige Kugelblume, ist eine Pflanze aus der Familie der Korbblütler (kann Allergien auslösen!), die in Nordamerika, westlich von Ohio, beheimatet ist. Die Bezeichnung „angustifolia" weist auf die schmalen Blütenblätter hin, „echinos" bedeutet auf griechisch „Igel" und deutet auf die stacheligen Fruchtböden der Pflanze hin. Die Wurzel der Pflanze enthält Wirkstoffe, welche das Abwehrsystem stimulieren, zudem antibakteriell und hemmend auf das Wachstum von Viren wirken. Entsprechend wird Echinacea zur Unterstützung und Förderung der natürlichen Abwehrkräfte, insbesondere bei Erkältungskrankheiten im Hals-, Nasen- und Rachenbereich, bei entzündlichen Erkrankungen und fieberhaften Prozessen eingesetzt. Ebenfalls zur Anregung der Körperabwehr wird Echinacea purpurea eingesetzt, hier das Kraut der Pflanze.

Das Arzneimittelbild

Echinacea nimmt unter den hier genannten homöopathischen Mitteln eine Sonderstellung ein – handelt es sich doch nicht um ein Homöopathikum, das aufgrund des Ähnlichkeitsprinzips eingesetzt wird, sondern – wie auch in der Pflanzenheilkunde – zur Steigerung der Abwehr. So wird Echinacea in einer außergewöhnlich niedrigen Potenz verabreicht, der D2. In diesem Bereich überlappen sich die Phytotherapie (=Pflanzenheilkunde) und die Homöopathie. Die Einnahme von Echinacea-Präparaten kann dem Ausbruch einer Grippe vorbeugen, die Krankheitsdauer verkürzen, die Schwere der Erkrankung mindern. In diesem Sinne wird Echinacea (purpurea und

Echinacea angustifolia, der schmalblättrige Sonnenhut

angustifolia) zur Behandlung von wiederkehrenden Erkrankungen der Atemwege so wie in der Rekonvaleszenz eingesetzt. Zudem kann Echinacea sehr gut mit anderen homöopathischen Arzneimitteln, bzw. mit dem individuell angezeigten Homöopathikum, im Sinne einer Basistherapie kombiniert werden. Diese Basistherapie behandelt nicht die bestehenden Beschwerden, sondern stärkt das Allgemeinbefinden und steigert die Immunabwehr.

Daneben gibt die Literatur als Anwendungsbereiche Blutvergiftungen, Wundrosen, Tiergifte, Schlangenbisse, Kindbettfieber, Furunkel, Karbunkel und ähnliche bakterielle Infektionen an.

Echinacea gibt es auch als Salbe. Diese Salbe hat sich sehr zur Behandlung von Akne und von Herpes labialis bewährt.

Die wichtigsten Merkmale von Echinacea
- Stärkung der körpereigenen Abwehr

Zur **homöopathischen Selbstbehandlung** (siehe auch Beschwerdenteil) ist an Echinacea zu denken bei:
- wiederkehrenden Infekten der Atemwege
- fieberhaften Infekten
- Akne

FERRUM PHOSPHORICUM

Die Ausgangssubstanz

Um das Jahr 1875, also 32 Jahre nach Hahnemanns Tod, stellte der homöopathische Arzt Wilhelm Heinrich Schüßler seine zwölf Gewebesalze (auch als biochemische Mittel bezeichnet) her. Zwei von ihnen waren bereits bekannte homöopathische Mittel (Silicea, Natrium muriaticum), die anderen stellten neue Arzneien dar. Bei diesen Gewebesalzen handelte es sich um im Körper enthaltene Substanzen.

Eisenphosphat (Ferrum phosphoricum) wirkt auf den Eisenstoffwechsel. Eisen ist nicht nur unentbehrlich für den Sauerstofftransport der roten Blutkörperchen, sondern ist auch an vielen anderen Stoffwechselprozessen beteiligt; es spielt eine wichtige Rolle für die körpereigene Abwehr. Ist der Eisenstoffwechsel gestört, bzw. liegt ein Eisenmangel vor, kann es – so Schüßler – zu einer Entzündung, einer Mehrdurchblutung, zu Schmerzen und Blutungen kommen. Als biochemisches Mittel wird Ferrum phosphoricum bevorzugt bei beginnenden entzündlichen und fieberhaften Erkrankungen eingesetzt, bei Kinderkrankheiten, Blutmangel, Schmerzen, Wunden, Blutungen, Durchblutungsstörungen.

Das Arzneimittelbild

Neben dem biochemischen Einsatz, einen gestörten Eisenstoffwechsel zu regulieren, wurde Ferrum phosphoricum auch einer Arzneimittelprüfung unterzogen. Hierbei zeigte sich ein Bezug zu den Lungen. Ebenso konnte eine verstärkte Durchblutung, die bereits Schüßler mit dem Mittel verband, als roter Kopf, Nasenbluten, Schwindel infolge Blutandrangs zum Kopf hin, Erbrechen von hellrotem Blut, blutende Hämorrhoiden, Bluthusten bei Lungenentzündung u.ä. beobachtet werden. Über den Bezug zum Fieber – die einzelnen Mittel werden unter dem Kapitel „fieberhafter Infekt" genauer unterschieden – schreibt Hering: *„Bei vielen entzündlichen und manchen Ausschlagsfiebern... scheint es zwischen der Intensität von Aconitum und Belladonna und der Trägheit von Gelsemium zu stehen."*

Die wichtigsten Merkmale von Ferrum phosphoricum

- Mäßig hohes Fieber
- Beginnende Entzündungen
- Blutandrang
- Wechselnde Gesichtsfarbe blass/weiß
- Ursache Blutarmut und Erschöpfung
- Verschlimmerung nachts
- Lymphknotenschwellung

In der Homöopathie wird Ferrum phosphoricum bei Fieberzuständen, Kopfschmerzen, Schwindel, Katarrhen, Anämien, Blutungen, Schmerzen, Entzündungen eingesetzt. Besonders bewährt hat es sich dabei bei einer sich langsam entwickelnden Mittelohrentzündung mit erhöhter Temperatur und geschwollenen Lymphknoten, mäßig hohem Fieber und weichem Puls.

Zur **homöopathischen Selbstbehandlung** (siehe auch Beschwerdenteil) ist an Ferrum phosphoricum zu denken bei:

- fieberhaften Erkältungskrankheiten und grippalem Infekt
- Ohrenschmerzen.

NUX VOMICA

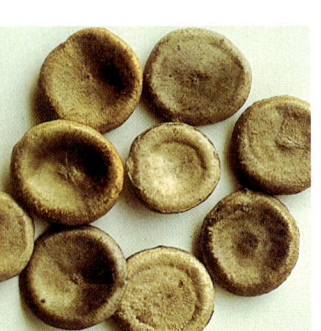

Strychnos nux vomica,
die Brechnuss

Die Ausgangssubstanz

Strychnos nux vomica, die Brechnuss, ist vom tropischen Indien bis Nordaustralien heimisch. Erst im Mittelalter wurde diese Pflanze durch die arabischen Ärzte in Europa bekannt gemacht. Die Brechnuss hat eine starke Wirkung auf das zentrale Nervensystem – der Wirkstoff „Strychnin" stammt aus dem Samen der Pflanze. Die Wirkung lässt sich vor allem als eine gesteigerte Krampfbereitschaft und Reflexneigung beschreiben, da Strychnin hemmende Mechanismen im Nervensystem blockiert. Das homöopathische Mittel wird aus dem getrockneten reifen Samen hergestellt.

Das Arzneimittelbild

Strychnos nux vomica ist ein hochinteressantes homöopathisches Mittel, das ein ausgesprochen breites Spektrum an Wirkungen aufzeigt. So hat sich Nux vomica bei einfachen, klar umrissenen Beschwerden bewährt (z.B. einem „Kater"), hat einen engen Bezug zu den verschiedensten Beschwerden, die mit der zu starken Krampfneigung zusammenhängen (z.B. Verdauungsstörungen aufgrund von Verkrampfungen im Magen-Darm-Trakt) und zeigt darüber hinaus ein Persönlichkeitsbild auf, das auf Nux vomica besonders gut anspricht. Hierbei handelt es sich um den typischen Großstadtmenschen, gehetzt, überarbeitet, überempfindlich, unentschlossen, nervös, hypochondrisch, ängstlich, traurig, zanksüchtig. Dabei greift der „Nux vomica-Typ" zu äußeren Stimulanzien, zu Zigaretten, Kaffee, Alkohol, scharf gewürztem Essen, was ihm jedoch nicht bekommt und zu nervösen Verdauungsstörungen führt, zu Magenschleimhautentzündung oder gar einem Magengeschwür, zu Verstopfung, Hämorrhoiden, Nervenschmerzen, Menstruationsstörungen, Kopfschmerzen. Weder kann er gut „abschalten", sich richtig entspannen oder gut des Nachts schlafen, noch funktioniert die Verdauung.

Die wichtigsten Merkmale von Nux vomica
- Besserung durch Ruhe
- Verschlimmerung durch Essen, Reizmittel und frühmorgens

In der Homöopathie wird Nux vomica eingesetzt bei gestörtem Allgemeinbefinden, Schmerzzuständen, Hämorrhoidalleiden, Magen-Darm-Verstimmung, Verstopfung, Beschwerden von Muskeln und Sehnen, verlegter Nasenatmung insbesondere nachts, Hautausschlägen durch Arzneimittel.

Zur **homöopathischen Selbstbehandlung** (siehe auch Beschwerdenteil) ist an Nux vomica zu denken bei:
- Magen-Darm-Beschwerden, z.B. Übelkeit und Erbrechen nach Überessen
- „Kater"
- Muskel- und Kreuzschmerzen

OKOUBAKA

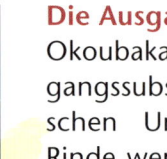

Okoubaka, die Rinde eines westafrikanischen Urwaldbaumes

Die Ausgangssubstanz

Okoubaka gehört zu den neueren Arzneimitteln. Als Ausgangssubstanz dient hier die Rinde eines westafrikanischen Urwaldbaumes (Okoubaka Aubrevillei). Diese Rinde wendeten die Einheimischen bei jeglicher Art von Vergiftung an. Auch die homöopathische Anwendung zeigte, dass sich vor allem die niedrigen Potenzen (D1 bis D4) dazu eignen, Vergiftungserscheinungen zu lindern.

Das Arzneimittelbild

Krankenberichte zeigen, dass sich die Vergiftungen, welche besonders gut mit Okoubaka zu behandeln sind, in verschiedene Gruppen gliedern: Lebensmittel-Vergiftungen, Insektengifte einerseits, daneben Vergiftungserscheinungen, die nach einem durchgemachten Infekt zurückbleiben. Hier dient Okoubaka also einer Entgiftung oder Sanierung, so wie dies nach Magen-Darm-Infekten, anderen Infektionskrankheiten, Kinderkrankheiten, Tropenkrankheiten aber auch nach einer Grippe oder bei Nikotinvergiftung sinnvoll ist. Wer sich nach einer durchgemachten Krankheit abgeschlagen und appetitlos fühlt, sollte zu Okoubaka greifen!

Natürlich braucht man nicht zu warten, bis es zu dem Infekt kommt – Okoubaka leistet auch im Bezug auf die Vorbeugung gute Dienste und sollte in keiner Reiseapotheke fehlen.

Okoubaka gehört in die Reiseapotheke! 🧳

Die wichtigsten Merkmale von Okoubaka
- Verdauungsstörungen
- Vergiftungserscheinungen

In der Homöopathie wird Okoubaka eingesetzt zur Behandlung und Vorbeugung von Durchfällen infolge von Ernährungs- und Klimaumstellung, bei Brechdurchfall aufgrund einer Nahrungsmittelunverträglichkeit, bei Abgeschlagenheit nach durchgemachten Infekten zur Entgiftung.

Zur **homöopathischen Selbstbehandlung** (siehe auch Beschwerdenteil) ist an Okoubaka zu denken bei:
- Reisedurchfall
- Zur Vorbeugung auf Fernreisen
- Zur Entgiftung nach Magen-Darm-Verstimmungen

PHYTOLACCA

Die Ausgangssubstanz

Phytolacca americana heißt auf deutsch die Kermesbeere. Der Name weist darauf hin, dass die Früchte der Pflanze (phyton) einen purpurroten Saft (lac = Lack, Lackfarbe) abgeben. Die Pflanze stammt aus Amerika, wo sie bereits von den Indianern als Hausmittel verwendet wurde. Sie wird in Südeuropa angebaut.

Die gemeine Kermesbeere gehört nicht zu den landläufig eingesetzten Heilpflanzen, so wie Pfefferminze und Kamille, Ringelblume, Arnika und Sonnenhut. Zudem sind die Beeren nicht ungefährlich, in größeren Mengen führen sie zu Vergiftungserscheinungen (welche wiederum auf den Anwendungsbereich hinweisen). Die volkstümliche Verwendung von Phytolacca berichtet von einer äußerlichen Anwendung der Kermesbeere bei verhärteten Kuh-Eutern.

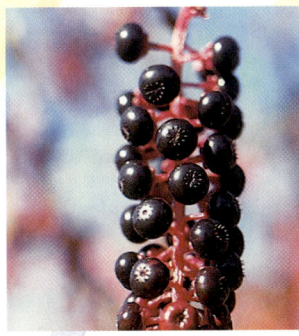

Phytolacca americana, die Kermesbeere

Das Arzneimittelbild

Das Vergiftungsbild von Phytolacca beschreibt Madaus mit folgender Geschichte: „*Ein achtjähriger Knabe, welcher eine größere Menge Beeren gegessen hatte, klagte über heftige Magenschmerzen. Starkes Erbrechen stellte sich ein, die Kehle war rot entzündet, die Mandeln geschwollen....*". Wieder einmal weist dieses Beschwerdebild am Gesunden auf die Anwendung im Krankheitsfalle hin. Und so ist Phytolacca das Mittel schlechthin bei Hals- und Rachenentzündungen mit dunkelroter oder bläulich-roter Färbung, geschwollenen Mandeln oder gar infektiöser Mandelentzündung. So verwundert es nicht, dass Phytolacca ein ausgesprochen wirksames homöopathisches Mittel bei Diphtherie darstellt, bei bakterieller Angina mit Auswirkung auf die Muskeln und Gelenke. Daneben hat Phytolacca eine besondere Beziehung zu den Milchdrüsen, sodass es – wie bei den Milchkühen – auch bei Wöchnerinnen zur Behandlung von Milchstau verschrieben wird.

Die wichtigsten Merkmale von Phytolacca

- Halsinfekte
- Dunkelrote Schleimhäute
- Stechende Schmerzen
- Verhärtete Brustdrüsen

In der Homöopathie wird Phytolacca eingesetzt bei Mandelentzündung, Scharlach, durch Toxine bedingten Gelenk- und Muskelrheumatismus.

Zur **homöopathischen Selbstbehandlung** (siehe auch Beschwerdenteil) ist an Phytolacca zu denken bei:
- Hals- und Rachenentzündungen

PULSATILLA

Die Ausgangssubstanz

Pulsatilla pratensis ist die Wiesen-Küchenschelle oder Kuhschelle, eine Pflanze aus der Familie der Hahnenfußgewächse. Wenn auch bereits Hippokrates die Pflanze angeblich einsetzte, um die Menstruation hervorzurufen und hysterische Angstzustände zu unterdrücken, spielt die Küchenschelle in der derzeitigen Pflanzenheilkunde keine große Rolle, da die Anwendung zu heftigen Reizerscheinungen führen kann. In der Homöopathie dagegen stellt Pulsatilla eines der wichtigsten Konstitutionsmittel insbesondere für Frauen und Kinder dar.

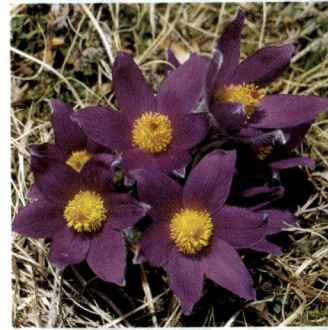

Pulsatilla pratensis, die Wiesen-Küchenschelle

Das Arzneimittelbild

Pulsatilla passt besonders auf einen weichherzigen Menschentyp, den Hahnemann wie folgt beschreibt: „*Es wird daher auch der arzneiliche Gebrauch der Pulsatille um desto hülfreicher seyn, wenn ... zugleich ein schüchternes, weinerliches, zu innerlicher Kränkung und stiller Aergerniß geneigtes, wenigstens mildes und nachgiebiges Gemüth im kranken zugegen ist, zumal, wenn er in gesunden Tagen gutmüthig und mild (auch wohl leichtsinnig und gutherzig schalkhaft) war. Vorzüglich passen daher dazu langsame, phlegmatische Temperamente, dagegen am wenigsten Menschen von schneller Entschließung und rascher Beweglichkeit, wenn sie auch gutmüthig zu seyn scheinen. Am besten ist's, wenn auch untermischte Frostigkeit nicht fehlt, und Durstlosigkeit zugegen ist.*"
Fett und fettes Fleisch werden schlecht vertragen. Die Schmerzen wandern, die Absonderungen von „Pulsatilla-Typen" sind dick, mild, gelbgrün, nicht-ätzend, egal ob es sich um eine Mittelohrentzündung, einen Atemwegsinfekt, eine Scheideninfektion handelt. Die Beschwerden bessern sich bei Bewegung und an der frischen Luft, sie werden schlimmer in Ruhe und in Wärme, obwohl Menschen, die Pulsatilla brauchen, an sich schnell frieren (Frostigkeit).

Die wichtigsten Merkmale von Pulsatilla

- Lässt sich gerne und leicht trösten
- Ständiges Frösteln, Verlangen nach frischer Luft
- Unverträglichkeit von Fett und Backwerk
- Alle Sekrete mild
- Verschlimmerung im warmen Zimmer
- Wenig Durst

Damit wird Pulsatilla in der Homöopathie eingesetzt bei Brechdurchfall insbesondere nach fetten Speisen, zu vielem Eis- und Obst-Essen, Durcheinander-Essen, wiederkehrenden Harnwegsinfekten, chronischer Mittelohrentzündung, Masern und Mittelohrentzündung im Anschluss an Masern, Menstruationsbeschwerden.

Zur **homöopathischen Selbstbehandlung** (siehe auch Beschwerdenteil) ist an Pulsatilla zu denken bei:

- Hormonell bedingter Akne
- Wiederkehrenden Blasenentzündungen
- Durchfall

Veratrum album, der weiße Germer

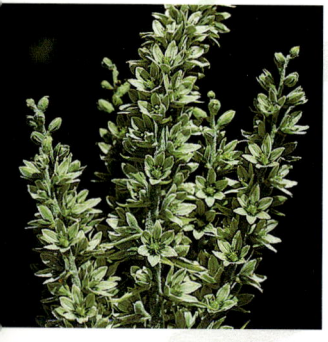

VERATRUM ALBUM

Die Ausgangssubstanz

Veratrum album, der weiße Germer, ist eine Giftpflanze, die besonders auf Bergwiesen und in alpinen Regionen wächst und dort den Sennern als ein giftiges Unkraut, an dem Kälber, Schafe und Ziegen zugrunde gehen können, verhasst ist. Volkstümlich wurde die Pflanze gegen Läuse, als Nies- oder Brechmittel eingesetzt. Zugleich zählt Veratrum wohl zu den schärfsten narkotischen Giften. Die Urtinktur wird aus dem getrockneten Wurzelstock bereitet.

Das Arzneimittelbild

Im Lehrbuch der biologischen Heilmittel wird über Veratrum album die Geschichte eines Schneiders zitiert, der *„mit Frau, Kindern und Gesellen durch weiße Nieswurz vergiftet wurde. Die Frau nahm aus Versehen statt Pfeffer gepulverte Nieswurz, das als Läusemittel vorrätig war, zur Suppe. Die Suppe hatte einen unangenehmen Geschmack, doch wurde sie trotzdem gegessen. Nach kurzer Zeit fühlten sich alle sehr krank, sie wurde am ganzen Leibe kalt, hatten eiskalten Schweiß, waren äußerst schwach, fast pulslos. Auf von selbst erfolgtes und zweckmäßig unterstütztes Erbrechen erholten sich alle Vergifteten wieder."* Eine schauerliche Geschichte, die nicht nur eine gewisse Ordnung im Küchenregal anrät, sondern auch auf die Anwendungsbereiche von Veratrum album als homöopathisches Arzneimittel hinweist: Die Arznei bietet ein ausgesprochenes Kollapsbild mit extremer Kälte, Blauverfärbung und Schwäche, kaltem Stirnschweiß, Erbrechen, Durchfall, Krämpfen. Auch bei anderen Beschwerden, die mit einer starken Kreislaufbelastung einhergehen, ist stets an Veratrum zu denken.

Die wichtigsten Merkmale von Veratrum album
- Kollapszustände
- Kältegefühl

In der Homöopathie wird Veratrum album eingesetzt bei akutem Brechdurchfall, akuten Infektionskrankheiten mit Kreislaufschwäche, Kollapszuständen.

Zur **homöopathischen Selbstbehandlung** (siehe auch Beschwerdenteil) ist an Veratrum album zu denken bei:
- Akuter Kreislaufschwäche
- Durchfall und Erbrechen mit akuter Kreislaufschwäche und Ohnmachtsneigung
- Regelbeschwerden mit Kreislaufschwäche und Ohnmachtsneigung

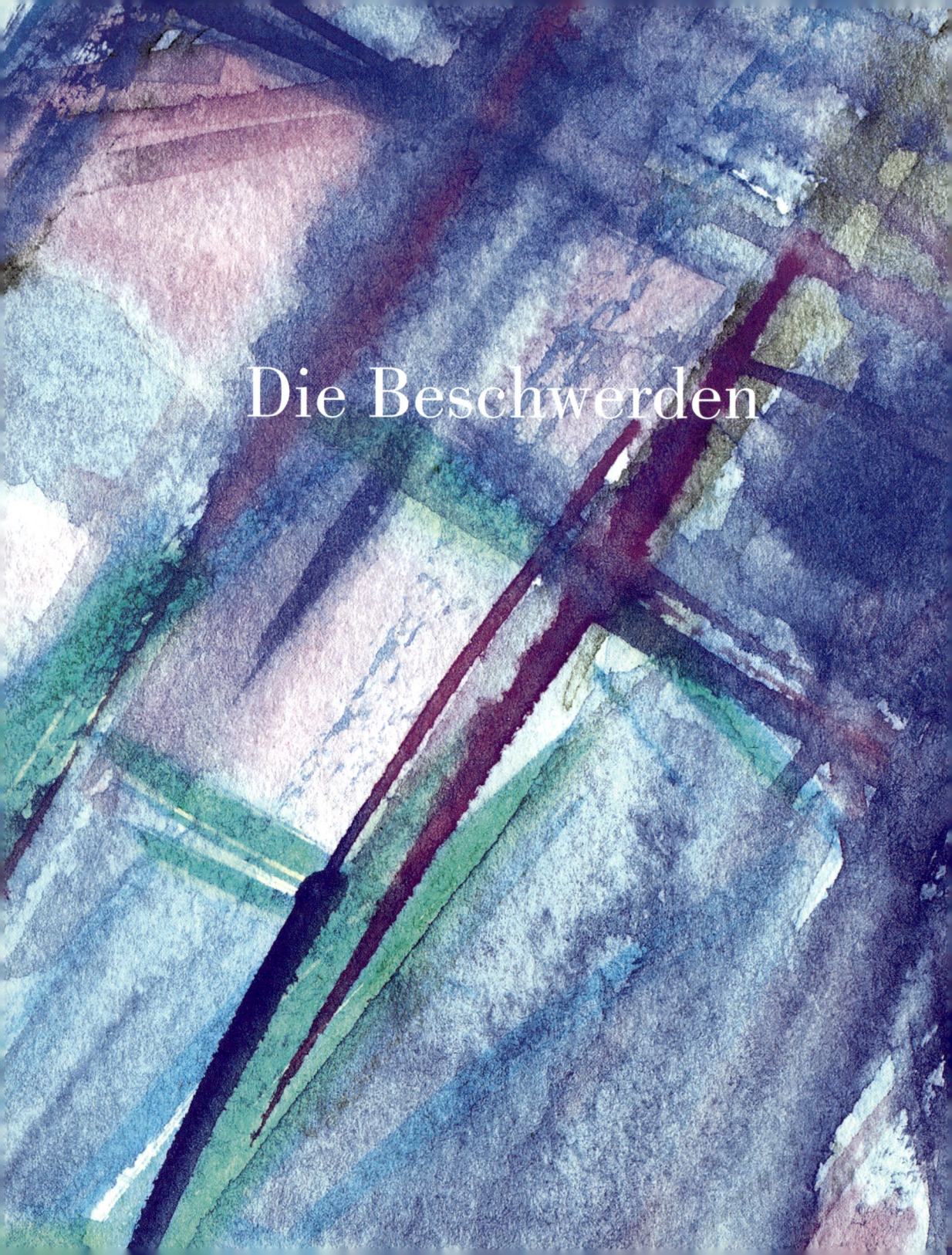

Die Beschwerden

WICHTIG!

Dosierungsempfehlung (Faustregel):

Je akuter die Krankheit, desto häufiger wird das Medikament eingenommen. Klingt die Symptomatik ab, wird das Dosierungsintervall verlängert, bzw. die Arznei abgesetzt. Hinweise zur „Homöopathischen Gabe" siehe S. 39!

Hinweis zur Verabreichungsform:

Im Prinzip können Sie die Verabreichungsform wählen, die Ihnen am liebsten ist. Bei Schwangeren, Stillenden und Kindern sind Streukügelchen (Globuli) zu empfehlen.

 Für Kinder besonders geeignet

 Für Schwangere besonders geeignet

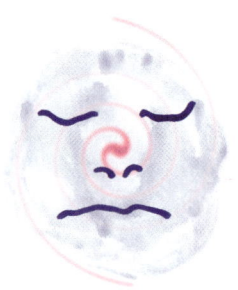
Eingeschränktes Allgemeinbefinden: Erschöpfung, Müdigkeit und allgemeine Schwäche

Ist das Allgemeinbefinden gestört, so äußert sich dies z. B. in Müdigkeit, Schwäche, Erschöpfung, Appetitlosigkeit, aber auch Niedergeschlagenheit und Antriebsmangel. Diese Befindlichkeitsstörungen können die unterschiedlichsten Ursachen haben, sodass es stets sinnvoll ist, sich an den Hausarzt zu wenden und zunächst einen „Gesundheits-Check" machen zu lassen.

Möglicherweise ist die allgemeine Schwäche Folge einer Grundkrankheit, vielleicht ist das Blutbild nicht in Ordnung oder es liegt ein Eisen-, ein Mineral- oder Vitaminmangel vor. Auch Allergien, Umweltgifte, eine Besiedelung mit Darmpilzen, ein niedriger Blutdruck oder eine Störung im Zuckerhaushalt können allgemeine Symptome wie Müdigkeit hervorrufen. Oft besteht jedoch auch ein Zusammenhang zwischen einem beeinträchtigten Allgemeinbefinden und dem Lebensstil. Ein Mangel an Licht, frischer Luft, Bewegung und Schlaf kann hier ebenso beeinträchtigend wirken wie der Zugriff zu Kaffee, Zigaretten, Alkohol oder Medikamenten, unregelmäßige Mahlzeiten, Stress und Hektik.

✚ Gehen Sie zum Arzt,
- wenn die Ursache Ihres reduzierten Allgemeinzustandes nicht geklärt ist,
- wenn Sie über mehrere Wochen auf „halber Kraft" laufen,
- wenn Sie auch nach geruhsamen Tagen, an denen Sie sich erholen und ausschlafen konnten, müde sind.

Die Mittel

Die folgenden homöopathischen Mittel sind vor allem dann geeignet, wenn Sie sich darüber im Klaren sind, worin die Ursache Ihrer angeschlagenen Gesundheit, Ihrer Müdigkeit oder Abspannung besteht. Wenn also zum Beispiel das Examen kurz bevorsteht, die Mutter schwer krank ist, die Kinder an Keuchhusten leiden und ständig nachts aufwachen. Wenn am Arbeitsplatz ein großes Projekt ansteht und Sie die Verantwortung tragen, wenn Sie eine Operation oder eine schwerere Krankheit hinter sich haben usw.

In der Homöopathie spielt die Ursache einer Erkrankung bei der Mittelfindung in der Homöopathie eine sehr wichtige Rolle. Die ausgewählten, aufgezeigten Mittel weisen klare Ursachen auf. Kein Wunder also, dass Sie die Mittel nicht nur bei einem angeschlagenen Allgemeinzustand, sondern auch in anderen Rubriken dieses Ratgebers finden werden, und zwar immer dann, wenn die Ursache ein herausragendes Merkmal darstellt. Einige Beispiele: Kennzeichnend für Ignatia ist der vorausgegangene Kummer, für Dulcamara Durchnässung und Wetterwechsel von warm nach kalt, für Cocculus der Schlafmangel. **Die folgenden, häufig eingesetzten Mittel sind dabei nach seelisch-geistiger und nach körperlicher Ursache unterteilt.**

Ambra

Dieses Mittel, das aus den Eingeweiden des Pottwals gewonnen wird, ist besonders für ausgesprochen sensible Menschen geeignet. Sie sind zartbesaitet und reagieren auf alle Eindrücke empfindlich. Kleine Sorgen, kleine Aufregungen üben eine starke Wirkung auf Sie aus: Sie fühlen sich trostlos und niedergeschlagen, erschöpft und müde, deprimiert und reizbar. Jede Erregung verschlimmert Ihre Sorgen. Abends können Sie nur schlecht einschlafen. Doch auch morgens, nach dem Erwachen, sieht die Welt nicht rosiger aus, im Gegenteil!

Leitsymptome Ambra
- Empfindsames Naturell
- Überreaktion auf Sorgen und Aufregung
- Verschlechterung durch Erregung und frühmorgens

Argentum nitricum

Argentum nitricum, der Höllenstein, wurde bereits in einem Arzneimittelbild ausführlicher dargestellt (S. 50). Ihr Allgemeinzustand ist reduziert, zudem verursacht die Aufregung Störungen des Verdauungstraktes wie starkes Aufstoßen oder starke Blähungen, Übelkeit und Durchfall. Sie können diese Beschwerden besonders vor Ereignissen beobachten, die Ihnen „die Nerven rauben", Ihnen auf Magen und Darm schlagen und auch Ihr Herz lauter und heftiger pochen lassen. Unter Umständen bemerken Sie ein starkes Verlangen nach Zucker und Süßigkeiten. In der frischen kühlen Luft geht es Ihnen deutlich besser, in warmen und engen Räumen dagegen fühlen Sie sich ausgesprochen unwohl. Durch die allgemeine Unruhe sind Sie zittrig, zappelig, hastig und fahrig, leiden unter Kopfschmerzen und Schwindel.

Überwiegend seelisch-geistige Ursachen

> **Leitsymptome Argentum nitricum**
> - Angst vor bevorstehenden Ereignissen
> - Verdauungsbeschwerden: Aufstoßen, Übelkeit, Blähungen und Durchfall

Gelsemium

Gelsemium, der gelbe Jasmin, ist das homöopathische Mittel aus einer Giftpflanze, die deutliche Lähmungserscheinungen in ihrem Vergiftungsbild hervorruft. In diesem Ratgeber werden Sie Gelsemium auch unter den Rubriken „Kopfschmerzen" und „fieberhafter Infekt" wiederfinden. In beiden Fällen wird Gelsemium eingesetzt, wenn große Benommenheit, eine Verlangsamung wie auch Zittern vorherrschen, und wenn reichlich heller Urin abgeht. Dies gilt auch für den allgemein beeinträchtigten Gesundheitszustand. Hier gehen starkes Herzklopfen, Übelkeit, häufiger Stuhlgang und Zittern mit dem Gefühl, „wie gelähmt" zu sein, einher. Die Verlangsamung, die Gelsemium kennzeichnet, zeigt sich aber auch in einer Verlangsamung von sämtlichen Reaktionen und Handlungen. So können Sie zum Beispiel beobachten, dass Ihnen das Sprechen und auch das Denken schwerer fällt als sonst. Häufig kommt es auch zu starken Kopfschmerzen, wobei die Kopfschmerzen typischerweise im Hinterkopf beginnen und dann über die Schläfen bis zur Stirn ziehen. Im Zusammenhang eines reduzierten Allgemeinzustandes ist vor allem an Gelsemium zu denken, wenn Beschwerden durch bevorstehende oder herannahende Ereignisse, wie z.B. bei Prüfungsangst auftreten. Dies könnte auch, wie bei Argentum nitricum, Durchfall vor Aufregung sein. Die beiden Mittelbeschreibungen zeigen jedoch, dass bei Argentum nitricum die Ruhelosigkeit und Ängstlichkeit vorherrscht, wohingegen Gelse-

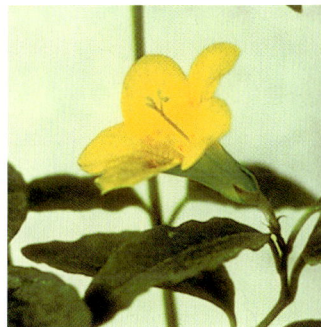

Gelsemium, der gelbe Jasmin

Überwiegend seelisch- geistige Ursachen

mium durch das Gefühl der Lähmung und der zittrigen Schwäche gekennzeichnet ist. Schließlich hat sich das Mittel bei Frühjahrsmüdigkeit bewährt, wobei hier die allgemeine Schwäche bis zum Lähmungsgefühl im Zusammenhang mit der Verschlechterung durch feucht-warmes Wetter zu betrachten ist. Eine Besserung bei diesem Mittel findet durch reichlichen Urinabgang statt.

Leitsymptome Gelsemium
- Lähmung, Benommenheit, Schläfrigkeit
- Zittrige Schwäche
- Kopfschmerzen
- Folge von Erregung und Angst
- Besserung durch Urinabgang

Ignatia

Ignatia (Strychnos ignatii), die Ignazbohne, steht in engem Zusammenhang mit Kummer als Ursache der verschiedensten Beschwerden. Es ist ein Mittel für Menschen, insbesondere für sensible Frauen, die sich in seelischen Nöten befinden. Verursacht wurden diese seelischen Belastungen durch einen seelischen Schock, Enttäuschung, Kummer oder einen schmerzlichen Verlust. Der Kummer führt zu Stimmungsschwankungen, Unentschlossenheit, Wechselhaftigkeit und scheinbar paradoxen Symptomen, wie z.B. dass Halsschmerzen sich durch Schlucken verbessern, ein Leeregefühl im Magen trotz Essen anhält usw. Treten körperliche Beschwerden wie Kopfschmerzen, Atembeschwerden, Magenkrämpfe, Durchfall u.a. infolge einer seelischen Erschütterung auf, so ist an Ignatia zu denken.

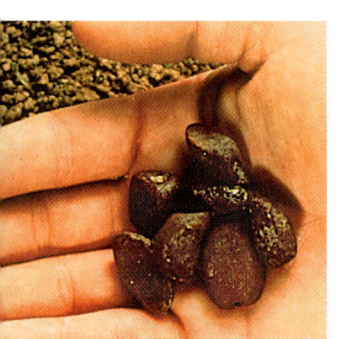

Strychnos ignatii, die Ignazbohne

Leitsymptome Ignatia
- Beschwerden in Folge von Kummer
- Rascher Stimmungswandel, Wechselhaftigkeit

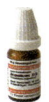

Nux vomica

Auch Nux vomica ist ein großes Konstitutionsmittel der Homöopathie (s. Arzneimittelbild S. 70). Es passt für den ungeduldigen, gereizten, angespannten, nervösen Menschen, der unruhig schläft und morgens schlecht gelaunt ist, dessen Nervensystem überreizt ist. Diese Übererregtheit des Nervensystems zeigt sich in einer Vielzahl von Beschwerden, vor allem in schmerzhaften Krämpfen, z.B. an Magen, Darm oder Muskeln ("Hexenschuss"). Immer, wenn Beschwerden in einem deutlichen Zusammenhang zu einer nervlichen Überreiztheit auftreten, wenn ein gehetzer Lebensstil, ein überspanntes Temperament als Ursache in Frage kommen, ist Nux vomica zu berücksichtigen. Und so taucht dieses Mittel in dem vorliegenden Ratgeber auch nicht nur unter der Rubrik "Allgemeinbefinden" auf, sondern ebenfalls bei Schmerzzuständen, Hämorrhoiden, Magen-Darm-Verstimmung und Verstopfung.

Überwiegend seelisch-geistige Ursachen

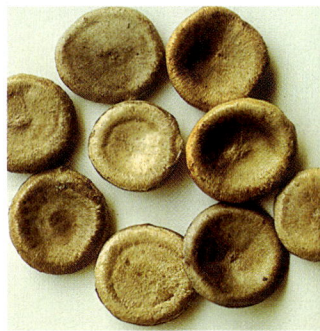

Nux vomica,
die Brechnuss

Leitsymptome Nux vomica
- Überreiztes Nervensystem
- Schmerzhafte Krämpfe
- Verschlechterung durch Essen, Reizmittel, frühmorgens
- Besserung durch Ruhe

Cocculus

Ausschlaggebend für Cocculus, die Kockelskörner, ist eine große Schwäche des Nervensystems, welche durch Stress und Überarbeitung verursacht wird, so zum Beispiel durch lang anhaltenden Schlafmangel (s. auch Arzneimittelbild S. 63). Sollten Sie sich erschöpft, müde und ausgelaugt fühlen, folgen andere körperliche Beschwerden, die ursächlich mit einem Schlafmangel oder nächtlichem

> Cocculus ist ein hervorragendes Mittel gegen Reiseübelkeit.
> → Reiseapotheke

Überwiegend seelisch-geistige Ursachen

chem Wachen in Zusammenhang stehen, so denken Sie an dieses Mittel. Unter dem Aspekt des Schlafmangels, des verschobenen Biorhythmus', kommt Cocculus beispielsweise in Frage, wenn nachts kleine Kinder zu versorgen oder Kranke zu pflegen sind. Aber auch bei Beschwerden aufgrund von Zeitverschiebung oder Schichtarbeit hat dieses Mittel gute Dienste geleistet. Und: Cocculus stellt auch ein hervorragendes Mittel gegen Reiseübelkeit dar.

Leitsymptome Cocculus
- Beschwerden infolge von lang anhaltendem Schlafmangel, nächtlichem Wachen oder Zeitverschiebung
- Beschwerden infolge von Stress und Überarbeitung

Avena sativa

Avena, der Hafer, darf – wenn es auch nicht, wie die anderen homöopathischen Mittel, einer klaren Ursache zuzuordnen ist – unter der Rubrik „allgemeine Erschöpfung" nicht fehlen. Das Mittel wird in einer niedrigen Potenzierung, der D2, verordnet, sodass sich hier die homöopathischen wie die volksmedizinischen Aspekte des Hafers überschneiden. Seit jeher war der Hafer ein stärkendes Nahrungsmittel, das zur täglichen Ernährung gehörte, aber auch in der Aufbauphase nach einer Erkältung oder einer Magen-Darm-Verstimmung gerne verordnet wurde. Darüber hinaus kannte die Volksmedizin einen nervenstärkenden Hafertrank. Und so wirkt auch homöopathisch aufbereiteter Hafer vor allem nervenstärkend und beruhigend bei nervöser Erschöpfung, Konzentrationsschwäche, Herzklopfen und Schlaflosigkeit. Diese Anwendung ist natürlich nicht auf das homöopathische Mittel beschränkt. Und so verbindet sich mit dieser Mittelbeschreibung die Empfehlung, in Zeiten der Erschöpfung und Nervosität, den Hafer auch in der Ernährung wieder

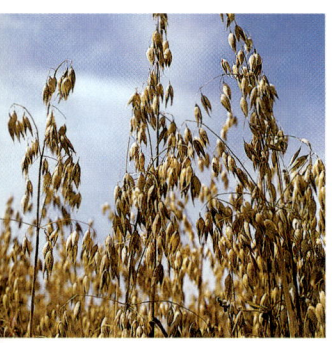

Avena sativa, der Hafer

etwas mehr zur Geltung kommen zu lassen. Daneben übrigens berichtet sowohl die pflanzenheilkundliche wie auch die homöopathische Literatur von Hafer als Urtinktur oder in homöopathischer Aufbereitung zur unterstützenden Behandlung bei Drogenentzug, Raucherentwöhnung und Alkoholvergiftung.

Überwiegend seelisch-geistige Ursachen

Leitsymptome Avena sativa
- Nervöse Erschöpfung
- Aufbaumittel

Für Kinder besonders geeignet

Kalium phosphoricum

Kalium phosphoricum gehört, wie das unter den Arzneimittelbildern beschriebene Ferrum phosphoricum (S.68), zu den 12 Mineralsalzen nach Schüßler. Die Verwendung von Schüßler-Salzen basiert nicht auf dem Ähnlichkeitsprinzip, sondern auf der Regulation des Mineralstoff-Haushaltes. Da Kalium ein ausgesprochen wichtiges Salz für den Zellstoffwechsel darstellt, führt ein Kaliummangel zu körperlicher Ermüdung und seelischer Niedergeschlagenheit. Es ist das Schüßlersalz bei Erschöpfungszuständen, bei Nervosität, Depressionen, nervöser Schlaflosigkeit, Melancholie, Unlust zu geistiger Arbeit. Sie erleben sich als unkonzentriert, Ihr Gedächtnis lässt Sie im Stich. Hinzu kommt eine allgemeine Muskelschwäche, die – gerade bei Erwachsenen – mit Rückenschmerzen verbunden ist. Besteht keine klare Ursache für Ihre Erschöpfung, finden Sie kein homöopathisches Mittel, das nach dem

Überwiegend seelisch-geistige Ursachen

Ähnlichkeitsprinzip auf den Einzelfall zugeschnitten ist, so sind Sie mit dieser unspezifischen Therapie eines nerven- und muskelstärkenden Mittels gut beraten.

Leitsymptome Kalium phosphoricum
- Unspezifisches Mittel bei Unlust, Müdigkeit, Muskelschwäche, Gedächtnisschwäche, Niedergeschlagenheit

---

Zincum metallicum

Zincum metallicum ist das Mittel der Wahl, wenn sich die allgemeine Schwäche nicht durch Verlangsamung, Muskelschwäche, Lähmung o.ä. äußert, sondern vielmehr in Nervosität, Erregbarkeit und Ängstlichkeit. Dabei kann es zu Zittern vor Schwäche kommen, zu Krämpfen einzelner Muskeln, wie auch zu einer ausgeprägten Unruhe in den Beinen. Um die Wirkungstendenz des Mittels zu verdeutlichen: In hohen Potenzen und von erfahrenen Behandlern wird Zincum bei Epilepsie verordnet. Im Kleinen zeigt sich eine solche Übererregbarkeit beispielsweise darin, dass ein Kind im Schlaf zuckt, aufschreckt, dass es mit den Zähnen knirscht oder mit dem Kopf rollt. Die nächtlichen Schlafstörungen können aber auch mit einer Schulangst in Zusammenhang stehen: tagsüber ist das Kind dann schläfrig und unkonzentriert, nachts kann es nicht einschlafen oder durchschlafen.

Leitsymptome Zincum metallicum
- Nervosität, Erregbarkeit
- Zittern, Zuckungen
- Ausgeprägte Unruhe in den Beinen
- Schlechter Schlaf

Conium maculatum

Conium maculatum ist der gefleckte Schierling, an dessen Saft Sokrates starb (und nicht nur Sokrates – das „Reichen des Schierlingsbechers" war in der Antike eine verbreitete Form der Todesstrafe). Die Schilderungen über Sokrates Tod verdeutlichen, dass erst die Beine empfindungslos werden, dann die Arme und schließlich – bei vollem Bewusstsein – die Atemwege, sodass ein Tod durch Ersticken eintritt.

In der Homöopathie wird das Mittel durchaus bei aufsteigenden Lähmungserscheinungen eingesetzt, aber es zeigt darüber hinaus einen eigenen Bezug zum zentralen Nervensystem und hat sich insbesondere bei den Beschwerden älterer Menschen bewährt. Hier denkt man an Kräfteverfall, Altersschwindel, Erschöpfung, Schwäche und altersbedingte Abbauvorgänge. Liegt eine Gefäßverhärtung (Arteriosklerose) vor, so erinnern kalte Hände und Füße wie auch Missempfindungen und Schmerzen vor allem der Beine an das Vergiftungsbild des Schierlings.

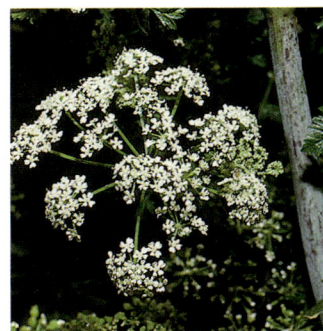

*Conium maculatum,
der gefleckte Schierling*

Übrigens: Die starke Giftpflanze wächst auch in unseren Breitengraden an Wegrändern und auf Ödland. Wie die wilde Möhre, der Fenchel, der Anis oder der Wiesenkümmel gehört der Schierling zu den Doldenblütern, deren kleine Blüten sich wie ein Regenschirm mit kleinen Stängeln von dem Hauptstängel abzweigen. Hierzulande wachsen ausgesprochen viele verschiedene, aber sehr ähnlich aussehende Arten dieser Familie. Sollten Sie eine solche Pflanze entdecken, die am unteren Stängel rotfleckig ist und unangenehm nach Mäusen riecht, so gilt: Finger weg!

Leitsymptome Conium maculatum
- Geistige und körperliche Abbauvorgänge
- Besonders bewährt im fortgeschrittenen Alter

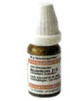

**Überwiegend
körperliche
Ursachen**

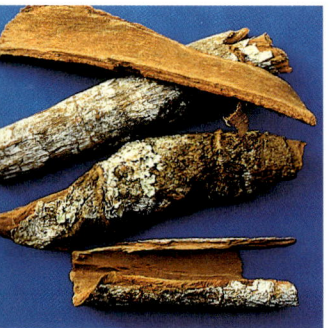

*Cinchona succirubra,
der Chinabaum*

China

China (Cinchona succirubra) ist der Chinabaum, mit dessen Rindenextrakt Hahnemann seinen bahnbrechenden Selbstversuch unternahm: Er nahm Chinarinde ein, die damals zur Behandlung des Wechselfiebers eingesetzt wurde, und stellte an sich selbst dem Wechselfieber ähnliche Symptome fest. Die Erkenntnisse des Arzneimittelversuches gelten auch noch heute: China ist ein homöopathisches Aufbaumittel insbesondere nach fieberhaften Erkrankungen. Wenn also die Krankheit nicht richtig ausgeheilt ist, ein Gefühl von Schwäche und Kraftlosigkeit weiterhin besteht, wenn immer noch schwächende Durchfälle auftreten, nächtlicher Schweiß und Appetitverlust. Ebenfalls ist China zur Anwendung geeignet, wenn es, z.B. nach operativen Eingriffen, zu Blutverlusten gekommen ist.

Leitsymptome China
- Schwäche und Kraftlosigkeit nach fieberhaften Erkrankungen
- Aufbaumittel nach Blutverlust

Arnica montana

Die Arnika, der Berg-Wohlverleih, wurde bereits in einem Arzneimittelbild besprochen (S.51). Jeder kennt diese Pflanze als große Wundpflanze, insbesondere für stumpfe Verletzungen wie Prellungen, Verstauchungen, Verrenkungen usw. Dabei muss es nicht zu einem Notfall größeren Ausmaßes kommen, um Arnica einzusetzen: Auch wenn körperliche Erschöpfung und Müdigkeit, Muskel- und Knochenschmerzen nach anstrengenden körperlichen Arbeiten auftreten, kann dieses homöopathische Mittel die Schmerzen nehmen oder lindern. Übrigens: Zur besseren

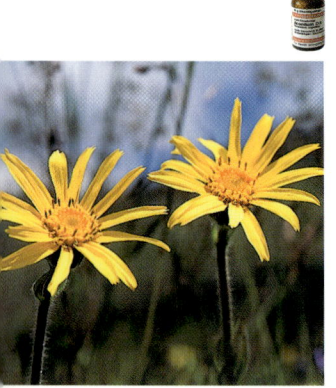

Wundheilung bei Operationen, aber auch Zahnextraktionen hat sich Arnica bestens bewährt. Nehmen Sie hier das Mittel bereits einige Tage vorher ein.

Überwiegend körperliche Ursachen

Leitsymptome Arnica montana
- Körperliche Erschöpfung und Müdigkeit nach anstrengendem Arbeiten
- Zur Wundheilung

Rhus toxicodendron

Rhus toxicodendron (Toxicodendron quercifolium), der Giftsumach, wird bei zwei charakteristischen Ursachen eingesetzt. Zum einen, wenn Erkrankungen als Folge feuchter Kälte oder nach Durchnässung auftreten (wie Dulcamara), zum anderen bei Überanstrengung. Wundern Sie sich daher nicht, wenn Rhus toxicodendron in diesem Ratgeber z.B. bei Lippenherpes im Verlauf eines fieberhaften Infektes, der in Folge feuchter Kälte aufgetreten ist, genannt wird, wie auch bei Sommerdurchfall nach Unterkühlung. Im Hinblick auf Müdigkeit und Abgeschlagenheit ist hier an eine Überanstrengung oder Verletzung von Muskeln, Sehnen und Bändern, an Sportverletzungen zu denken, die – anders als bei Arnica – mit Muskelkater und Schmerzen an Sehnen und Bändern einhergehen.

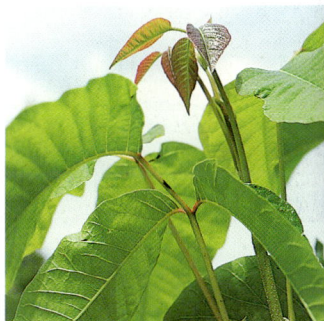

Rhus toxicodendron, der Giftsumach

Leitsymptome Rhus toxicodendron
- Erschöpfung, Müdigkeit, Schmerzen nach intensiver sportlicher Betätigung

---

Auch geeignet in der Schwangerschaft

Haplopappus

Haplopappus baylahuen gehört zu den neueren Homöopathika. Hat China einen engen Bezug zu fieberhaften Erkrankungen, Conium maculatum zum älteren Menschen und Arnica zu Wunden, so weist ein niedriger Blutdruck auf Haplopappus hin. Beeinträchtigt ein niedriger Blutdruck Ihr Allgemeinbefinden, führt er zu Erschöpfung, Niedergeschlagenheit und Schwächegefühl, so sollten Sie – neben einer ausreichenden Trinkmenge, Wechselduschen und körperlicher Bewegung – Haplopappus einnehmen, und zwar über einen längeren Zeitraum. Achtung: Für eine akute Kreislaufschwäche ist das Mittel nicht geeignet.

> **Leitsymptome Haplopappus**
> - Erschöpfung, Niedergeschlagenheit und Schwäche aufgrund von niedrigem Blutdruck
> - Schwangere: Kreislaufbeschwerden, niedriger Blutdruck

Für Kinder besonders geeignet

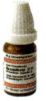

Acidum phosphoricum

Acidum phosphoricum, die Phosphorsäure, eignet sich insbesondere für leicht erschöpfte Kinder in der Zeit des Wachsens und Lernens. Das Mittel ist für Schulkinder geeignet, die nicht nur in der Schule unter Kopfschmerzen leiden, sondern auch unter Wachstumsschmerzen, also unter schmerzenden Knochen.

Im Hinblick auf Erwachsene eignet sich das Mittel für Schwäche und Erschöpfung, Gleichgültigkeit und Müdigkeit, wenn Überarbeitung, Überanstrengung oder auch Erkrankungen vorausgingen. Einen Hinweis auf das Mittel stellt – bei Kindern ebenso wie bei Erwachsenen – das Bedürfnis dar, tagsüber einige kurze Nickerchen zu halten, wohingegen es nachts zu Schlaflosigkeit kommen kann.

Überwiegend körperliche Ursachen

> **Leitsymptome Acidum phosphoricum**
> - Körperliche wie seelische Erschöpfung durch Überarbeitung, Überanstrengung, Lernen, anstrengendes Studium
> - Müdigkeit und Schlafbedürfnis über Tag, nächtliche Schlaflosigkeit

Homöopathie bei Erschöpfung, Müdigkeit und allgemeiner Schwäche

Mittel	Ambra	Argentum nitricum	Gelsemium	Ignatia	Nux vomica	Cocculus	Avena sativa	Kalium phosphoricum
Beschwerden	Müdigkeit, Erschöpfung	Reduzierter Allgemeinzustand, Prüfungsangst	Allgemeine Schwäche	Verschiedenste Beschwerden insbesondere im Magen-Darm-Bereich	Verschiedenste Beschwerden insbesondere im Magen-Darm-Bereich	Schwäche des Nervensystems, Müdigkeit, Erschöpfung	Allgemeine Erschöpfung	Allgemeine Erschöpfung
Zusammenhang mit Ursache	Sorgen und Aufregung	Angst vor bevorstehenden Ereignissen	Schreck und Erregung, fieberhafter Infekt	Kummer, seelische Erschütterung, Enttäuschung, Verlust	Überreizung des Nervensystems	Schlafmangel, nächtliches Wachen, Zeitverschiebung, Schichtarbeit		
Gemüt	Empfindsam, sensibel; Starke Reaktion auf alle Eindrücke	Unruhig, ängstlich, ruhelos	Lähmungsgefühl, Benommenheit, Schläfrigkeit	Stimmungsschwankungen	Ungeduldig, reizbar, nervös, hektisch			
Sonstige Beschwerden und Auffälligkeiten	Niedergeschlagenheit, Einschlafstörungen, morgens unausgeschlafen	Aufstoßen, Übelkeit, Blähungen, Durchfall, Kopfschmerzen, Schwindel, Verlangen nach Zucker	Verlangsamung, Zittern, Herzklopfen, Kopfschmerzen, Übelkeit		Hoher Konsum an Reizmitteln (Kaffee, Alkohol, Nikotin)		Schlaflosigkeit, Konzentrationsschwäche, Herzklopfen	Unlust, Müdigkeit, Gedächtnisschwäche, Niedergeschlagenheit, Muskelschwäche, Rückenschmerzen
Verbesserung		Kühle Luft	Reichlich heller Urinabgang		Ruhe			
Verschlechterung	Erregung, frühmorgens	Warme, enge Räume	Feucht-warmes Wetter		Reizmittel, Essen, frühmorgens			
Besonders geeignet für Kinder oder Schwangere								☺
Dosierung	D3, 3-4x täglich 1 Gabe	D12, 1-2x täglich 1 Gabe, über längeren Zeitraum (3 Wochen Einnahme, 1 Woche Pause)	D12, 1-2x täglich 1 Gabe, über längeren Zeitraum (3 Wochen Einnahme, 1 Woche Pause)	D12, 1-2x täglich 1 Gabe, über längeren Zeitraum (3 Wochen Einnahme, 1 Woche Pause)	D12, 1-2x täglich 1 Gabe, über längeren Zeitraum (3 Wochen Einnahme, 1 Woche Pause)	D12, 1-2x täglich 1 Gabe, über längeren Zeitraum (3 Wochen Einnahme, 1 Woche Pause)	D2, 3x täglich 1 Gabe	D6, 3x täglich 1 Gabe

Achtung: Dosierung bei Besserung reduzieren!

Homöopathie bei Erschöpfung, Müdigkeit, allgemeiner Schwäche

Mittel	Zincum metallicum	Conium	China	Arnica	Rhus tox.	Haplopappus	Acidum phosphoricum
Beschwerden	Allgemeine Erschöpfung	Müdigkeit, Erschöpfung, geistiger und körperlicher Abbau	Allgemeine Schwäche	Erschöpfung und Müdigkeit	Verschiedene Beschwerden	Verschiedene Beschwerden	Körperliche u. geistige Schwäche in Wachstumsphase
Zusammenhang mit Ursache		Alterserscheinungen	fieberhafte Erkrankungen, operative Eingriffe, Blutverluste	Verletzungen, anstrengende körperliche Arbeiten	Durchnässung und Überanstrengung, intensive sportliche Betätigung oder körperliche Belastung	Niedriger Blutdruck	Geistige Überanstrengung, vorausgegangene Erkrankungen
Gemüt	Nervös, erregbar, ängstlich, evtl. Schulangst						Unkonzentriert, teilnahmslos
Sonstige Beschwerden und Auffälligkeiten	Zittern, Zuckungen, Krämpfe vor Schwäche, Unruhe in den Beinen, Zähneknirschen, schlechter Schlaf	Kräfteverfall, Altersschwindel, Arteriosklerose	Durchfälle, Nachtschweiß, Appetitlosigkeit	Muskel- und Knochenschmerzen, Muskelkater	Schmerzen an Muskeln, Sehnen und Bändern, Muskelkater, Sportverletzungen	Erschöpfung, Niedergeschlagenheit, Schwächegefühl, Kreislauflabilität	Wachstumsschmerzen, tagsüber häufiges Schlafbedürfnis (Nickerchen), nachts Schlaflosigkeit
Besonders geeignet für Kinder oder Schwangere	🙂					♀	🙂
Dosierung	D12, 1-2x täglich 1 Gabe, über längeren Zeitraum (3 Wochen Einnahme, 1 Woche Pause)	D6, 3-4x täglich 1 Gabe	D6, 3-4x täglich 1 Gabe	D6, 3-4x täglich 1 Gabe	D12, 2-3x täglich 1 Gabe	D3, 3-4x täglich 1 Gabe	D6, 3-4x täglich 1 Gabe

Achtung: Dosierung bei Besserung reduzieren!

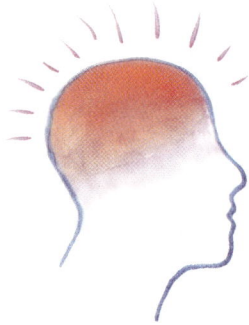

Kopfschmerzen

Es gibt wohl kaum einen Schmerz, der so viele Ursachen haben kann wie der Kopfschmerz. Neben Erkrankungen der Augen und Ohren, der Kopfhöhlen und des Mund-Rachenraumes, sind viele Krankheiten des Nervensystems und des Kreislaufs (Bluthochdruck!), aber auch Allgemeinerkrankungen von Kopfschmerzen begleitet. Schließlich können auch Ursachen, an die man zunächst gar nicht denkt – wie die Einnahme von Medikamenten, z.B. der Anti-Baby-Pille, oder selbst Darmträgheit – zu Kopfschmerzen führen. Nehmen Sie Kopfschmerzen nie auf die leichte Schulter! Sie können auch Vorboten eines Schlaganfalls, einer schweren Infektionskrankheit, einer Gehirnentzündung sein.

> ✚ Gehen Sie zum Arzt,
> - wenn Sie außerdem unter Fieber oder Erbrechen leiden,
> - wenn Sie zusätzlich zu den Kopfschmerzen unter anderen Krankheitserscheinungen leiden,
> - wenn die Kopfschmerzen nach einem Unfall aufgetreten sind,
> - wenn Ihre Selbstbehandlung keinen Erfolg zeigt.

Sollte eine ärztliche Untersuchung keine klare Ursache für Ihre Kopfschmerzen feststellen, so wenden Sie sich an einen homöopathischen Behandler, der im Rahmen einer Konstitutionsbehandlung dem Problem „auf den Grund" gehen kann. Diese tiefgreifende Behandlung übersteigt jedoch die Möglichkeit der Selbstbehandlung bei weitem. Daher sind im Folgenden lediglich drei wichtige homöopathische Mittel beschrieben, die durch einen ganz besonderen Kopfschmerz gekennzeichnet sind.

Die Mittel

Belladonna

Atropa belladonna, die Tollkirsche, wurde bereits im Arzneimittelbild (S. 54) besprochen. Belladonna ist ein großes Mittel bei fieberhaften Infekten, bei Halsentzündungen, Scharlach, Ohrenschmerzen. Dabei spielt der Kopf als betroffenes Organ eine herausragende Rolle. Das Gesicht ist heiß und hochrot. Insgesamt liegt hier also ein Zustand vor, bei dem der gesamte Kopfbereich „überfüllt" und übersensibel ist. Sowohl die klopfenden Halsarterien, die pulsierenden, pochenden Schmerzen, die hochroten Schleimhäute, das rote Gesicht wie auch die Verschlechterung der Schmerzen durch Licht, Geräusche und Bewegung hängen mit diesem Zustand der Blutfülle im Kopf eng zusammen.

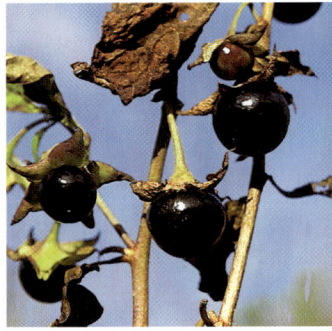

Atropa belladonna, die Tollkirsche

Der Belladonna-Kopfschmerz ist damit kein „alltäglicher" Kopfschmerz. Bei vielen Entzündungen des Kopfraumes entsprechen die Beschwerden jedoch dem Bild des Arzneimittels, sodass hier die Art der Kopfschmerzen einen wertvollen Hinweis zur Mittelwahl gibt.

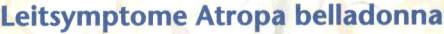

Leitsymptome Atropa belladonna
- Stark klopfende, hämmernde Kopfschmerzen
- Pulsierende Arterien
- Heißes, hochrotes Gesicht
- Verschlechterung durch Licht, Geräusche und Berührung

Gelsemium

Gelsemium, der gelbe Jasmin, hat zwei herausragende Merkmale: zunächst einmal ein migräneartiger Kopfschmerz, der im Nacken beginnt, über den Kopf zieht und sich über den Augen festsetzt, der zudem oft mit Sehstörungen und Schwindelgefühl verbunden ist. Daneben sind Benommenheit und Schläfrigkeit („wie betäubt") kennzeichnend für das Mittel. Der gelbe Jasmin ist eine Giftpflanze mit einer starken, lähmenden Wirkung auf das zentrale Nervensystem, also auf Gehirn und Rückenmark. Unabhängig davon, ob Sie unter einer allgemeinen Erschöpfung oder unter einem fieberhaften Infekt leiden, sind die Beschwerden durch den beschriebenen Kopfschmerz und die große Benommenheit, durch eine Verlangsamung aller Reaktionen, auch des Denkens und Sprechens, gekennzeichnet. Als verschlimmernde Faktoren gelten Sonne, Wärme unde Bewegung.

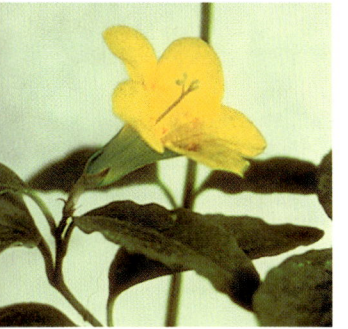

Gelsemium,
der gelbe Jasmin

Leitsymptome Gelsemium
- Migräneartiger Kopfschmerz, beginnt im Nacken, zieht über Kopf zu Augen
- Benommenheit und Schläfrigkeit
- Verschlechterung durch Sonne, Wärme und Bewegung

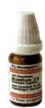

Nux vomica

Auch Nux vomica (s. Arzneimittelbild S.70) ist ein Mittel, das – beschränkt man sich in einem Ratgeber zur homöopathischen Selbsthilfe auf die wichtigsten Mittel – immer wieder genannt werden muss, ob nun zur Behandlung von Verdauungsstörungen, Erschöpfung oder Kopfschmerzen. Dabei stehen die Beschwerden in aller Regel in einem engen Zusammenhang zum Lebensstil des „modernen Großstadtmenschen". So treten die typischen Nux vomica-Kopfschmerzen dann auf, wenn Sie bei Alkohol, Nikotin und Kaffee übermäßig „zugreifen", wenn es neben den Kopfschmerzen zu Übelkeit und krampfenden Magenschmerzen kommt. Weisen der Reizmittelkonsum, die nervöse, überreizte Persönlichkeit auf Nux vomica als (in hoher Potenz verabreichtes) Konstitutionsmittel hin, so können auch „im Kleinen" die Folgen eines Trinkgelages, einer rauschenden Party, einer durchzechten oder am Schreibtisch verbrachten Nacht durch die Brechnuss gelindert werden. Ein weiterer Hinweis auf Nux vomica sind die Modalitäten, d.h. die deutliche frühmorgendliche Verschlimmerung der Beschwerden.

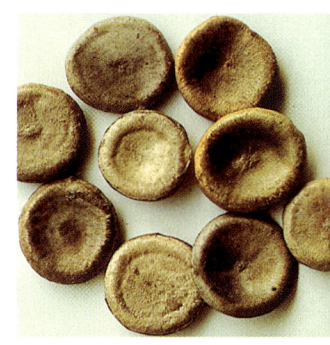

Nux vomica, die Brechnuss

Leitsymptome Nux vomica
- Kopfschmerzen infolge von übermäßigem Genussmittelkonsum (Speisen, Alkohol, Nikotin)
- Kopfschmerzen in Verbindung mit Übelkeit und krampfartigen Beschwerden des Verdauungstraktes
- Verschlimmerung frühmorgens

Homöopathie bei Kopfschmerzen

Mittel	Belladonna	Gelsemium	Nux vomica
Beschwerden	Kopfschmerzen klopfend und hämmernd	Kopfschmerzen migräneartig, ziehen vom Nacken über den Kopf zur Stirn	Kopf-schmerzen
Zusammenhang mit Ursache	Beginnender fieberhafter Infekt, Mittelohrentzündung		Überreizung des Nervensystems, übermäßiger Reizmittelgenuss (Kaffee, Alkohol, Nikotin)
Gemüt		Sehr schläfrig und benommen	Reizbar, ungeduldig, nervös, hektisch
Sonstige Beschwerden und Auffälligkeiten	Pulsieren der Arterien, Gesicht heiß und hochrot	Sehstörungen, Schwindelgefühl	Übelkeit, krampfende Magenschmerzen
Verschlechterung	Licht, Sonne Geräusche Berührung	Sonne, Wärme, Bewegung	Morgens nach Erwachen
Besonders geeignet für Kinder oder Schwangere	😊		
Dosierung	D6, anfangs bis stündlich 1 Gabe, danach auf 3-4x tgl. 1 Gabe reduzieren	D6, anfangs bis stündlich 1 Gabe, danach auf 3-4x tgl. 1 Gabe reduzieren	D6, anfangs bis stündlich 1 Gabe, danach auf 3-4x tgl. 1 Gabe reduzieren

Achtung: Dosierung bei Besserung reduzieren!

Mundhöhle und Zähne – Soor, Aphten, Zahnbehandlungen

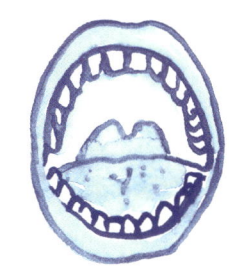

Kommt es zu Erkrankungen des Mundraumes und vor allem der Zähne, ist der Zahnarzt selbstverständlich der wichtigste Ansprechpartner. So verstehen sich die folgenden Mittel als Ersthilfe, bzw. als unterstützende Therapie.

Die Mittel

Zahnfleisch

Borax 😊

Borax (Natrium tetraboracicum) ist ein zu berücksichtigendes Mittel, wenn an der Wangenschleimhaut Soor oder Aphten auftreten. Soor ist eine Pilzerkrankung, die sich durch weißliche Beläge zeigt. Sie wird von einem Hefepilz verursacht und tritt häufig im Säuglingsalter auf. Aphten sind runde, kleine und sehr schmerzhafte Bläschen. Die für Borax charakteristischen Erscheinungen sind durch weißliche Beläge mit rotem Hof gekennzeichnet. Die Kinder können wegen der Schmerzen schlecht saugen, sind unruhig und ängstlich. Der Urin riecht stark. Daneben kann Borax eingesetzt werden, wenn im Mund ein Bläschenausschlag aufftritt. Dies kann bei älteren Patienten auch daran liegen, dass sie das Haftmittel der Zahnprothesen nicht vertragen.

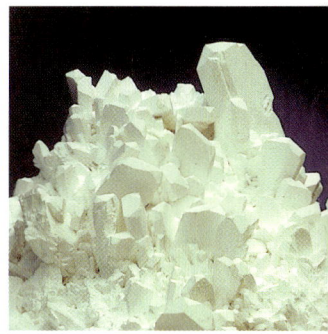

Borax

Leitsymptome Borax
- Weißliche Beläge mit rotem Hof
- Bläschenausschlag im Mund
- Aphten
- Unverträglichkeit von Prothesenmitteln

Zusätzlich können Erwachsene 2-3x täglich mit verdünnter Echinacea-Tinktur (Verhältnis 1:10) spülen.

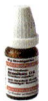

Acidum nitricum

Acidum nitricum ist die Salpetersäure, eine Säure, die bereits beim Einatmen stark ätzend wirkt. In der Homöopathie wird die Säure entsprechend bei Schleimhautgeschwüren eingesetzt, aber auch – im Mundraum – bei Entzündungen von Zahnfleisch oder Mundschleimhaut, die mit Aphten, einem fauligen Mundgeruch und schmerzhaften Einrissen an den Mundwinkeln (Mundwinkelrhagaden) einhergehen. Oft sind auch die Lippen betroffen. Dabei blutet die Schleimhaut bei leichter Berührung.

Leitsymptome Acidum nitricum
- Mundwinkelrhagaden, „Faulecken"
- Fauliger Mundgeruch
- Aphten mit grauweißen Belägen
- Entzündung der Mundschleimhäute
- Beteiligung der Lippen

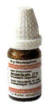

Mercurius solubilis

Mercurius solubilis, eine Mischung aus Quecksilberoxid und anderen Stoffen, hat einen starken Bezug zum Mundraum – so wird es auch bei der homöopathischen Quecksilberausleitung bei Amalgamsanierung eingesetzt. In dem Mittelbild des quecksilberhaltigen Stoffes stellen übler Mundgeruch und starker Speichelfluss Hinweise auf das Mittel dar, außerdem ggfs. eine dick belegte, geschwollene Zunge mit Zahneindrücken. In der Selbsthilfe lässt sich Mercurius bei Entzündungen des Zahnfleisches und der Mundschleimhaut einsetzen. Wichtig: Nur kurzfristig anwenden! Sollten die Beschwerden anhalten, so ist an eine Amalgam-Unverträglichkeit zu denken. Lassen Sie sich in diesem Fall die Plomben herausnehmen und von einem Homöopathen eine fachkundige, auf Ihren individuellen Fall zugeschnittene Ausleitung vornehmen.

Leitsymptome Mercurius solubilis
- Entzündungen des Zahnfleisches
- Übler Mundgeruch
- Starker Speichelfluss

Silicea

Silicea (Acidum silicicum) stellt ein Mittel dar, das sowohl organotrop wie auch als Konstitutionsmittel eingesetzt werden kann. Dabei hat es stets – Silicea ist die Kieselsäure – einen Bezug zum Mineralstoffhaushalt und zum Bindegewebe. In Bezug auf Erkrankungen der Mundhöhle dient Silicea zur Behandlung von Zahnfleischschwund und dadurch ausgelöstem Lockerwerden der Zähne wie auch bei empfindlichen Zahnhälsen. Unterstützend wirken Spülungen mit verdünnter Calendula-Tinktur.

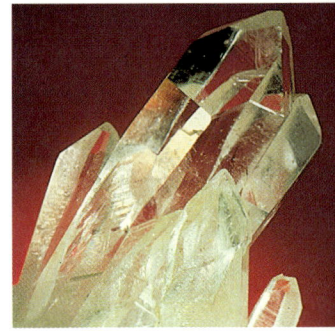

Silicea

Zahnungsbeschwerden

Chamomilla

Matricaria chamomilla wurde bereits im Arzneimittelbild (S. 60) beschrieben. Auch ist es (unter den Stichworten Ohrenschmerzen und Durchfall) stets das Mittel der Wahl, wenn kleine Kinder unter Zahnungsbeschwerden und erschwerter Zahnung leiden. Dies kann zu einer Mitbeteiligung der Ohren aber auch zu einem im Zusammenhang mit der Zahnung stehenden Durchfall stehen, der grün-schleimig aussieht. Dabei ist eine Gesichtshälfte rot und heiß, die andere blass. Das Kind ist unleidlich, man kann ihm nichts recht machen und auch Herumtragen hilft oft nur für kurze Zeit. Nachts sind die Beschwerden am schlimmsten, es kommt zu regelrechten Schreiattacken.

*Matricaria
chamomilla,
die Kamille*

Leitsymptome Chamomilla
● Zahnungsbeschwerden
● Unleidliche Stimmung
● Grün-schleimige Durchfälle

Treffen die Beschreibungen von Chamomilla nicht zu, sind beispielsweise beide Backen rot, haben die Stühle eine eher gelbliche Farbe, ist die Stimmung des Kindes nicht so gereizt, wie dies typisch für Chamomilla ist, so wenden Sie sich bitte an einen homöopathisch behandelnden Kinderarzt.

Zähne

Arnica

Arnica montana oder Berg-Wohlverleih ist eine große Wundpflanze. Und so leistet sie nach dem Ziehen eines Zahnes oder bereits einige Tage vor einer erwarteten Zahnextraktion gute Dienste, vermindert den Wundschmerz, stillt die Blutungen und bewirkt eine Heilungsförderung.

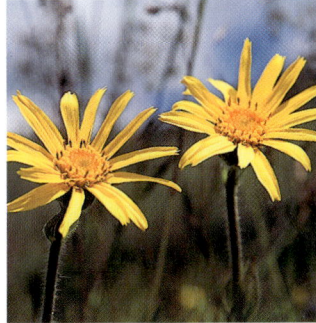

Leitsymptome Arnica
- Zahnextraktion
- Zur besseren Wundheilung
- Blutungen

Arnica montana, der Berg-Wohlverleih

Magnesium phosphoricum

Magnesium phosphoricum ist nicht bei Zahnextraktionen anzuwenden, sondern bei empfindlichen Zahnhälsen, die besonders auf Kälte und kalte Luft reagieren. Ebenso handelt es sich hierbei um ein wirkungsvolles Heilmittel, wenn nach einem Routineeingriff die Zahnnerven gereizt sind und schmerzen.

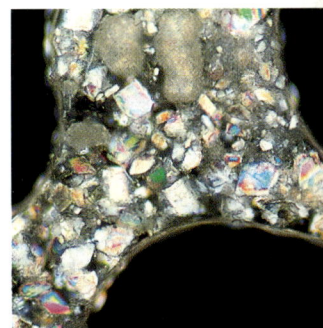

Leitsymptome Magnesium phosphoricum
- Gereizte Zahnnerven
- Empfindliche Zahnhälse
- Verschlimmerung durch Kälte und kalte Luft

Magnesium phosphoricum

Hypericum perforatum

Hypericum perforatum, das Johanniskraut, hat seit alters her einen starken Bezug zum Nervensystem – bekannt ist die stimmungsaufhellende Wirkung des Johanniskrautes oder des daraus gewonnenen Rotöls. Dieser Effekt beruht vor allem darauf, dass Johanniskraut den Organismus für die Aufnahme von Licht sensibilisiert und sich dies günstig auf den Nervenstoffwechsel auswirkt. In der Pflanzenheilkunde wie aber auch in der Homöopathie wird Johanniskraut bei Nervenreizungen, -entzündungen (Neuralgien) und -verletzungen eingesetzt. So lindert Hypericum nach einer zahnärztlichen Behandlung die Schmerzen und fördert die Wundheilung. Während bei Arnica eher die Verletzung der Schleimhäute im Vordergrund steht, wirkt das Johanniskraut vornehmlich auf die verletzten oder gereizten Nerven. Aus diesem Grund lassen sich die beiden Mittel auch gut im Wechsel einnehmen.

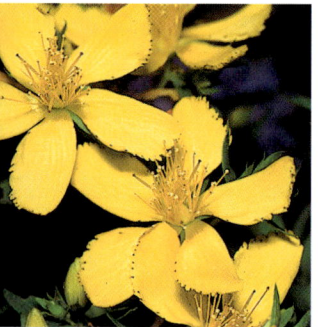

Hypericum perforatum, das Johanniskraut

Leitsymptom Hypericum
- Starke Schmerzen der Zahnnerven, z.B. nach Zahnwurzelfüllung

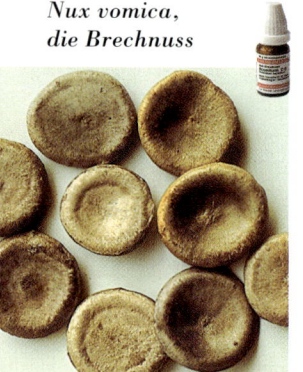

Nux vomica, die Brechnuss

Nux vomica

Nux vomica ist ein großes Konstitutionsmittel (s. Arzneimittelbild S. 70). Daneben kann die Brechnuss auch bei Zahnschmerzen nach einer Zahnfüllung eingesetzt werden.

Leitsymptom Nux vomica
- Anhaltende Zahnschmerzen nach Plombieren eines Zahnes

Homöopathie bei Beschwerden in der Mundhöhle

Mittel	Borax	Acidum nitricum	Mercurius solubilis	Silicea
Beschwerden	Soor, Bläschen, Aphten	Faulecken, Mundwinkelrhagaden, Aphten, Entzündung der Mundschleimhaut	Entzündung der Mundschleimhaut	Zahnfleischschwund (Parodontose)
Zusammenhang mit Ursache	unter Umständen Allergie auf Prothesenhaftmittel		unter Umständen Amalgamunverträglichkeit	Verletzungen, anstrengende körperliche Arbeiten
Sonstige Beschwerden und Auffälligkeiten	Weißliche Beläge mit rotem Hof	Grau-weißliche Beläge, fauliger Mundgeruch, Beteiligung der Lippen	Großer Speichelfluss, übler Mundgeruch, belegte, geschwollene Zunge mit Zahneindrücken	
Besonders geeignet für Kinder oder Schwangere	☺	☺		
Dosierung	D6, 3-4x täglich 1 Gabe	D12, 3-4x täglich 1 Gabe	D12, 3-4x täglich 1 Gabe Nur kurzfristige Anwendung!	D6, D12, 1-2x täglich 1 Gabe über längeren Zeitraum (3 Wochen Einnahme, 1 Woche Pause, wechselnde Potenzen)

Achtung: Dosierung bei Besserung reduzieren!

Homöopathie bei Beschwerden der Zähne

Mittel	Chamomilla	Arnica	Magnesium phosphoricum	Hypericum perforatum	Nux vomica
Beschwerden	Zahnungs-beschwerden	Zahn-extraktionen	Empfindliche Zahnhälse, Reizung der Zahnhälse nach Eingriff	Schmerzen der Zahnnerven, z.B. nach Zahn-wurzelfüllung	Anhaltende Zahnschmerzen nach Plombie-ren
Zusammen-hang mit Ursache	Zahnen				Überreizung des Nerven-systems
Gemüt	Auffallend unleidlich, gereizt, schmerz-empfindlich				
Sonstige Beschwerden und Auffällig-keiten	Wange auf der Seite vom Zahndurch-bruch rot, andere blass, unter Umstän-den grün-schleimige Durchfälle, Ohren-schmerzen, Fieber				
Verschlechte-rung	Nachts		Kälte und Luft		
Besonders geeignet für Kinder oder Schwangere	😊				
Dosierung	D12, 3-4x täglich 1 Gabe	D6, 3-4x täglich 1 Gabe	D6, anfangs bis stündlich 1 Gabe, danach auf 3-4x täglich reduzieren	D4, 3-4x täglich 1 Gabe	D6, D12, 3-4x täglich 1 Gabe

Achtung: Dosierung bei Besserung reduzieren!

Augen – Bindehautentzündung, müde Augen, Gerstenkorn

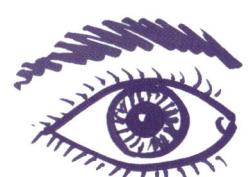

Das Auge als Sinnesorgan lässt sich grob in das äußere Auge, den Augapfel, die Sehbahn und die Augenmuskeln unterteilen. Dabei steht das Auge über die Sehnerven in engem Bezug zum Gehirn. Aus der Untersuchung der Augen – beispielsweise die Weite/Enge der Pupillen oder der Zustand des Augenhintergrundes – lassen sich Rückschlüsse auf die Gesundheit ziehen. Aus diesem Grunde sollten unklare Augenbeschwerden stets ärztlich abgeklärt werden. Es werden hier nur leichtere Beschwerden der Augen wie Übermüdung, allergische Reizung, Gerstenkorn usw. besprochen.

> ✚ Gehen Sie zum Arzt,
> - wenn Ihre Augen schleimig-eitrige Flüssigkeit abgeben (sofort!); kommt es zu eitrigen Prozessen an den Augen, kann es zu bleibenden Schäden kommen,
> - wenn sich die Beschwerden durch die Selbstbehandlung nicht innerhalb einiger Tage verbessern oder sogar verschlechtern,
> - wenn die Augenbeschwerden nach einer Fernreise auftreten.

Die Mittel

Apis mellifica

Apis mellifica, die Honigbiene (s. Arzneimittelbild S.47), ist in seinem Bild immer eng mit Schwellungen verbunden – wie das ja auch bei einem Bienenstich der Fall ist. So wird Apis in diesem Ratgeber bei Halsentzündung mit glasig geschwollenem Rachen, bei allergischen Hauterkrankungen mit geschwollenen Schleimhäuten oder – im Hinblick auf Augenerkrankungen – bei geschwollenen Augenlidern genannt. Im letzteren Fall ist die Schwellung zumeist recht plötzlich aufgetreten, die Augenlider jucken und brennen dabei sehr heftig. Ursache für diese Schwellung sind zumeist Allergien, also Unverträglichkeitsreaktionen. Zusätzlich zu der homöopathischen Behandlung verbessern feuchtkalte Augenkompressen die Beschwerden.

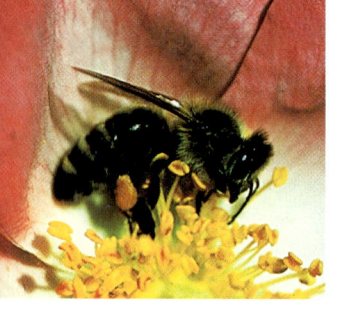

Apis mellifica,
die Honigbiene

> **Leitsymptom Apis mellifica**
> - Starke, plötzlich beginnende Schwellung der Augenlider mit heftigem Juckreiz und Brennen

Euphrasia officinalis

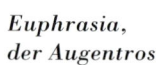

Euphrasia,
der Augentrost

Euphrasia ist der Augentrost, eine Heilpflanze, die schon seit jeher einen engen Bezug zu den Augen wie auch zu der gesamten Kopfdurchblutung aufweist. In diesem Ratgeber werden Sie Euphrasia auch unter dem Stichwort „Schnupfen" finden, wo Euphrasia als Mittel bei Fließschnupfen mit brennendem Augensekret und mildem Nasensekret von Allium cepa, der Küchenzwiebel, abgegrenzt wird. Tatsächlich sprechen für Euphrasia geschwollene und rote Lidränder. Die Augen sind sehr gereizt und empfindlich, sie tränen beständig, wobei das

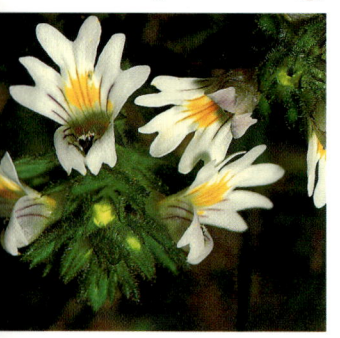

Augensekret heftig brennt und beißt. Das Sonnenlicht wird als viel zu hell und zu grell empfunden, sodass sich die typische Lichtscheu nicht selten im Tragen einer Sonnenbrille zeigt.

Unterstützend können, wenn das Krankheitsbild zu den beschriebenen Merkmalen von Euphrasia passt, äußerliche Kompressen mit in abgekochtem Wasser verdünnter Euphrasia-Tinktur aufgelegt werden.

Leitsymptome Euphrasia
- Geschwollene und rote Lidränder
- Brennendes, reichliches Augensekret
- Große Lichtscheu

Ruta graveolens

Ruta graveolens, die Gartenraute, stellt ein homöopathisches Mittel dar, das immer dann besonders angezeigt ist, wenn Beschwerden aufgrund von Überanstrengung auftreten. Dabei kann es sich um Sehnen- und Nervenschmerzen handeln, wie z.B. bei einem Tennisarm. Bewährt hat sich die Gartenraute aber auch bei Kopfschmerz nach Augenanstrengung, bei roten, heißen Augen, die durch Lesen oder Nähen ermüdet sind.

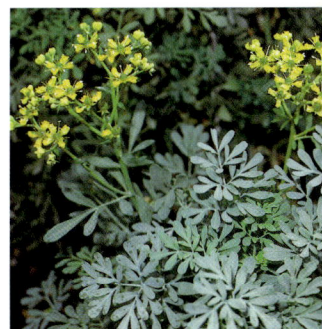

Ruta graveolens, die Gartenraute

Wie auch der Augentrost wird Ruta graveolens in einer niedrigen Potenz eingenommen, die gewisse Überschneidungen mit der Pflanzenheilkunde zulässt. Tatsächlich wurde traditionell die Gartenraute bei Augenbeschwerden eingesetzt, sodass schon aus dem 13. Jahrhundert folgendes Lob der Gartenraute erhalten ist:

„Der Rauten Tugend ist, die Augen heiter machen, durch Hülf der Rauten sieht der mensch die schärfsten Sachen." So kann – wie bei Euphrasia, dem Augentrost – die Behandlung durch eine Augenkompresse mit in abgekochtem Wasser verdünnter Ruta-Tinktur unterstützt werden.

Leitsymptom Ruta graveolens
- Augenschmerzen nach Überanstrengung

Staphisagria

Delphinium staphisagria, die Stephanskörner, wird nicht bei überreizten, geschwollenen oder müden Augen eingesetzt, wie dies bei den bisherigen Mitteln der Fall war, sondern gezielt zur Behandlung von Gerstenkörnern, d.h. Entzündungen der Drüsen am Lidrand.

Leitsymptom Staphisagria
- Behandlung von Gerstenkörnern

Homöopathie bei Beschwerden der Augen

Mittel	Apis	Euphrasia	Ruta graveolens	Staphisagria
Beschwerden	Geschwollene Augenlider („Tränensäcke")	Rote, geschwollene Lidränder, ständiges Tränen, Brennen der Augen	Brennende und schmerzende Augen	Gerstenkörner
Zusammenhang mit Ursache	Zumeist Allergien		Überanstrengung	
Sonstige Beschwerden und Auffälligkeiten	Plötzliche Schwellung, heftiger Juckreiz, starkes Brennen	Große Lichtempfindlichkeit		
Dosierung	D6, anfangs bis stündlich 1 Gabe, danach auf 3-4x täglich 1 Gabe reduzieren	D4, anfangs bis stündlich 1 Gabe, danach auf 3-4x täglich 1 Gabe reduzieren	D3, anfangs bis stündlich 1 Gabe, danach auf 3-4x täglich 1 Gabe reduzieren	D6, 3-4x täglich 1 Gabe

Achtung: Dosierung bei Besserung reduzieren!

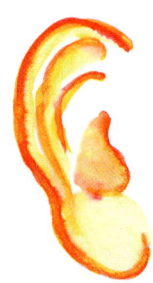

Ohren –
Ohrenschmerzen und Mittelohrentzündung

Das Ohr lässt sich anatomisch in das äußere Ohr (bis zum Trommelfell), das Mittelohr und das Innenohr untergliedern. Das Innenohr ist mit dem Nasen-Rachen-Raum über die Ohrtrompete verbunden. Aus diesem Grunde kann ein Schnupfen, der mit Schwellungen im Nasenrachenraum einhergeht, durch die das Mittel- und Innenohr nunmehr schlecht belüftet sind, relativ leicht zu einer Mittelohrentzündung führen.

Ohrenschmerzen, vor allem die akuten Entzündungen insbesondere im Mittelohr, sind bei Kindern ausgesprochen häufig. Als Erstbehandlung bieten sich die im Wechsel einzunehmenden Mittel Belladonna und Ferrum phosphoricum an (sofern die Mittelbilder zutreffen). Wenden Sie sich jedoch in jedem Fall an einen Kinderarzt, um den Verlauf zu kontrollieren und Komplikationen wie den Durchbruch des Trommelfells, eine Eiterung oder eine Ausdehnung der Entzündung im Kopfbereich zu verhindern. Achtung: Bei Ohrenschmerzen und Mittelohrentzündung von Kindern kann es dazu kommen, dass die Schmerzen nachlassen, die Entzündung jedoch nicht zurückgegangen ist. Auch aus diesem Grunde ist es sehr wichtig, den Kinderarzt zu konsultieren.

Da Ohrenschmerzen im Kleinkindalter bei Kindern, die zu Erkrankungen der Atemwege neigen, relativ häufig sind, gewinnt man hier übrigens einen guten Eindruck über die Behandlungsstrategie des behandelnden Kinderarztes: wann setzt er Antibiotika ein, wann mildere Maßnahmen? Legt er nach einer Antibiotikabehandlung Wert auf eine anschließende Darmsanierung? Sollte Ihr Kind zu wiederholten Mittelohrentzündungen neigen, so ist eine homöopathische Konstitutionsbehandlung anzuraten, die die Gesundheit stabilisiert und die Anfälligkeit für Erkrankungen im Hals-Nasen-Ohren-Bereich reduziert.

✚ Gehen Sie zum Arzt,
- wenn Ihr Kind starke Ohrenschmerzen hat,
- wenn Fieber und Ausfluss aus den Ohren auftreten,
- wenn sich das Befinden Ihres Kindes trotz der homöopathischen Behandlung nicht bessert oder sogar verschlechtert,
- wenn sich das Hörvermögen deutlich verschlechtert,
- wenn die Region hinter dem Ohr gerötet und berührungsempfindlich ist.

Die Mittel

Als Sofortmaßnahme bei beginnender Mittelohrentzündung haben sich folgende zwei Mittel bewährt, die im Wechsel eingenommen werden:

Belladonna

Atropa belladonna ist eine Arznei, die in keiner homöopathischen Hausapotheke gerade von Familien fehlen sollte (s. Arzneimittelbild S.54). Ob bei einem beginnenden fieberhaften Infekt, Halsschmerzen oder Ohrenschmerzen – Belladonna hat schon viele gute Dienste geleistet. Die „Belladonna-Ohrenschmerzen" sind dabei durch einen sehr heftigen, klopfenden Schmerz charakterisiert. Das Arzneimittelbild zeigt, dass es bei Belladonna häufig zu

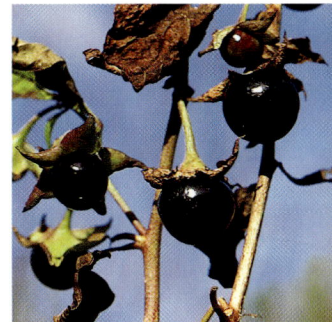

Atropa belladonna, die Tollkirsche

einer starken Blutfülle im Kopf kommt, damit auch zu einem roten Gesicht oder einem geröteten Trommelfell. Die Mittelohrentzündung beginnt plötzlich, und ebenso plötzlich kommen die Schmerzen. Der kleine Patient fröstelt zunächst, danach wird die Haut fiebrig-heiß. Kennzeichnend sind zudem der große Durst und die große Empfindlichkeit nicht nur gegenüber Geräuschen, sondern auch gegenüber Licht und Berührung.

Leitsymptome Belladonna
- Plötzlich einsetzende, klopfende Ohrenschmerzen
- Große Empfindlichkeit gegenüber Geräuschen

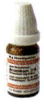

Ferrum phosphoricum

Ferrum phosphoricum (s. Arzneimittelbild S.68) gehört zu den Schüßlerschen Mineralsalzen. Sein Arzneimittelbild ist nicht so heftig wie das von Belladonna, sodass hier insbesondere eine nur mäßig erhöhte Temperatur und die sich langsam entwickelnde Ohrentzündung kennzeichnend sind. Die Lymphknoten sind geschwollen, zudem kommt es zu anderen Beschwerden eines beginnenden grippalen Infektes mit gereizten Rachenschleimhäuten, Halsschmerzen und Husten.

Damit charakterisieren Ferrum phosphoricum und Atropa belladonna durchaus unterschiedliche Beschwerden. Sind die Krankheitssymptome jedoch nicht eindeutig dem einen oder anderen Mittel zuzuordnen – und eine genaue Kenntnis der Mittel erschließt sich zumeist erst nach Jahren –, so hat gerade bei beginnender Mittelohrentzündung von Kindern eine wechselhafte Anwendung von Atropa belladonna und Ferrum phosphoricum als „bewährte Indikation" immer wieder gute Erfolge gezeigt. Wichtig ist dabei, dass derartige abwechselnde Anwendungen nur in tiefen Potenzen durchgeführt werden.

> **Leitsymptome Ferrum phosphoricum**
> - Sich langsam entwickelnde Mittelohrentzündung mit erhöhter Temperatur
> - Geschwollene Lymphknoten
> - Beginnender fieberhafter Infekt

Chamomilla

An Chamomilla (Matricaria chamomilla), die auch schon im Arzneimittelbild (S. 60) beschrieben wurde, sollte man immer dann denken, wenn Babys oder Kleinkinder unter Ohrenschmerzen leiden, insbesondere wenn die Ohrenschmerzen in einem Zusammenhang mit der Zahnung stehen könnten. Hinweisend auf dieses Mittel ist jedoch nicht nur der Zusammenhang von Zahnen – Ohrenschmerzen – Durchfall – evtl. Fieber, sondern auch die einseitige Gesichtsrötung (steht ebenfalls im Zusammenhang mit Zahnung) mit heißem rotem Ohrläppchen und – vor allem – die gereizte, unleidliche Stimmung der Kinder. Man kann es den kleinen Lieblingen in einem typischen „Chamomilla-Zustand" wahrlich nicht recht machen. Sie sind ungnädig, aufbrausend und überaus schmerzempfindlich. Und so kennzeichnen auch Schreiattacken wie auch eine nur kurzzeitige Verbesserung durch Herumtragen das Bild der Echten Kamille in homöopathischer Aufbereitung. Leiden Erwachsene an Ohrenschmerzen, so sollten sie Chamomilla bei einer auffälligen Reizbarkeit und Schmerzempfindlichkeit in die engere Wahl ziehen.

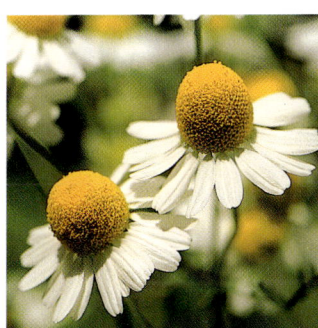

Matricaria chamomilla, die Kamille

> **Leitsymptome Chamomilla**
> - Starke Schmerzen bei nur mäßiger Entzündung
> - Gereizte, quengelige Stimmung
> - Einseitige Gesichtsrötung
> - Möglicherweise Zusammenhang mit Zahnen
> - Verschlimmerung nachts, durch Wärme

Homöopathie bei Beschwerden der Ohren

Mittel	Belladonna	Ferrum phosphoricum	Chamomilla
Beschwerden	Starke Ohren-schmerzen	Ohren-schmerzen	Starke Ohren-schmerzen
Zusammen-hang mit Ursache	Beginnender fieberhafter Infekt	Beginnender fieberhafter Infekt	Zahnung
Gemüt	Benommen		Ausgesprochen gereizt und quengelig, große Schmerzemp-findlichkeit
Sonstige Beschwerden und Auffällig-keiten	Roter Kopf, weite Pupillen, feuchtheiße Haut, großer Durst, Frösteln, wellenförmiger Schmerz	Geschwollene Lymphknoten	Ohrläppchen heiß und gerötet, Fieber, einseitige Gesichtsrötung, Durchfall
Verbesserung	Ruhe		Herumtragen (kurzzeitig)
Verschlechte-rung	Geräusche, Licht, Berührung		
Besonders geeignet für Kinder oder Schwangere	☺	☺	☺
Dosierung	D6, anfangs bis stündlich 1 Gabe, danach auf 3-4x täglich 1 Gabe reduzie-ren (Wechsel Belladonna – Ferrum phos-phoricum)	D6, anfangs bis stündlich 1 Gabe, danach auf 3-4x täglich 1 Gabe reduzie-ren (Wechsel Belladonna – Ferrum phos-phoricum)	D6, 3-4x täglich 1 Gabe

Achtung: Dosierung bei Besserung reduzieren!

Nase und Nebenhöhlen –
Schnupfen, Nebenhöhlenentzündung und Heuschnupfen

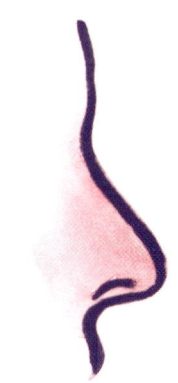

Die Atemwege des menschlichen Körpers verbinden äußere Körperöffnungen wie Mund, Nase oder auch die Ohren mit der Lunge. Hier findet in den Lungenbläschen der Gasaustausch statt: Sauerstoff wird aus der Einatemluft in das Blut aufgenommen, Kohlendioxid wird abgegeben. Grob unterteilt man die Atemwege in obere und untere Atemwege. Zu den oberen Atemwegen gehören der Rachen, die Nase und die vielen Nebenhöhlen im Kopfbereich, zu denen neben der Stirnhöhle über der Nasenwurzel und den Kieferhöhlen links und rechts von der Nase auch noch andere Höhlen zählen. Diese Höhlen sind mit dem Rachenraum verbunden. Ebenso gibt es über die so genannte Ohrtrompete eine Verbindung des oberen Rachens mit dem Mittelohr. All diese Höhlen und Gänge sind mit einer Schleimhaut überzogen. Ihre Aufgabe ist es, die Atemluft zu säubern, anzufeuchten und anzuwärmen. Bei einer Erkältung oder einer Entzündung im Nasenrachenraum können die Schleimhäute anschwellen, kann sich die Entzündung leicht nach oben in die Kopfhöhlen oder zu den Ohren hin ausdehnen. So kann sich ein harmloser Schnupfen allmählich ausdehnen und die Nasennebenhöhlen, die Ohren und selbst dahinter gelegene Höhlen und Bereiche im Kopfraum befallen. Gleichzeitig kann sich eine banale Erkältung als

„absteigender Infekt" auf die unteren Atemwege ausdehnen. Zu den unteren Atemwegen gehören die Luftröhre und die Bronchien. Zwischen den oberen und den unteren Atemwegen liegt der Kehlkopf.

HAUSMITTEL SALZWASSER

Achten Sie – gerade bei Kindern – im Falle einer Erkältung mit Schnupfen darauf, dass die Nasengänge möglichst frei sind. Eine verstopfte Nase führt nicht nur zu einem unangenehmen Druckgefühl im Ohr, das gerade kleine Kinder und Babys sehr beeinträchtigt, sondern auch zu einer Vermehrung der Erreger, die über die Ohrtrompete zum Mittelohr vordringen und dort eine Mittelohrentzündung verursachen können. Ebenso ist bei bereits vorliegenden Ohrenschmerzen immer darauf zu achten, dass die Nase frei ist. Neben homöopathischen Nasensprays (kein Gewöhnungseffekt!) oder homöopathischen Mitteln gegen eine verstopfte Nase kann man mit verdünntem Salzwasser die Nase spülen.

Ein Schnupfen – in der medizinischen Fachsprache eine „Rhinitis" – stellt eine Entzündung der Nasenschleimhaut dar. Eine Entzündung der Nebenhöhlen wird als „Sinusitis" bezeichnet.

> ✚ Gehen Sie zum Arzt,
> - wenn sich ein Schnupfen zu einer Nebenhöhlenentzündung entwickelt; dies zeigt sich sich in Kopfschmerzen und einem Druckgefühl in den entsprechenden Höhlen,
> - wenn sich ein Schnupfen auf die Ohren, den Rachen, den Kehlkopf, die Bronchien ausdehnt,
> - wenn sich Ihr Allgemeinbefinden verschlechtert
> - wenn es zu Fieber kommt,
> - wenn Ihre Selbstbehandlung keinen Erfolg zeigt.

Die Mittel

Schnupfen

Camphora

Camphora (Cinnamomum camphora) ist das erste Mittel, an das bei einer beginnenden Erkältung gedacht werden sollte – und wird Ihnen daher auch unter der Rubrik „Erkältung und grippaler fieberhafter Infekt" wieder begegnen. Stellt der Schnupfen das erste Anzeichen einer Erkältung dar, ist Ihnen kalt und frösteln Sie, so sollten Sie dieses homöopathische Mittel einnehmen, damit es erst gar nicht zu einem Krankheitsbild, wie es beispielsweise für Sticta charakteristisch ist, kommt. Camphora nimmt eine gewisse Sonderstellung unter den homöopathischen Mitteln ein. So sollte es nicht mit den anderen Homöopathika zusammen aufbewahrt werden, auch ist während einer homöopathischen Konstitutionsbehandlung eine kurze Rücksprache mit dem behandelnden Homöopathen zu führen, da dieses Mittel die Wirkung anderer Homöopathika beeinflussen kann. Und: Camphora ist nicht für Säuglinge und Kleinkinder geeignet.

Allium cepa

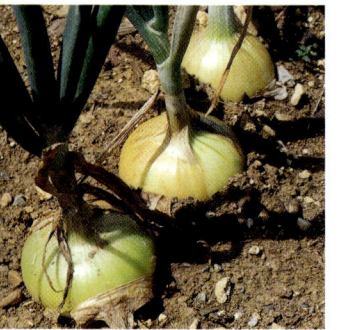

Allium cepa,
die Küchenzwiebel

Allium cepa, die Küchenzwiebel, wird immer wieder gerne als eindringliches Beispiel für die Herangehensweise und Mittelwahl der homöopathischen Therapie verwendet. So ist Allium cepa bei Schnupfen mit ausgesprochen scharfem, brennendem Nasensekret, dagegen aber nur mildem Tränenfluss, angezeigt. Zudem kommt es zu heftigen Niesattacken und brennenden Kopfschmerzen. Sie können beobachten, dass sich der Schnupfen, bzw. die beschriebenen Beschwerden morgens beim Aufstehen verschlechtern, dagegen im Freien bessern. Die charakteristischen Merkmale dieses Mittels erklären, dass Allium cepa auch bei Heuschnupfen in die engere Wahl gezogen werden sollte.

Leitsymptome Allium cepa
- Brennend scharfes Nasensekret
- Milder Tränenfluss
- Verschlechterung morgens
- Verbesserung im Freien

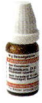

Euphrasia officinalis

Euphrasia officinalis ist der Augentrost. Bereits die deutsche Bezeichnung der Pflanze weist auf die Augen als traditionelles Anwendungsgebiet der Heilpflanze hin. Und auch bei einem Schnupfen steht bei diesem Mittel die Augenproblematik im Vordergrund. So stellt sich hier das genau entgegengesetzte Bild wie bei Allium cepa dar: Die Augenbindehäute sind entzündet, die Augen tränen, das Augensekret ist brennend, nicht mild wie bei Allium cepa. Aufgrund der vorliegenden Bindehautentzündung sind die Augen stark lichtempfindlich. Das Nasensekret ist – auch wieder im Gegensatz zu Allium cepa – mild, dabei anfangs wässrig, später schleimig. In diesem Ratgeber wird Euphrasia im Hinblick auf Entzündungszustände der Augen mit roten und geschwollenen Lidrändern, ständig tränenden Augen und brennend beißendem Augensekret genannt, ebenso bei Heuschnupfen mit starken Augenbeschwerden.

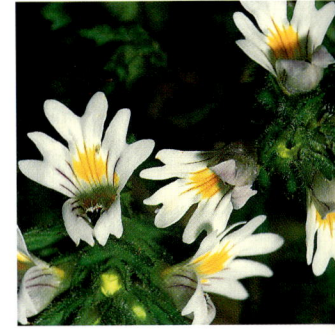

Euphrasia officinalis,
der Augentrost

Leitsymptome Euphrasia
- Lichtscheu
- Bindehautreizung
- Brennender Tränenfluss
- Mildes Nasensekret

Lobaria pulmonaria (Sticta)

Sticta pulmonaria ist das Lungenmoos oder die Lungenflechte. Schon der Name zeigt, dass es sich hierbei um eine Pflanze handelt, die ihren Wirkungsbereich im gesamten Atemtrakt hat und nicht nur auf die Nase, bzw. auf die Behandlung eines Schnupfens, beschränkt ist. Entsprechend wird dieses Mittel durch den Verlauf gekennzeichnet: Es handelt sich um einen „absteigenden Infekt", bei dem sich aus einem Schnupfen allmählich eine Entzündung der Nasennebenhöhlen entwickelt. Dann kommen Halsschmerzen und Schluckbeschwerden hinzu, der Infekt endet schließlich als Bronchitis. Kennzeichnend ist das wässrige oder dick-gelbe Nasensekret, daneben die verstopfte Nase (verlegte Nasenatmung) mit Borkenbildung. Das Geruchsvermögen ist vermindert, der Rachen trocken. Ständig müssen Sie husten. Ein dumpfer Stirnkopfschmerz weist auf die Mitbeteiligung der Stirnhöhle hin. Typisch ist die Verschlimmerung bei Kälte und in der Nacht.

Leitsymptome Sticta
- Wässriges Nasensekret oder dick-gelbes Sekret
- Verlegte Nasenatmung mit Borkenbildung
- Verlauf als absteigender Infekt
- Stirnhöhlenbeteilung, Husten

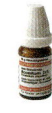

Sambucus nigra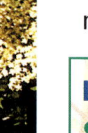

Für Kinder besonders geeignet ist Sambucus, der Holunder – insbesondere beim Schnupfen von Säuglingen und Kleinkindern. Da kleine Babys nicht durch den Mund, sondern durch die Nase atmen, ist die Atmung massiv behindert. Das Baby ringt nachts nach Luft. Beim Saugen muss es immer wieder unterbrechen, um Luft zu holen.

Leitsymptom Sambucus
- Säuglingsschnupfen mit verstopfter Nase

Sambucus nigra,
der Holunder

Nasennebenhöhlenentzündung

Luffa operculata

Luffa operculata, die Schwammgurke, wurde auch traditionell in der Pflanzenheilkunde bei Erkältungen eingesetzt. So führte man in der volksheilkundlichen Anwendung früher Stücke der Schwammgurke in die Nasenlöcher ein, was eine massive Sekretlösung zur Folge hatte. Die dadurch erzielte Reizung der Schleimhäute ist jedoch so groß, dass man von dieser überlieferten Anwendung abgekommen ist und auch in der Homöopathie mit den niedrigen Potenzen sehr vorsichtig umgegangen wird – hier kann es zu starken Erstverschlimmerungen kommen. Gleichwohl entspricht das Anwendungsgebiet in etwa der traditionellen Verwendung: So ist Luffa operculata bei einem Schnupfen dann angezeigt, wenn sich dieser zu einer Nebenhöhlenentzündung entwickelt, bzw. wenn eine deutliche Neigung zu Entzündungen der Nasennebenhöhlen bekannt ist. Durch eine Doppelblindstudie, eine Studie also, bei der weder die Behandler noch die Patienten wussten, welches Mittel verabreicht wurde, konnte beobachtet werden, dass Luffa operculata ausgesprochen erfolgreich in der Behandlung von Nasennebenhöhlenentzündungen eingesetzt werden kann. Im Gegensatz zu Mitteln wie Allium cepa oder Euphrasia, die durch ein reichliches Nasensekret und ausgesprochen feuchte Schleimhäute gekennzeichnet sind, kommt es hier zu sehr trockenen Schleimhäuten. Dies führt zu der Bildung von einem zähen Nasensekret, zu Borken, die bisweilen sogar blutig sind. Die Mitbeteiligung der Nasennebenhöhlen führt zu Kopfschmerzen und einem insgesamt reduzierten Allgemeinzustand. Der Erkrankte fühlt sich abgespannt und appetitlos. Auch kann es zu erhöhter Temperatur kommen. Anders als bei den meisten homöopathischen Mitteln ist bei Luffa operculata im Bereich von D4 bis D12 auf eine unterschiedliche Wirkung der verschiedenen Potenzen zu achten. Stockschnupfen, Druckgefühl im Kopf und Kopfschmerzen sprechen für eine tiefere Potenz, z.B. D4, ebenso bei großen Mengen von gelblichem oder weißlichem Nasensekret. Eine höhere Potenz wie z.B. D12 ist bei dünn-wässrigem Schnupfen angezeigt.

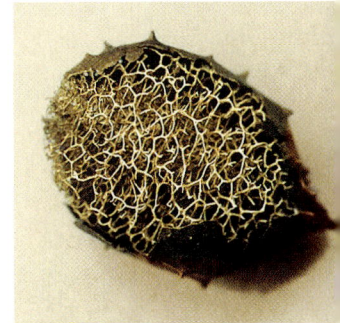

Luffa operculata, die Schwammgurke

In der Praxis hat sich Luffa zur Ausheilung gerade auch von chronischen oder allergisch bedingten Verläufen sehr bewährt (D6; dreiwöchige Einnahme, einwöchige Pause; dann wiederholen).

Luffa gibt es auch als Nasentropfen. Die Tropfen haben sich vor allem dann bewährt, wenn die Nasenschleimhäute trocken und geschwollen sind. Zudem sind sie eine gute Hilfe für Menschen, die infolge von Dauergebrauch von Nasentropfen ständig geschwollene Nasenschleimhäute haben. Die Nasentropfen schwellen die Schleimhäute ab, zudem tritt kein Gewöhnungseffekt ein.

Leitsymptome Luffa operculata
- Schnupfen mit Neigung zu Nebenhöhlenentzündungen
- Verstopfte Nase oder freie Nase mit reichlich Sekretabgang
- Reduziertes Allgemeinbefinden

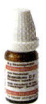

Kalium bichromicum

Kalium bichromicum ist ein Mittel, das deutlich auf eine Mitbeteiligung der Nebenhöhlen hinweist. Haben sich die Nebenhöhlen entzündet, leiden Sie unter einem starken Druckkopfschmerz über der Nasenwurzel. Außerdem bildet sich ein zähes Sekret. Dieses Sekret ist fadenziehend, gelblich-grün oder gelblich-weiß und kann blutige Beimengungen ebenso enthalten wie krustig-trockene Borken. Durch die Bildung des zähen Schleims und der damit verbundenen Bildung einer „Schleim-Eiter-Straße" im Rachen kann es zu einem ständigen Kitzelhusten im Rachen kommen, zu dem unangenehmen Gefühl, einen

Schleimfaden im Rachen oder Hals zu haben, oder sogar „das Gefühl eines Haares im Kehlkopf" mit sich bringen. Es liegt nahe, dass das beschriebene Sekret übel riecht, denn seine gelblich-grüne Farbe zeigt, dass in den Nebenhöhlen bereits eine Eiterbildung stattgefunden hat. Für Kalium bichromicum spricht auch, dass es Ihnen morgens und in der Kälte schlechter geht, dagegen bei Anwendung von Wärme deutlich besser. So ist in diesem Fall auch ein warmes Kopfbad ein gutes Mittel, mit dem die Nebenhöhlenentzündung bekämpft wird, das gleichzeitig eine angenehme, wärmende Wirkung zeigt. Denken Sie hierbei bitte daran, dass gerade Pfefferminzöl während einer homöopathischen Behandlung gemieden werden sollte. Greifen Sie stattdessen zu Salz oder Kamille. Wird der Sekretfluss angeregt, so bessern sich auch die Kopfschmerzen.

Übrigens hat sich gezeigt, dass Menschen, auf die Kalium bichromicum passt, häufig gleichzeitig rheuma-ähnliche Beschwerden haben.

Leitsymptome Kalium bichromicum
- Schnupfen mit grün-gelblichen, zähen Absonderungen und blutigen Krusten
- Mitbeteiligung der Nasennebenhöhlen

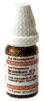

Hydragyrum sulfuratum rubrum (Cinnabaris)

Das Wirkungsprofil dieses Mittels entspricht in vielen Punkten Kalium bichromicum, sodass die beiden Mittel auch häufig im Wechsel gegeben werden. Dosierungsbeispiel: im akuten Stadium alle zwei Stunden im Wechsel eine Tablette Kalium biochromicum und eine Tablette Hydragyrum sulfuratum rubrum lutschen.

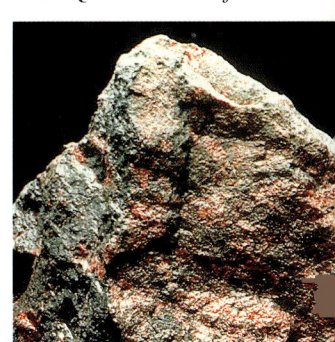

Hydragyrum sulfuratum rubrum, rotes Quecksilbersulfid

Kennzeichnend für Cinnabaris ist der spürbare Druck über der Nasenwurzel, der Stirnkopfschmerz. Sie spüren förmlich, dass hier oben, in der Stirnhöhle, Sekret festsitzt und nicht abfließt. Das Mittel eignet sich besonders zur Anregung des Sekretflusses bei Nebenhöhlenentzündungen, die mit zähschleimiger Sekretion einhergehen. Die Gabe zu tiefer Potenzen kann anfangs eine deutliche Verschlimmerung der Erkrankung auslösen. Am besten ist es, mit D6 (oder auch mit D12) zu beginnen.

Leitsymptom Cinnabaris
- Starker Stirnkopfschmerz bei sehr zähflüssigem Sekret

Heuschnupfen

Jeden Frühling aufs Neue gibt es eine Vielzahl von Menschen, die dem Blühen und Grünen nicht mit Wonne entgegensehen, sondern in der Erwartung von gereizten und geschwollenen Augen, Heuschnupfen, Bronchitis und Asthma Hierbei handelt es sich um eine allergische Überreaktion des Immunsystems. Im Gegensatz zu anderen Allergenen, wie beispielsweise einer Katze bei Katzenallergie, kann man sich beim Heuschnupfen gegen die allergieauslösenden Blüten- und Gräserpollen kaum schützen. So ist es gerade hier besonders wichtig, die Bereitschaft des Organismus, überschießend zu reagieren, einzudämmen. Dies kann – wie auch bei anderen Allergien – durch eine konstitutionelle Behandlung bei einem homöopathischen Fachmann geschehen. Der Einzelne kann sich bemühen, durch eine innere Stabilisierung der Allergieentwicklung entgegenzuwirken. Die homöopathische Behandlung kann sinnvoll durch zusätzliche Maßnahmen der Naturheilkunde wie z.B. Klimakuren, Wasseranwendungen nach Kneipp, Darmsanierung u.ä. unterstützt werden. Die hier vorgestellten Mittel dienen der Vorsorge und Behandlung der akuten Beschwerden.

> ✚ Gehen Sie zum Arzt,
> - wenn die Ursache für den allergisch bedingten
>   Schnupfen nicht eindeutig geklärt ist,
> - wenn sich der Heuschnupfen unter der Behandlung
>   nicht bessert,
> - wenn Atembeschwerden auftreten.

Die Mittel

Dosierungsempfehlung: Die unterschiedliche Reaktions-
fähigkeit gerade des Allergikers erfordert eine individuelle
Dosierung des homöopathischen Arzneimittels. Generell
gilt: Bei einem akuten Zustand wird das homöopathische
Arzneimittel alle 1 bis 2 Stunden (3 Tropfen, 1 Tablette)
eingenommen. Verbessern sich die Beschwerden, muss
das Intervall verlängert werden (z.B. auf 2-3mal täglich 3
Tropfen/1 Tablette).

Euphrasia officinalis

Euphrasia officinalis hat die deutsche Bezeichnung Augentrost. Schon dieser Name weist darauf hin, dass die Pflanze
auch in der Phytotherapie bei Augenerkrankungen eingesetzt wird. Auch in der Homöopathie ist dieses Mittel angezeigt, wenn vor allem die Augen betroffen sind: Augentrost
ist das Mittel der Wahl, wenn Sie unter einer ausgeprägten
Bindehautentzündung mit brennend heißem Tränensekret
leiden, wenn Sie häufig blinzeln müssen, da Ihnen das Sonnenlicht zu hell ist, und Sie deshalb z.B. auch häufig eine
Sonnenbrille tragen (Lichtscheu). Während das Augensekret scharf und brennend ist, ist das Nasensekret auffallend mild und macht Ihnen nur wenig zu schaffen.
Euphrasia gibt es auch als äußerlich anzuwendende Augentropfen.

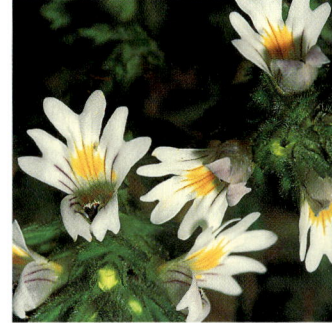

Euphrasia officinalis,
der Augentrost

Allium cepa

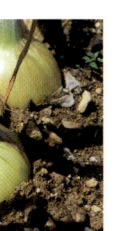

Allium cepa,
die Küchenzwiebel

Allium cepa, die Küchenzwiebel, ist ein wunderbares Mittel, um das homöopathische Behandlungsprinzip zu verdeutlichen – denn wer kennt nicht die tränenden Augen, wenn man in der Küche steht und Zwiebeln schneidet. Zwiebelextrakt ruft eine massive Schleimhautreizung gerade im Bereich der oberen Luftwege hervor. Entsprechend wird Allium cepa bei Entzündungen von Nase, Nasennebenhöhlen und Bronchien eingesetzt, und zwar vor allem bei einem Fließschnupfen mit stark reizendem, wässrigen Sekret. Ein Hinweis auf dieses Mittel – und damit eine deutliche Abgrenzung gegenüber dem Augentrost, Euphrasia officinalis – ist der Umstand, dass bei Allium cepa das Nasensekret brennend und scharf ist, das Sekret aus den Augen dagegen mild, wohingegen Euphrasia durch ein scharfes Augensekret und ein mildes Nasensekret gekennzeichnet ist.

Sinapis nigra

Wie bei Allium cepa ist auch bei dem Anwendungsbereich von Sinapis nigra, dem schwarzen Senf, ein scharfes, brennendes Nasensekret vorhanden. Der Unterschied zwischen den beiden Mitteln besteht darin, dass bei Allium cepa das Sekret durchaus reichlich fließt, bzw. unter den verschiedenen Beschwerden deutlich heraussticht. Bei Sinapis dagegen fließt das Sekret eher spärlich. Stattdessen kommt es – anders als bei Allium cepa – leicht zu einer „verstopften" Nase, zu einer Nasenschleimhautschwellung abwechselnd des linken und des rechten Nasenloches. Entspricht dieses Mittel in seinem Bild Ihren Beschwerden, so müssen Sie gehäuft niesen und empfinden ein heißes und brennendes Gefühl in Augen und Rachenraum. Zudem kann es sein, dass Sie neben dem Heuschnupfen auch zu asthmatischen Beschwerden neigen.

Leitsymptome Sinapis nigra
- Scharfes, brennendes Nasensekret
- Wechselseitige Nasenschleimhautschwellung
- Hitze- und Brenngefühl an den Augen und im Rachenraum

Schoenocaulon officinale (Sabadilla)

Sabadilla (Schoenocaulon officinale, Läusesamen) gehört ebenfalls zur Gruppe der pflanzlichen Homöopathika, die sich nicht nur in der Behandlung des Heuschnupfens, sondern auch anderer allergischer Schleimhauterkrankungen bewährt haben, wie z.B. der Hausstaubmilbenallergie. Damit wäre ein Hinweis auf dieses Mittel, wenn Sie nicht nur zu Heuschnupfen, sondern auch zu anderen allergischen Reaktionen neigen, wenn Sie also grundsätzlich eine gewisse Allergiebereitschaft haben. Dies könnte, neben dem Vollbild des Heuschnupfens mit Augen-, Schnupfen- und evtl. sogar asthmathischen Krankheitszeichen auch eine Nasennebenhöhlenentzündung mit

Schnupfen sein, die jedoch allergisch bedingt ist. Im Hinblick auf den Heuschnupfen zeigen sich die Beschwerden als Schnupfen und Bindehautentzündung. Dabei ist Ihnen möglicherweise aufgefallen, dass das anfänglich wässrige, brennende Sekret zunehmend dickflüssiger wird. Sie haben das Gefühl, als sei die Nasenschleimhaut auf beiden Seiten zugeschwollen. Zudem empfinden Sie ein lästiges Jucken am Gaumen, auch Ihr Kreislauf ist angeschlagen. Das krampfartige und häufige Niesen mit Tränenfluss, geröteten Augen, Fließschnupfen und Atembeschwerden weist auf das Bild des „Heufiebers" hin.

Leitsymptome Sabadilla
- Neigung zu allergischen Reaktionen
- Erst wässriges, danach dickflüssigeres Nasensekret
- Starker Juckreiz am Gaumen
- Kreislauflabilität

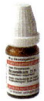

Galphimia glauca

Galphimia glauca schließlich ist das Mittel der Wahl, wenn nicht einzelne Symptome deutlich im Vordergrund stehen – wie beispielsweise das brennende Augensekret bei Euphrasia, das scharfe Nasensekret bei Allium cepa, der allergische Aspekt bei Sabadilla –, sondern die verschiedenen Heuschnupfen-Symptome gleichgewichtig nebeneinander auftauchen: ein ausgeprägter Schnupfen, eine Bindehautentzündung mit reichlichem Sekretfluss, gehäufte Niesanfälle und unter Umständen asthmatische Beschwerden. Hier ist Galphimia ein bewährtes Mittel, dessen Wirksamkeit in einer Vielzahl von Untersuchungen geprüft. So wurde vom Verfasser (M. Wiesenauer) eine Serie von elf Studien bei über 1000 Patienten über die Wirksamkeit von Galphimia glauca bei Heuschnupfen durchgeführt. Die Studie ergab, dass die Gabe von Galphimia glauca der Wirkung von herkömmlichen synthetischen Heuschnupfenmitteln entspricht. Damit kann die Behandlung des Heuschnupfens durch Galphimia glauca als „bewährte Indikation" bezeichnet werden (siehe S.22). Hierbei handelt es sich also um ein „homöopathisches Heuschnupfenmittel", das eine gewisse Ausnahme von der ansonsten individualisierten Vorgehensweise darstellt.

Leitsymptome Galphimia glauca
- Starker Fließschnupfen
- Gehäuftes Niesen
- Entzündlich gerötete Bindehäute
- Neigung zu asthmatischen Beschwerden

Propolis

Propolis ist Bienenharz. Die Honigbiene gewinnt dieses Harz aus den klebrigen Überzügen insbesondere von Birken- und Pappelknospen und verwendet es zum Befestigen der Wabenzelle. Propolis stellt ein altes Heilmittel der Imker dar und wurde traditionell innerlich zur Behandlung von Magen-Darm-Beschwerden, äußerlich als Pinselungen bei Geschwüren und Hautentzündungen oder als Lutschtabletten bei Rachenentzündung verwendet.
Homöopathisch wird Propolis eingesetzt, wenn eine starke Bereitschaft zu anderen allergischen Erkrankungen, insbesondere zu Neurodermitis vorliegt.

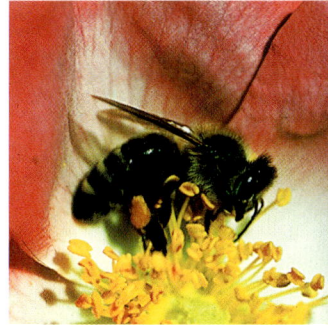

Die Honigbiene gewinnt Propolis aus Knospen

Leitsymptome Propolis
- Allergische Reaktionen an den Schleimhäuten
- Neigung zu Neurodermitis

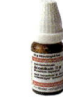

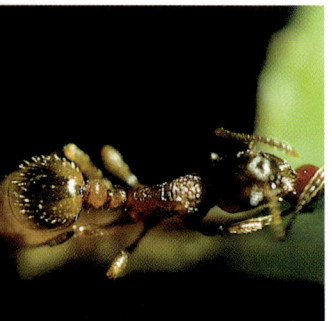

Formica rufa,
die Waldameise

Formica rufa

In alten Gesundheitsfibeln wird die Ameisensäure in Form des Ameisenspiritus als Hausmittel beschrieben, das bei Rheuma, Gicht und Ischiasbeschwerden, bei Ekzemen und Bronchialasthma verwendet wurde. Die Homöopathie wirft ein etwas anderes Licht auf die beißende Säure der Insekten, bzw. betont den Aspekt der letzteren Beschwerden: So hat sich eine Behandlung mit Formica rufa, dem Sekret der Waldameise, das hauptsächlich Ameisensäure enthält, in der Praxis immer wieder als sinnvolle Basistherapie bei allergisch bedingten Haut- und Schleimhauterkrankungen wie Asthma bronchiale, Heuschnupfen und Nesselsucht erwiesen. Dabei lässt sich Formica rufa nicht nur während der akuten Beschwerden, sondern auch sehr gut vorbeugend verwenden. Hierbei handelt es sich jedoch um Injektionen, die gegebenenfalls mit der Gabe von potenziertem Eigenblut kombiniert werden. Es versteht sich von selbst, dass eine derartige Behandlung die Grenzen der Selbstbehandlung bei weitem übersteigt. Wenden Sie sich also bei Interesse an einen homöopathisch arbeitenden Therapeuten, der die Desensibilisierung mit Formica rufa kennt.

Homöopathie bei Beschwerden der Nase

Mittel	Camphora	Allium cepa	Euphrasia officinalis	Sticta	Sambucus nigra
Beschwerden	Schnupfen	Schnupfen	Schnupfen	Schnupfen	Säuglings-schnupfen
Zusammenhang mit Ursache	Beginnende Erkältung				
Sonstige Beschwerden und Auffälligkeiten	Kältegefühl, Frösteln	Scharfes, brennendes Nasensekret, mildes Tränensekret	Brennendes Augensekret, rote, geschwollene Lidränder, ständiges Tränen, große Lichtempfindlichkeit, mildes, anfangs wässriges, dann schleimiges Nasensekret	Absteigender Infekt, wässriges oder dick-gelbes Nasensekret, verstopfte Nase, Borkenbildung	
Verbesserung		Im Freien			
Verschlechterung		Morgens			
Besonders geeignet für Kinder oder Schwangere	nicht bei Kindern anwenden!				☺
Dosierung	D3, anfangs bis stündlich 1 Gabe (Einnahmedauer 1-2 Tage)	D6, anfangs bis stündlich 1 Gabe, danach auf 3-4x täglich 1 Gabe reduzieren	D4, anfangs bis stündlich 1 Gabe, danach auf 3-4x täglich 1 Gabe reduzieren	D6, 3-4x täglich 1 Gabe	D2-D4, 3-4x täglich 1 Gabe

Achtung: Dosierung bei Besserung reduzieren!

Homöopathie bei Beschwerden der Nasennebenhöhlen

Mittel	Luffa operculata	Kalium bichromium	Cinnabaris
Beschwerden	Schnupfen mit Neigung zu Nebenhöhlenentzündung	Nebenhöhlenentzündung	Nebenhöhlenentzündung
Sonstige Beschwerden und Auffälligkeiten	Reduziertes Allgemeinbefinden, evtl. erhöhte Temperatur, „verstopfte" Nase, zähes Nasensekret, trockene Schleimhäute, Kopfschmerzen. *Oder:* freie Nase mit reichlich gelblich-weißlichem Sekretabgang	Schnupfen mit grün-gelblichen, zähen Absonderungen und blutigen Krusten, Mitbeteiligung der Nasennebenhöhlen, zähes, fadenziehendes, gelb-grünliches übelreichendes Sekret, Gefühl von Schleimfaden im Hals, ständiger Kitzelhusten	Spürbarer Druck über Nasenwurzel (Stirnkopfschmerz), festsitzendes, zähschleimiges Sekret
Verbesserung		Wärme	
Verschlechterung		Kälte	
Dosierung	Achtung: D6 bei verstopfter Nase, D12 bei bereits freier Nasenatmung, 3-4x täglich 1 Gabe	D6, 3-4x täglich 1 Gabe	D12, 3-4x täglich 1 Gabe

Achtung: Dosierung bei Besserung reduzieren!

Homöopathie bei Heuschnupfen

Mittel	Euphrasia officinalis	Allium cepa	Sinapis nigra	Sabadilla	Galphimia glauca	Propolis	Formica rufa
Beschwerden	Heuschnupfen	Heuschnupfen	Heuschnupfen	Heuschnupfen	Heuschnupfen „bewährte Indikation"		Heuschnupfen
Zusammenhang mit Ursache						Starke allergische Bereitschaft, allergische Reaktionen an den Schleimhäuten	
Sonstige Beschwerden und Auffälligkeiten	Brennendes Augensekret, Rote, geschwollene Lidränder, Ständiges Tränen, große Lichtempfindlichkeit, mildes, anfangs wässriges, dann schleimiges Nasensekret	Scharfes, brennendes Nasensekret, mildes Tränensekret	Spärlich fließendes, scharfes Sekret, wechselseitige Nasenschleimhautschwellung, gehäuftes Niesen, brennendes Gefühl in Augen und Rachen, unter Umständen asthmatische Beschwerden	Neigung zu allergischen Reaktionen, erst wässriges, danach dickflüssigeres Nasensekret, starker Juckreiz am Gaumen, Kreislauflabilität	Starker Fließschnupfen, gehäuftes Niesen, entzündlich gerötete Bindehäute, Neigung zu asthmatischen Beschwerden	Unter Umständen Neigung zu Neurodermitis	Nur zur Basisbehandlung (keine Selbstbehandlung!)
Verbesserung		Im Freien					
Verschlechterung		Morgens					
Dosierung	D4, anfangs bis stündlich 1 Gabe, danach auf 3-4x täglich reduzieren	D6, anfangs bis stündlich 1 Gabe, danach auf 3-4x täglich reduzieren	D6, 3-4x täglich 1 Gabe	D6, 3-4x täglich 1 Gabe	D4, 3-4x täglich 1 Gabe. Zur Vorbeugung 4-6 Wochen vor Zeit des Pollenfluges abends 7 Tropfen	D4, 3-4x täglich 1 Gabe	

Achtung: Dosierung bei Besserung reduzieren!

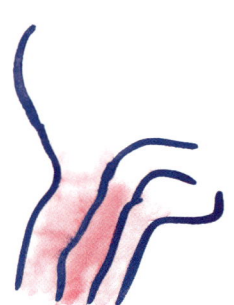

Hals und Rachen –
Halsschmerzen und Mandelentzündung

Im Hals befinden sich der Mundrachenraum, der Kehlkopfrachenraum mit dem Kehlkopf und darunter die Luftröhre. Sind die Schleimhäute des Rachens entzündet (Pharyngitis), so kommt es zu Halsschmerzen und Schluckbeschwerden. Diese Beschwerden können den Beginn einer Erkältung oder eines fieberhaften grippalen Infektes darstellen. Da sich im Rachen jedoch auch die Mandeln befinden – und zwar nicht nur die sichtbaren Gaumenmandeln, sondern auch eine Rachen- und eine Zungenmandel wie auch so genannte Seitenstränge – können Beschwerden im Halsbereich ebenso für eine Mandelentzündung (Angina) sprechen. Da es mehrere Mandeln gibt, kann es also auch zu einer Angina kommen, wenn die Gaumenmandeln bereits entfernt wurden! Der Blick in die Mundhöhle – sind die Gaumenmandeln vergrößert und gerötet? – und der Rachenabstrich beim Arzt verschaffen Klarheit über die Ursache der Beschwerden. Übrigens: Alle Mandeln zählen zu den lymphatischen Organen des „Abwehrringes" im Rachen, der eine wichtige Schutz- und Barrierefunktion gegenüber durch Mund und Nase eindringenden Bakterien ausübt. Wiederholte Mandelentzündungen gerade von Kindern weisen auf eine Abwehrschwäche hin.

Neben der homöopathischen Behandlung ist das Gurgeln mit Salbeitee (bei Kindern nur dünnen Tee kochen), das schlückchenweise Trinken von Salbeitee mit Zitrone und Honig oder heißer Zitrone mit Honig (kein kochendes Wasser verwenden, nur trinken lassen, wenn es dem

Kranken angenehm ist und nicht brennt) wie auch das Anlegen von kalten Halswickeln anzuraten. Dafür wringt man
ein dünnes, mit kaltem, bei Kindern lauwarmem Wasser
getränktes Stofftaschentuch gut aus, legt es um den Hals
zu einem geschlossenen Ring, darüber ein trockenes Stoff-
tuch wie eine Windel, darüber ein Schal. Der kalte Reiz um
den Hals führt zu einer Mehrdurchblutung, sodass der
Wickel zwanzig Minuten nach Anlegen warm sein sollte. Er
wird dann abgenommen und regelmäßig erneuert. Ist der
Organismus schwach, reagiert er also nicht mit einer ver-
stärkten Durchblutung, so ist auf einen warmen Schal zu
achten, bzw. ein warmer Wickel anzulegen.

✚ Gehen Sie zum Arzt,
- wenn die Schmerzen zunehmen oder Fieber auftritt.
- wenn Ihr Kind unter Halsschmerzen leidet. Halsschmerzen
  bei Kindern können für Scharlach oder eine andere Strep-
  tokokken-Angina sprechen. Da hier die Komplikationen
  ausgesprochen schwerwiegend sein können, Scharlach
  jedoch heutzutage häufig ohne das klassische Vollbild der
  Erkrankung auftaucht (plötzlicher Krankheitsbeginn,
  hohes Fieber, Himbeerzunge, Scharlachexanthem), ist die
  Kontrolle des Rachenabstrichs auf Streptokokken und die
  Behandlung durch den Kinderarzt unerlässlich.
- wenn Sie auf den Mandeln Beläge, Stippchen oder
  andere Veränderungen beobachten.
- wenn sich die Beschwerden nicht innerhalb von
  1-2 Tagen bessern.
- wenn Sie oder Ihr Kind an chronischen Halsbeschwerden
  leiden. Hier kann eine homöopathische Konstitutionsbehandlung die vorliegende Abwehrschwäche des
  Organismus sinnvoll bekämpfen.

Achten Sie auf einen frühzeitigen Beginn der Behandlung!
Wird eine Mandelentzündung verschleppt, kann sie zu
Komplikationen führen!

Belladonna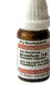

Atropa belladonna (siehe Arzneimittelbild S. 54) ist das wohl am häufigsten eingesetzte Mittel bei einer akuten Angina, bzw. bei Entzündungen im Rachenraum, die mit einem entzündlich geröteten, rauhen und sehr trockenen Rachenraum einhergehen. Die Mandeln sind dabei rot und vergrößert, ebenso wie auch der Rachen und das Zäpfchen. Obwohl Ihnen das Schlucken Schmerzen bereitet, müssen Sie ständig schlucken.

Belladonna ist das in diesem Ratgeber am häufigsten genannte Mittel. Zumeist handelt es sich dabei um Entzündungen im Kopfbereich wie eine akute Mittelohrentzündung, aber auch einen beginnenden fieberhaften Infekt. Als gemeinsame Merkmale der verschiedenen Erkrankungen kann dabei der plötzliche Anfang der Erkrankung genannt werden, der wellenartige Verlauf der Schmerzen. Durch eine starke Blutfülle zum Kopf hin ist der Kopf bzw. sind die entzündeten Organe gerötet, auch kann es zu einer Überempfindlichkeit gegenüber Licht, Geräuschen und Berührung kommen. Die Pupillen sind weit, die Haut ist feucht, wohingegen die Schleimhäute, also auch die Rachenschleimhaut, trocken sind.

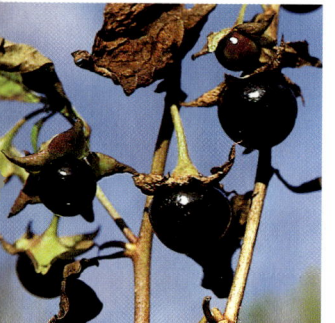

Atropa belladonna, die Tollkirsche

Leitsymptome Atropa belladonna
- Plötzlich einsetzende, fieberhafte Angina
- Intensiv hellrote, vergrößerte Mandeln, roter Rachen und Zäpfchen
- Keine Belege
- Trockene Schleimhäute, feuchte Haut
- Weite Pupillen

Phytolacca americana

Auch dieses Mittel hat sich bei akut entzündlichen Verläufen im Rachenraum bewährt. Anders als die hellroten, vergrößerten Mandeln von Belladonna sprechen für Phytolacca dunkelrot verfärbte Mandeln wie auch eine dunkelrot verfärbte Rachenschleimhaut. Die Schmerzen sind stechend und strahlen bis in den Ohrbereich aus; die vergrößerten Hals-Lymphknoten sind druckschmerzhaft. Die Schmerzen strahlen gegen die Ohren aus. Sie fühlen sich krank und zerschlagen.

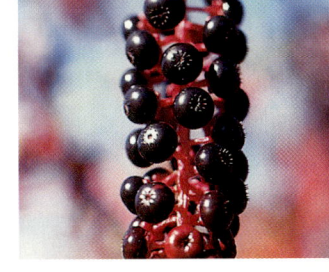

Phytolacca americana, die Kermesbeere

Leitsymptome Phytolacca
- Dunkelrote Schleimhäute
- Stark geschwollene, dunkelrote Mandeln
- Stechende Schmerzen
- Druckschmerzhaft vergrößerte Lymphknoten am Hals

Apis mellifica

Apis, die Honigbiene, ist besonders bei stechenden und brennenden Schmerzen im Hals- und Rachenraum das Mittel der Wahl. Sie leiden unter starken Schluckbeschwerden. Der Rachen, Zäpfchen und Mandeln sind auffallend glasig und verschwollen. Sie haben einen trockenen Mund, jedoch keinen Durst. Wenden Sie sich auch hier an einen Arzt.

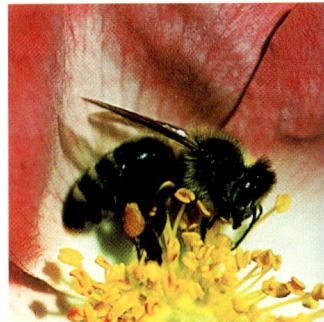

Apis mellifica, die Honigbiene

Leitsymptome Apis mellifica
- Stechende und brennende Schmerzen
- Glasig geschwollener Rachen
- Trockenheitsgefühl, jedoch kein Durst

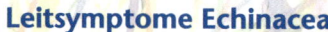

Guajacum

Dieses Mittel kommt insbesondere dann in Frage, wenn die Mandeln geschwollen und gerötet sind und zu eitern beginnen. Dies führt zu sehr starken Halsschmerzen und einem üblen Mundgeruch. Zudem kann es sein, dass Sie an einem trocken-schmerzhaften Husten leiden. Guajacum ist das „pflanzliche Mercurius".

Leitsymptome Guajacum
- Starke Halsschmerzen
- Beginnende Eiterung der Mandeln
- Übler Mundgeruch
- Lymphknoten geschwollen

Echinacea

Echinacea eignet sich bei hochakuten Halsbeschwerden als zusätzliches Arzneimittel. Es dient der Stärkung der körpereigenen Abwehr im Sinne einer grundsätzlichen Behandlung.

Leitsymptome Echinacea
- Basisbehandlung akuter Halsbeschwerden

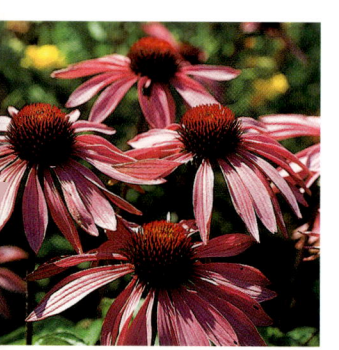

Echinacea,
der Sonnenhut

Homöopathie bei Beschwerden von Hals und Rachen

Mittel	Belladonna	Phytolacca	Apis mellifica	Guajacum	Echinacea
Beschwerden	Halsschmerzen, Angina	Halsschmerzen, Angina	Halsschmerzen, Angina	Halsschmerzen, Angina	Halsschmerzen, Angina
Gemüt	Benommen				
Sonstige Beschwerden und Auffälligkeiten	Hellroter Rachen, vergrößerte Mandeln, plötzlich einsetzende fieberhafte Angina, trockene Schleimhäute, feuchte Haut, weite Pupillen	Stark geschwollene, dunkelrote Mandeln, dunkelroter Rachen, stechende Schmerzen, druckschmerzhaft, vergrößerte Lymphknoten	Glasig geschwollener Rachen, stechende und brennende Schmerzen, Trockenheitsgefühl, kein Durst (!)	Beginnende Eiterung der Mandeln, starke Halsschmerzen, übler Mundgeruch, Lymphknoten geschwollen	Zur Basisbehandlung
Besonders geeignet für Kinder oder Schwangere	😊				😊
Dosierung	D6, anfangs bis stündlich 1 Gabe, danach auf 3-4x täglich 1 Gabe reduzieren	D4, anfangs bis stündlich 1 Gabe, danach auf 3-4x täglich 1 Gabe reduzieren	D6, anfangs bis stündlich 1 Gabe, danach auf 3-4x täglich 1 Gabe reduzieren	D6, 3-4x täglich 1 Gabe	D2, 3-4x täglich 1 Gabe

Achtung: Dosierung bei Besserung reduzieren!

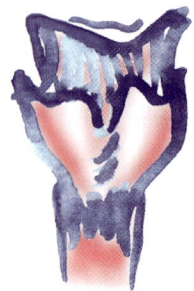

Kehlkopf und Stimmbänder –
Heiserkeit, Pseudokrupp

Das wichtigste Symptom einer akuten Entzündung des Kehlkopfrachenraums, des Kehlkopfs und damit der Stimmbänder, die sich im Kehlkopf befinden, ist die Heiserkeit, in schweren Fällen sogar eine Stimmlosigkeit. Daneben kann es zu einem Kitzel- oder Reizhusten kommen. Hierbei kann es sich um eine auf diesen Bereich des Atemtraktes beschränkte Entzündung handeln. Die Heiserkeit kann jedoch auch den Beginn einer Erkältung darstellen oder eines Infekts, der sich nach oben zu den Nebenhöhlen oder nach unten zu den Bronchien ausdehnt. Ziehen Sie daher auch die unter den Stichworten „Erkältung" und „Bronchien" beschriebenen Mittel in die engere Wahl.

> ✚ Gehen Sie zum Arzt,
> - wenn die Heiserkeit anhält, die Beschwerden sich trotz der Behandlung nicht verbessern,
> - wenn Ihr Kind unter Heiserkeit bzw. unter einem bellenden Husten leidet,
> - wenn Ihr Kind Fieber entwickelt.

Die Mittel

Heiserkeit

Aconitum

Aconitum napellus, der Sturmhut, wurde im Arzneimittelbild (S.45) beschrieben. Kennzeichnend für diese Pflanze und ihre Einsatzbereiche ist stets der plötzliche, heftige Beginn. Zudem kennzeichnet das Mittel, dass die Beschwerden in Folge von zu kaltem (Ost-) Wind, dem man ausgesetzt war, eingesetzt haben. Damit ist Aconitum das Mittel der Wahl, wenn eine plötzliche Erkältung auftritt und Ihnen „auf die Stimme schlägt". Auffallend an der Gemütsverfassung ist die unruhige und ängstliche Stimmung, die dieses Mittelbild begleitet.

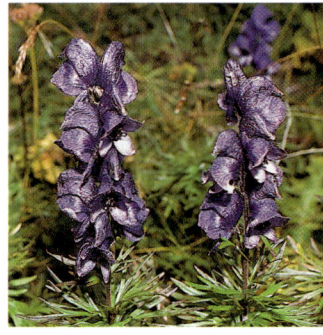

Aconitum napellus, der Sturmhut

Leitsymptome Aconitum
- Plötzlich auftretende Heiserkeit infolge akuter Erkältung
- Häufig Folge von zu kaltem Wind
- Trockene Haut
- Unruhige und ängstliche Gemütsverfassung

Belladonna

Wie auch Aconitum ist Atropa belladonna, die Tollkirsche, ein Mittel, das in diesem Ratgeber immer wieder genannt wird. Kein Wunder, hat sich doch der homöopathisch verarbeitete Extrakt der giftigen Pflanze nicht nur bei vielen Enzündungen, beim fieberhaften Infekt, bei Scharlach (hier keine Selbstmedikation) und bei Mandelentzündungen bewährt, ebenso bei Kehlkopf- und Rachenentzündungen. Nicht selten handelt es sich hier um den Beginn

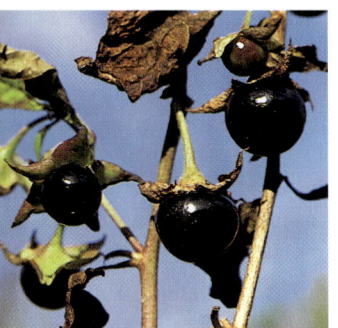

Atropa belladonna,
die Tollkirsche

einer fieberhaften Erkältung. Kennzeichnend für Belladonna sind dabei Heiserkeit, möglicherweise auch Halsschmerzen, Husten und andere Zeichen einer beginnenden Erkältung, die jedoch alle sehr heftig und plötzlich begonnen haben. Während der Aconitum-Zustand durch trockene Haut und starke Unruhe gekennzeichnet ist, kommt es in der „Belladonna-Phase" dazu, dass Sie schwitzen. Sie haben ein rotes Gesicht. Licht und Geräusche, selbst Berührung empfinden Sie als ausgesprochen unangenehm. Belladonna ist ein Mittel, das oft in Folge von Aconitum eingesetzt wird, wenn nach der ersten akuten Phase (Aconitum), in der die Haut trocken ist, nunmehr der Schweiß ausbricht.

Leitsymptome Belladonna
- Beginnende fieberhafte Erkältung mit Heiserkeit und Halsschmerzen
- Schwitzen, rotes, feuchtes Gesicht
- Verschlechterung durch Geräusche und Licht

Ammonium bromatum

Während Belladonna bei Heiserkeit eingesetzt wird, die den Beginn eines fieberhaften Infektes, einer schweren Erkältung, kennzeichnet, hat sich Ammonium bromatum vor allem dann bewährt, wenn die Heiserkeit Vorbote einer Atemwegserkrankung ist, beispielsweise einer Bronchitis. So haben Sie möglicherweise die Erfahrung gemacht, dass in der Vergangenheit eine Bronchitis anfänglich mit Heiserkeit begann, bzw. dass die Heiserkeit zu Husten und bronchialen Beschwerden führte, vom Rachenraum zu den Bronchien wanderte. Kurzum: Der Verlauf des „absteigenden Infektes" ist für Ihr Krankheitsbild typisch, sodass Sie bei den ersten Anzeichen von Heiserkeit mit Ammonium eingreifen können. Dabei sind Ihre Schleimhäute entzündlich gereizt und hochrot. Sie leiden an einem Reizhusten mit wenig löslichem Schleim.

Achtung: Gerade bei wiederkehrender oder anhaltender Heiserkeit ist unbedingt ein Arzt aufzusuchen.

Leitsymptome Ammonium bromatum
- Heiserkeit mit Schluckbeschwerden und Reizhusten
- Verlauf als „absteigender Infekt" vom Rachen in die Bronchien

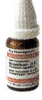

Causticum

Zuweilen kann es durch eine Kehlkopfentzündung auch zu einer Stimmbandlähmung kommen. In diesem Fall ist der Rachenraum trocken und fühlt sich rauh an; die Stimme ist heiser oder völlig tonlos, insbesondere morgens bekommen Sie kein Wort heraus. Sie verspüren einen Kitzelhusten im Hals, der auch mit unfreiwilligem Harnabgang verbunden sein kann. Die Beschwerden verbessern sich deutlich durch das Trinken von kaltem Wasser.

Leitsymptome Causticum
- Heiserkeit infolge Stimmbandlähmung
- Husten mit unfreiwilligem Urinabgang
- Verschlechterung morgens
- Besserung durch das Trinken von kaltem Wasser

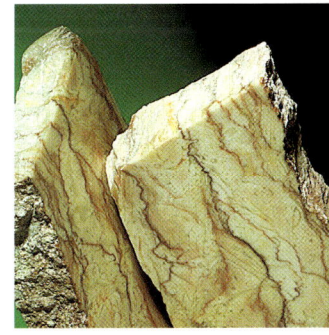

Causticum, frisch gebrannter Kalk mit Kaliumhydrogensulfat („Ätzstoff")

Arum triphyllum

Arum triphyllum, die Zehrwurzel, ist ein probates Mittel, wenn die Stimme überanstrengt ist, wie dies beispielsweise bei Rednern und Sängern der Fall ist. Sind Sie heiser, empfinden Sie ein kratzendes Geräusch im Hals und müssen sich ständig räuspern, so wird Ihnen Arum triphyllum helfen. Hilfreich hier ist – neben dem homöopathischen Mittel – das Spülen mit verdünntem Salbeiextrakt.

> **Leitsymptome Arum triphyllum**
> ● Heiserkeit und Räusperzwang infolge Überbeanspruchung der Stimme

Pseudokrupp-Husten

Der „Pseudo-Krupp" ist die Bezeichnung für verschiedene Krankheitsbilder, die vor allem im Kleinkindalter auftreten und mit einer akuten Einengung der Atemwege führen, sodass Atemnot, ein bellender Husten und ein pfeifender Ton bei der Einatmung auftreten. Typischerweise tritt ein Pseudokrupp-Anfall nachts auf. So schwer es Ihnen auch fallen mag, wenn das eigene Kind nach Luft ringt und sich quält – bleiben Sie ruhig! Beruhigen Sie auch das Kind, tragen Sie es ins Badezimmer und lassen Sie die Dusche mit warmem Wasser laufen, da warme feuchte Luft die Atmung erleichtert. Sollte der Anfall anhalten, so rufen Sie umgehend den Notarzt. Neigt Ihr Kind zu Pseudo-Krupp-Anfällen, so ist es sinnvoll, die Luft auch im Kinderzimmer feucht zu halten. Stellen Sie dafür eine Schale mit Wasser auf die Heizung oder hängen Sie angefeuchtete Tücher in Nähe des Bettchens auf. Beruhigend wirkt, abschwellende, cortisonhaltige Zäpfchen in der Hausapotheke aufzubewahren. Da diese Zäpfchen verschreibungspflichtig sind, besprechen Sie sich am besten mit Ihrem Kinderarzt.

Spongia

Spongia, der Badeschwamm, ist ein Mittel, für dessen Arzneimittelbild besonders der trockene und bellende Husten spricht, wie auch die deutliche Verschlechterung in der Nacht um Mitternacht. Die Stimme ist tonlos. Das Kind ist aufgrund der Atemnot ängstlich und unruhig – Symptome also, die sehr stark auf einen zumeist nächtlichen Pseudo-Krupp-Anfall zutreffen. In diesem Ratgeber wird Spongia auch unter der Rubrik „Husten" genannt. Auch hier handelt es sich um einen trockenen, bellenden Husten mit großer Heiserkeit, der durch warme Getränke verbessert wird (keine Getränke während eines akuten Pseudokrupp-Anfalls!!) und sich in der Nacht verschlechtert.

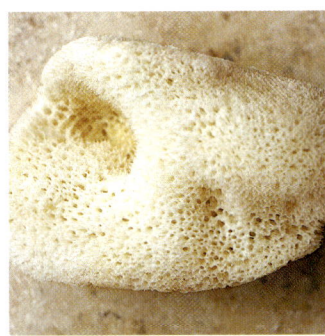

Spongia,
der Badeschwamm

Es bietet sich an, Spongia im Wechsel mit Aconitum zu geben, da Aconitum stets bei plötzlich auftretenden, heftigen Krankheitserscheinungen angezeigt ist, die mit ängstlicher Unruhe einhergehen. Hinweisend auf Aconitum sind zudem Beschwerden, die durch den Aufenthalt in kaltem Wind ausgelöst wurden.

Leitsymptome Spongia
- Kurze, bellende Hustenstöße
- Verschlechterung in der Nacht

Hepar sulfuris

Hepar sulfuris, die Kalkschwefelleber, wird aus dem weißen inneren Bestandteilen der Austernschale und aus Schwefelblumen hergestellt. Hierbei handelt es sich vor allem um ein Mittel mit engem Bezug zu entzündlich-eitrigen Prozessen an Haut und Schleimhaut, es gilt als das homöopathische Hauptmittel bei Eiterungen jeglicher Art. Daneben aber stellt sich im Arzneimittelbild eine große Neigung dar zu Erkältungen, Heiserkeit, bellendem, rauhem, krampfartigem Husten und eine deutliche Verschlimmerung durch Kälte und kalt-trockenes Wetter, in den frühen Morgenstunden wie auch bei tiefem Einatmen. Damit gehört der Krupphusten, wenn er durch kalte und trockene Luft oder durch kaltes Trinken ausgelöst wird, in das Wirkungsspektrum des Mittels.

Hepar sulfuris stellt nicht das erste Mittel der Wahl bei einem akuten Anfall dar, sondern die bereits beschriebene abwechselnde Verabreichung von Spongia und Aconitum. Sie können jedoch im Sinne einer Vorbeugung dem Kind abwechselnd Spongia D3 und Hepar sulfuris D4 (2x täglich jeweils 5 Globuli) geben. Diese Behandlung kann über drei Wochen durchgeführt werden, dann sollte eine Therapiepause von einer Woche erfolgen.

Leitsymptome
- Heiserkeit und kruppartiger, krampfartiger, bellender Husten
- Verschlimmerung in den frühen Morgenstunden

Homöopathie bei Heiserkeit

Mittel	Aconitum	Belladonna	Ammonium bromatum	Causticum	Arum triphyllum
Beschwerden	Plötzlich auftretende Heiserkeit	Heiserkeit	Heiserkeit	Heiserkeit	Heiserkeit
Zusammenhang mit Ursache	Akute Erkältung, Folge von kaltem Wind			Stimmbandlähmung	Überanspruchung
Gemüt	Unruhig und ängstlich	Benommen			
Sonstige Beschwerden und Auffälligkeiten	Plötzlicher Beginn, trockene Haut	Heftiger und plötzlicher Beginn einer beginnenden Erkältung, trockene Schleimhäute, feuchte Haut (Schwitzen), weite Pupillen, Überempfindlichkeit gegenüber Licht und Geräuschen	Heiserkeit als Vorbote einer Atemwegserkrankung (z.B. Bronchitis), absteigender Infekt, Schleimhäute hochrot und gereizt, Reizhusten, Schluckbeschwerden, wenig löslicher Schleim	Rachenraum trocken und rauh, Stimme heiser oder völlig tonlos, Kitzelhusten mit unfreiwilligem Harnabgang	Heiserkeit und Räusperzwang
Verbesserung				Trinken von kaltem Wasser	
Verschlechterung				Morgens	
Besonders geeignet für Kinder oder Schwangere	☺	☺			
Dosierung	D6, anfangs bis stündlich 1 Gabe, danach auf 3-4x täglich 1 Gabe reduzieren	D6, anfangs bis stündlich 1 Gabe, danach auf 3-4x täglich 1 Gabe reduzieren	D3, 3-4x täglich 1 Gabe	D6, 3-4x täglich 1 Gabe	D3, 3-4x täglich 1 Gabe

Achtung: Dosierung bei Besserung reduzieren!

Homöopathie bei Pseudokrupp

Mittel	Spongia	Hepar sulfuris	Aconitum
Beschwerden	Pseudokrupp	Pseudokrupp	Pseudokrupp
Zusammenhang mit Ursache			Aufenthalt in kaltem Wind
Gemüt	Ängstlich und unruhig		Ängstlich und unruhig
Sonstige Beschwerden und Auffälligkeiten	Trockener Husten mit bellenden Hustenstößen, große Heiserkeit	Trockener, bellender Husten mit Heiserkeit	
Verschlechterung	Warmes Zimmer, Sprechen, um Mitternacht	Kälte, kalt-trockenes Wetter, nachts und frühe Morgenstunden, tiefes Einatmen	Um Mitternacht
Besonders geeignet für Kinder oder Schwangere	😊	😊	😊
Dosierung	D4, anfangs 3-4x bis zu 1/4stündlich 1 Gabe, dann reduzieren (im Wechsel mit Aconitum)	zur Vorbeugung: Hepar sulfuris D6, abwechselnd mit Spongia D4 1-2x täglich 1 Gabe über längeren Zeitraum (3 Wochen Einnahme, 1 Woche Pause)	D6, anfangs 3-4x bis zu 1/4stündlich 1 Gabe, dann reduzieren (im Wechsel mit Spongia)

Achtung: Dosierung bei Besserung reduzieren!

Bronchien und Luftröhre –
Husten

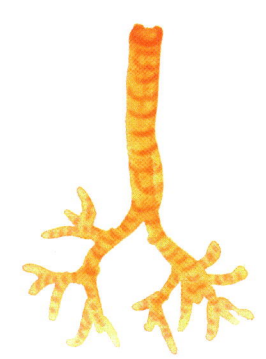

Husten weist auf eine Erkrankung der unteren Atemwege hin, der Luftröhre und der Bronchien. Die Bronchien verbinden die Luftröhre mit der Lunge. Stellt man sich die Atemwege als einen umgedrehten Baum vor, so wären die Bronchien die vom Stamm (der Luftsäule) abzweigenden großen Äste, die so genannten Bronchiolen die weiteren Verzweigungen. Die Lunge selbst stellt in diesem Bild das Blattwerk dar.

Sind die Schleimhäute der Bronchien entzündet (Bronchitis), so kommt es neben dem Husten zu Schmerzen hinter dem Brustbein, zu Auswurf, zu erhöhter Temperatur oder Fieber. Der Einfachheit halber wird im folgenden zwischer einer Bronchitis mit trockenem Husten (sekretarm) und einer Bronchitis mit verschleimtem Husten (sekretreich) unterschieden. Im ersten Fall kommt es zu einem quälenden, hartnäckigen Hustenreiz, der durch die homöopathischen Arzneimittel eingedämmt wird. Im Fall einer sekretreichen Bronchitis werden vor allem auswurffördernde Mittel eingesetzt. Für die Mittelwahl spielt dabei vor allem die Frage, wie der Husten selbst aussieht (krampfartig, anhaltend, Kitzelhusten, Hustenanfall usw.), was den Hustenreiz auslöst und – bei den Mitteln der zweiten Rubrik – wie der Auswurf beschaffen ist, eine Rolle. Daneben kommt es bei einigen Mittelbildern zu Brechreiz oder sogar Erbrechen.

Von einer chronischen Bronchitis spricht man, wenn der Betroffene im Laufe von zwei Jahren über einen Zeitraum von insgesamt drei Monaten an Bronchitis leidet. Die chronische Bronchitis gehört in die Hand des homöopathischen Arztes. Es gibt eine Vielzahl guter homöopathischer Mittel bei chronischer Bronchitis, die jedoch insgesamt eine tiefergehende Behandlung erfordert.

Verzichten Sie bei einer akuten Bronchitis – auch bei homöopathischer Behandlung – nicht auf Dampfinhalationen mit Salz oder Kamillenblüten, auf Bettruhe und auf eine ausreichende Trinkmenge. Trinken Sie heiße Zitrone mit Honig, vielleicht auch einen warmen, verdünnten Holundersaft mit etwas Honig. Inhalationen wie Flüssigkeitsaufnahme tragen dabei dazu, dass das oft zähflüssige Sekret in den Bronchien sich verflüssigt und somit leichter abgehustet werden kann.

✚ Gehen Sie zum Arzt,
- wenn Fieber auftritt,
- wenn sich das Allgemeinbefinden verschlechtert,
- wenn Ihre Behandlung nicht anschlägt.

Die Mittel

Trockener Husten

Belladonna

Atropa belladonna, die Tollkirsche

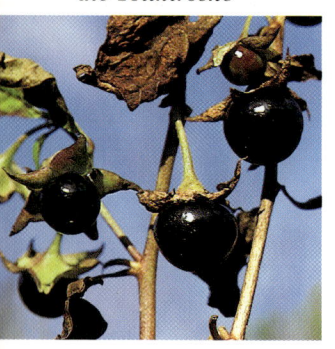

Belladonna (Atropa belladonna), das große Fieber- und Entzündungsmittel, ist aus den Arzneimittelportraits bekannt: Fieber, Röte, Entzündung, Überempfindlichkeit der Sinne sind einige der Schlagworte zu diesem Mittel. Im Hinblick auf eine Bronchitis ist an Belladonna zu denken, wenn der Husten heftig beginnt und mit anderen Zeichen eines fieberhaften Infektes, einer „deftigen Erkältung" oder anderen Entzündungen im Kopfraum einhergeht. Ihr Rachen ist rot und entzündlich gereizt, Sie leiden unter Halsschmerzen und einem trockenen, krampfartigen Husten, dessen Hustenstöße im Brustkorb und im Bauchraum schmerzhaft spürbar sind. Nicht selten kommen auch noch Schnupfen und Ohrenschmerzen dazu. Sie sind fiebrig (erst trocken, dann feucht), Ihr Gesicht ist hochrot. Und trotzdem ist Ihnen kalt. Auch sind Sie überempfindlich gegenüber Geräuschen, Licht und Berührung. Alles ist Ihnen zu laut, zu hell, zu grell, zu viel.

> **Leitsymptome Atropa belladonna**
> - Trockene Bronchitis bei fieberhaftem Infekt
> - Kurze, immer wiederkehrende Hustenstöße
> - Rotes Gesicht
> - Schwitzige Haut

Bryonia cretica

Auch Bryonia, die Zaunrübe, wurde bereits als Arzneimittelbild vorgestellt. Dieses Mittel werden Sie auch in dem Kapitel über Erkältungskrankheiten wiederfinden, was einen Hinweis darauf gibt, dass Bryonia oft bei Husten in Verbindung mit einer Erkältung eingesetzt wird. Wählen Sie Bryonia, wenn Sie unter einem ausgesprochen schmerzhaften Reizhusten leiden, der trocken, hart und krampfartig ist. Beim Husten, aber auch, wenn Sie tief atmen, kommt es zu stechenden Schmerzen im Brustraum, sodass Sie sich möglichst wenig bewegen möchten. Ebenso werden die Beschwerden bei Wärme schlechter (z.B. beim Betreten eines warmen Zimmers), in frischer Luft aber besser. Sie haben auffallenden Durst auf kaltes Wasser. Neben den charakteristischen Hustensymptomen – dem harten Reizhusten – kann es auch zu den Zeichen eines grippalen, fieberhaften Infektes kommen („Grippe-Husten"): Sie haben Kopfschmerzen, die sich beim Husten verschlimmern. Hals, Rachen und Kehlkopf sind entzündet, sodass es zu Schluckbeschwerden

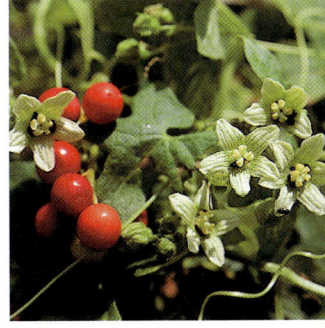

Bryonia cretica, die Zaunrübe

kommt. Daneben leiden Sie unter Schnupfen und müssen häufig niesen. Ihr Gesicht ist rot, geschwollen und heiß. Kurzum: Bei einer „Grippe", während der Husten auftritt, bei einer Bronchitis, die mit grippeähnlichen Beschwerden einhergeht, ist stets an Bryonia zu denken, wenn der Husten ausgesprochen schmerzhaft ist und jeder Hustenstoß zu stechenden Schmerzen im Brustraum führt.

> **Leitsymptome Bryonia**
> - Sehr schmerzhafter, trockener Reiz- und Krampfhusten
> - Mitbeteiligung des Brustfells
> - Verschlechterung durch Bewegung und beim Betreten eines warmen Zimmers
> - „Grippe-Husten"

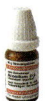

Corallium rubrum

Corallium rubrum (Edelkoralle) gehört zur mineralischen Gruppe der Homöopathika und besitzt einen relativ breiten Anwendungsbereich bei Atemwegserkrankungen. Es wird sowohl bei Prozessen der oberen wie der unteren Luftwege eingesetzt, d.h. im Nasen-Rachen-Raum, in Luftröhre und Bronchien. Charakteristisch für dieses Mittel ist ein so genannter Reflexhusten. Dies bedeutet, dass Sie immer wieder husten müssen, weil permanent Schleim oder Eiter aus einer Entzündung des Nasen-Rachenraumes, beispielsweise der Nasennebenhöhlen, den Rachen herunterrinnt und dieser Reiz den Hustenreflex auslöst. Die rasch hintereinander folgenden Hustenstöße werden in der homöopathischen Literatur als „Schnellfeuerhusten" bezeichnet. Sollten Sie also neben den Hustenattacken einen schmerzhaften Druck über der Nasenwurzel verspüren, beispielsweise, wenn Sie sich nach vorne beugen

(Hinweis auf Entzündung der Nebenhöhlen), dann ziehen Sie Corallium rubrum in die engere Wahl. Corallium rubrum ist übrigens auch beim Krampfstadium des Keuchhustens angezeigt, insbesondere wenn eine nächtliche Verschlechterung sowie eine Kälteempfindlichkeit bestehen.

Leitsymptome Corallium rubrum
- Rasch aufeinanderfolgende Hustenattacken
- Gleichzeitige Entzündung der Nasennebenhöhlen
- Reflexhusten geht von Reiz in Nasen-Rachenraum aus
- Nächtliche Verschlechterung,
  ausgeprägte Kälteempfindlichkeit

Hyoscyamus

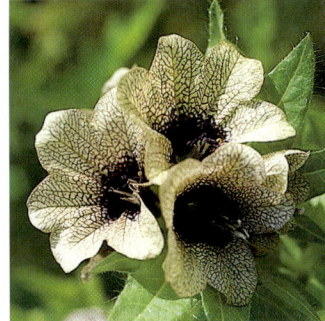

Hyoscyamus, das schwarze Bilsenkraut, ist eine starke Giftpflanze aus der Familie der Nachtschattengewächse. Diese Pflanze, die zu den traditionellen „Gift- und Zauberpflanzen" zählt, wirkt stark entkrampfend, daneben auch beruhigend, sodass sie früher traditionell als Räuchermittel bei Asthma bronchiale eingesetzt wurde. In der homöopathischen Bronchitis-Behandlung wird Hyoscyamus als „bewährte Indikation" genannt. Das heißt, Hyoscyamus ist ein Mittel, das aufgrund nur weniger Symptome erfolgreich eingesetzt werden kann. Da in der schulmedizinischen Therapie der Wirkstoff Codein als hustenreizstillendes Mittel verabreicht wird und Hyoscyamus ebenfalls den Hustenreiz eindämmt, wird dieses Arzneimittel auch gerne als „homöopathisches Codein" bezeichnet. Es wird angewendet bei trockenem, krampfartigen Reizhusten, der sich im Liegen – also nachts – deutlich verschlechtert.

Hyoscyamus, das schwarze Bilsenkraut

> **Leitsymptom Hyoscyamus niger**
> Nächtlicher Reizhusten

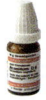

Rumex

Das Stichwort für Rumex crispus, den Ampfer, ist „Kitzelhusten", ein trockener, anhaltender Reizhusten, der Sie schier zur Verzweiflung bringen kann. Denn bereits tieferes Einatmen oder Sprechen löst jedesmal neue Hustenstöße aus. Medizinisch handelt es sich hier um einen so genannten Bifurkationshusten, bei dem Sie einen anhaltenden Hustenreiz empfinden, der vom Rachen bis tief in die Luftröhre hinunterreicht (Bifurkation = Gabelung der Luftröhre in die Bronchien). Der Husten verschlechtert sich deutlich bei Kälte und bessert sich in der Wärme. Dies kann auch – umgekehrt als bei Bryonia – bedeuten, dass eine Verschlechterung eintritt, wenn man in die Kälte tritt.

> **Leitsymptome Rumex**
> - Anhaltender, fast pausenloser Reiz- und Kitzelhusten
> - Kälte, tiefe Einatmung, insbesondere das Einatmen kalter Luft lösen die Hustenstöße aus oder verschlimmern sie
> - Niesreiz
> - Verschlimmerung zum Morgen hin

Spongia

Spongia (Euspongia officinalis), der Badeschwamm, wurde bereits unter dem Stichwort „Pseudokrupp-Husten" genannt. Dies weist vor allem auf die große Heiserkeit, die Mitbeteiligung der Stimmbänder und des Kehlkopfes und den rauhen, trockenen und bellenden Charakter des Hustens hin. Auch wenn es nicht zu den bedrohlichen Hustenanfällen im Kleinkindalter kommt, weist die Tendenz „rauher, heiserer Husten" auf Spongia hin. Auch wenn Sie sich ständig räuspern müssen, ist an dieses Mittel zu denken. Der Husten wird durch ein warmes Getränk verbessert, verschlimmert sich aber in der Nacht.

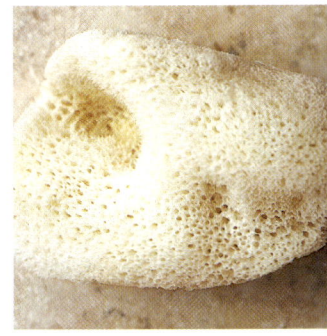

*Spongia,
der Badeschwamm*

Leitsymptome Spongia
- Trockener bellender Husten
- Heiserkeit und Räuspern
- Besserung durch warmes Getränk
- Verschlechterung in der Nacht

Drosera

*Drosera,
der Sonnentau*

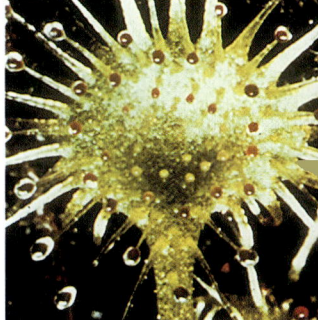

Gerade beim Keuchhusten und bei Bronchitiden, die dem Keuchhusten im Erscheinungsbild ähneln, kommt auch das pflanzliche Homöopathikum Drosera (Sonnentau) in die engere Wahl. Hier ist der Husten von kurz aufeinanderfolgenden, krampfartigen Hustenanfällen gekennzeichnet, die den gesamten Organismus derart in Mitleidenschaft ziehen können, dass Sie oder Ihr Kind kaum Luft holen können und zu ersticken meinen. Zudem liegt ein anhaltender Brechreiz vor, es kann zu Nasenbluten kommen. Nachts verschlimmert sich der Husten.

> **Leitsymptome Drosera**
> - Keuchhustenartige, trockene und krampfartige Hustenanfälle
> - Brechreiz und/oder Nasenbluten
> - Nächtliche Verschlimmerung

Lobaria pulmonaria (Sticta)

Sticta pulmonaria, das Lungenmoos oder die Lungen-flechte, wird in diesem Ratgeber auch unter der Rubrik „Schnupfen" aufgeführt. Denn typisch für dieses Mittel ist der „absteigende Infekt": Aus einem Schnupfen ent-wickelt sich eine Nasennebenhöhlenentzündung, eine Halsentzündung und schließlich eine Bronchitis. Sie haben also eine Erkältung „verschleppt" und leiden nun unter Husten. Beim Einatmen kalter Luft kommt es zu Schmerzen, sodass Sie die Decke über den Kopf ziehen. Sie sind ausgesprochen kälteempfindlich und werden besonders nachts von dem Husten gequält.

> **Leitsymptome Sticta**
> - Verlauf als absteigender Infekt
> - Stirnhöhlenbeteiligung, Husten
> - Große Kälteempfindlichkeit
> - Verschlechterung nachts

Feuchter und verschleimter Husten

Achtung: Es gibt eine Vielzahl von ausgesprochen wir-kungsvollen Homöopathika für verschleimten Husten. Hierbei ist jedoch zu bedenken, dass es sich häufig um Bronchitiden handelt, bei denen bereits eine bakterielle

Infektion vorliegt, eventuell auch um chronische Bronchitiden oder andere Atemwegserkrankungen, z.B. um eine asthmatische Belastung. Wenden Sie sich in diesen Fällen an einen erfahrenen homöopathisch arbeitenden Behandler, damit er auch Arzneimittel einsetzen kann, die eine gewisse Berücksichtigung der individuellen Konstitution erfordern.

Ipecacuanha

Ipecacuanha (Cephaelis ipecacuanha; Brechwurz) kennt man vielleicht von dem Einsatz als Brechmittel bei Vergiftungen. Brechneigung und Erbrechen zeichnet dieses Arzneimittel auch homöopathisch aus. So wird es beispielsweise bei Schwangerschaftserbrechen oder Magen-Darm-Störungen mit Erbrechen eingesetzt. Auch im Bezug auf den Husten spielt das Erbrechen, bzw. die Übelkeit eine Rolle. So liegt hier eine krampfartige, spastische Bronchitis mit Hustenanfällen vor. Sie haben das Gefühl, keine Luft mehr zu bekommen, fühlen eine starke Beklemmung und können den Auswurf nur schwer abhusten. Beim Abhören ist ein grobes Rasseln des schwer löslichen Schleimes in den Bronchien zu hören. Einen wichtigen Hinweis auf Cephaelis ipecacuanha ist dabei die beschriebene anhaltende Übelkeit, der Würgreiz und die Brechneigung, wobei nach dem Erbrechen jedoch keine Besserung eintritt. Typisch ist auch die nächtliche Verschlechterung. Ipecacuanha ist ein besonders in der Kinderheilkunde bewährtes Heilmittel. Beispielsweise beim Keuchhusten findet sich die Verbindung von krampfartigen Hustenanfällen und Erbrechen.

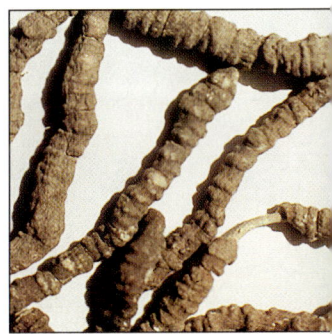

Ipecacuanha, die Brechwurz

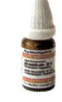

Coccus cacti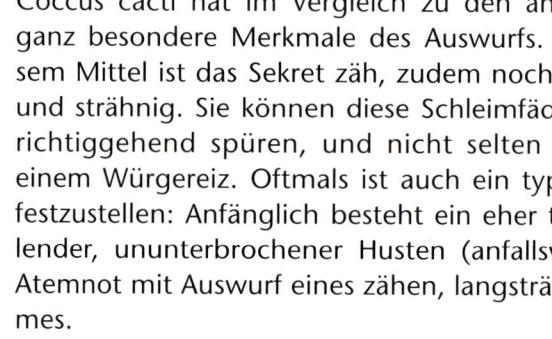

Coccus cacti hat im Vergleich zu den anderen Mitteln ganz besondere Merkmale des Auswurfs. Auch bei diesem Mittel ist das Sekret zäh, zudem noch fadenziehend und strähnig. Sie können diese Schleimfäden im Rachen richtiggehend spüren, und nicht selten kommt es zu einem Würgereiz. Oftmals ist auch ein typischer Verlauf festzustellen: Anfänglich besteht ein eher trockener, bellender, ununterbrochener Husten (anfallsweise) bis zur Atemnot mit Auswurf eines zähen, langsträhnigen Schleimes.

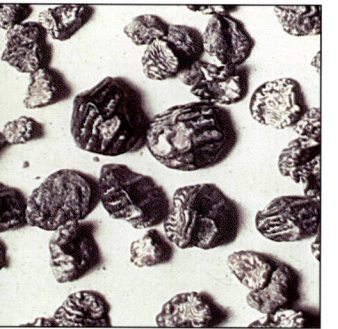

*Coccus cacti,
die Cochenillelaus*

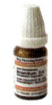

Grindelia robusta

Grindelia robusta, das Grindelkraut, hat wie Ipecacuanha auswurffördernde und krampflösende Eigenschaften. Während bei Ipecacuanha jedoch der Würgereiz und die Brechneigung im Vordergrund stehen, kann man Grindelia als bewährtes Mittel für Atemnot bei schwer löslichem Sputum bezeichnen. Auf die krampflösenden Eigenschaften des Mittels weist auch die unterstützende Behandlung durch Grindelia bei Asthma bronchiale hin.

> **Leitsymptome Grindelia robusta**
> - Schwer löslicher Auswurf
> - Atemnot
> - Asthmatische Beschwerden

Stibiatum sulfuratum aurantiacum

Als bewährtes schleimlösendes Mittel wird zudem Stibiatum sulfuratum aurantiacum (Antimonium sulfuratum aurantiacum, Goldschwefel) eingesetzt. Es hat eine mit den konventionellen schleimlösenden Mitteln vergleichbare Wirkung.

> **Leitsymptom Stibiatum sulfuratum aurantiacum**
> - homöopathisches schleimlösendes Mittel

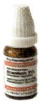

Dulcamara

Unabhängig von der Frage, wie der Husten genau aussieht, sollte an Dulcamara gedacht werden, wenn er eindeutig in Folge einer Erkältung, bzw. einer Durchnässung auftritt. So zum Beispiel, wenn man sich an einem kühlen Abend nach einem heißen Tag verkühlt, auf kalten Steinen oder einem kalten Boden sitzt usw. Die Kälte und Nässe als auslösender Faktor zeigt sich auch in der Verschlimmerung des Hustens bei Kälte. Zumeist handelt es sich dabei um einen kurzen, bellenden Husten mit zähem Schleim. Sie fühlen sich frostig, auch Ihre Hände und Füße sind kalt.

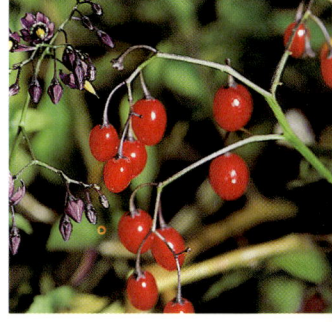

Solanum dulcamara, der bittersüße Nachtschatten

Leitsymptome Dulcamara
- Husten Folge von Durchnässung
- Verschlechterung bei Kälte, bzw. beim Übergang in Kälte

ECHINACEA

Kehren Erkrankungen der Atemwege immer wieder, ist es sinnvoll, das Immunsystem zu unterstützen. Die in diesem Zusammenhang bestuntersuchtesten Arzneipflanzen sind die Arten des roten Sonnenhutes (Echinacea purpuria und Echinacea angustifolia), die auch problemlos mit den genannten Homöopathika kombiniert werden können. Echinacea dient der Stärkung der körpereigenen Abwehr im Sinne einer grundsätzlichen Behandlung.

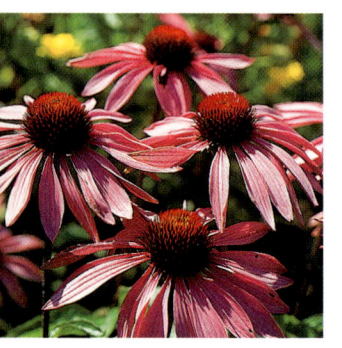

Echinacea,
der Sonnenhut

Leitsymptom Echinacea
- Basisbehandlung akute Atemwegserkrankungen

Homöopathie bei Husten (Teil 1)

Mittel	Belladonna	Bryonia	Corallium rubrum	Hyoscyamus	Rumex	Spongia	Drosera
Beschwerden	Trockener Husten	Trockener Husten	Trockener Husten	Trockener Husten	Trockener Husten	Trockener Husten	Trockener Husten
Zusammenhang mit Ursache	Fieberhafter Infekt		Infekt, Nasenrachenraum, Nebenhöhlen	Kummer, seelische Erschütterung, Enttäuschung, Verlust	Überreizung des Nervensystems	Schlafmangel, nächtliches Wachen, Zeitverschiebung, Schichtarbeit	
Gemüt	Benommen						
Sonstige Beschwerden und Auffälligkeiten	Kurze, wiederkehrende Hustenstöße, feuchte Haut, weite Pupillen, rotes Gesicht, evtl. Schnupfen und Ohrenschmerzen	Ausgesprochen schmerzhafter, trockener, harter krampfartiger Reizhusten, stechende Schmerzen im Brustraum, „Grippe-Husten", Durst auf kaltes Wasser	Reflexhusten durch permanente „Schleim-Eiter-Straße", rasch aufeinanderfolgende Hustenstöße	Nächtlicher Reizhusten, bewährt als hustenreizstillendes Mittel	Fast pausenloser Kitzelhusten, durch kleinsten Reiz wie tiefes Einatmen oder Sprechen ausgelöst, Niesreiz	Bellender, rauher, heiserer, trockener Husten, Heiserkeit und Räuspern	Kurz aufeinander folgende, trockene, krampfartige Hustenanfälle, Erstickungsgefühl, keuchhustenartiger Verlauf, Brechreiz, Nasenbluten
Verbesserung		Frische Luft			Wärme	Warmes Getränk	
Verschlechterung	Geräusche, Licht, Berührung	Wärme, Betreten eines warmen Zimmers	Nachts, Kälte	Nachts, im Liegen	Kälte, Einatmen kalter Luft, zum Morgen hin	Nachts	Nachts
Besonders geeignet für Kinder oder Schwangere	:)	:)	:)	:)	:)	:)	:)
Dosierung	D4, D6, anfangs bis stündlich 1 Gabe, danach auf 3-4x täglich 1 Gabe reduzieren	D6, anfangs bis stündlich 1 Gabe, danach auf 3-4x täglich 1 Gabe reduzieren	D4, anfangs bis stündlich 1 Gabe, danach auf 3-4x täglich 1 Gabe reduzieren	D4, anfangs bis stündlich 1 Gabe, danach auf 3-4x täglich 1 Gabe reduzieren	D4, anfangs bis stündlich 1 Gabe, danach auf 3-4x täglich 1 Gabe reduzieren	D4, anfangs bis stündlich 1 Gabe, danach auf 3-4x täglich 1 Gabe reduzieren	D6, anfangs bis stündlich 1 Gabe, danach auf 3-4x täglich 1 Gabe reduzieren

Achtung: Dosierung bei Besserung reduzieren!

Homöopathie bei Husten (Teil 2)

Mittel	Sticta	Ipecacuanha	Coccus cacti	Grindelia robusta	Stibiatum sulf. aur.	Dulcamara	Echinacea
Beschwerden	Trockener Husten	Verschleimter Husten	Verschleimter Husten	Verschleimter Husten	Verschleimter Husten	Husten	Husten
Zusammenhang mit Ursache	Absteigender Infekt					Unterkühlung / Durchnässung	
Sonstige Beschwerden und Auffälligkeiten		Hustenanfälle mit Atemnot und Erstickungsgefühl, festsitzender Schleim, Brechneigung und anhaltende Übelkeit, grobblasiges Rasseln, keine Verbesserung durch Erbrechen	Fadenziehender, langsträhniger Auswurf, Schleimfäden im Rachen, Würgereiz, Beginn als trockener, bellender Husten	Atemnot bei schwer löslichem Sputum, asthmatoide Bronchitis	Bewährtes schleimlösendes Homöopathikum	Zumeist kurzer, bellender Husten mit zähem Schleim, allgemeine Kälteempfindlichkeit	Zur Basisbehandlung
Verschlechterung	Kälte, Nachts	Nachts				Kälte, Übergang ins Kalte	
Besonders geeignet für Kinder oder Schwangere		🙂	🙂			🙂	🙂
Dosierung	D6, anfangs bis stündlich 1 Gabe, danach auf 3-4x täglich 1 Gabe reduzieren	D6, anfangs bis stündlich 1 Gabe, danach auf 3-4x täglich 1 Gabe reduzieren	D6, anfangs bis stündlich 1 Gabe, danach auf 3-4x täglich 1 Gabe reduzieren	D4, D6, 3-4x täglich 1 Gabe	D4, D6, 3-4x täglich 1 Gabe	D4, D6, 3-4x täglich 1 Gabe	D2, 3-4x täglich 1 Gabe

Achtung: Dosierung bei Besserung reduzieren!

Erkältungen und grippaler Infekt

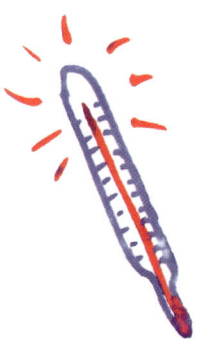

Fühlt man sich fiebrig, erkältet, unpässlich und schlapp, so spricht der Volksmund gerne von einer „Grippe". Die Grippe im medizinischen Sinne ist jedoch eine ansteckende, fieberhafte Infektionskrankheit, die zuweilen als Epidemie ihr Unwesen treibt und gerade Kinder, Alte und Schwache massiv belastet. Dabei gibt es die unterschiedlichsten Verläufe, zumeist kommt es jedoch zu Fieber, uncharakteristischen Allgemeinbeschwerden wie Glieder- und Kopfschmerzen, Husten, Brustschmerzen usw.

Die „Grippe" des Volksmundes wird medizinisch als grippaler Infekt bezeichnet und zeichnet sich – wenn es keine „Darmgrippe" ist – durch Husten, Schnupfen, Kopfschmerzen, allgemeines Unwohlsein, erhöhte Temperatur oder sogar Fieber aus. Gerade bei Kindern weiß man in den ersten zwei, drei Tagen noch nicht so recht, was hier „ausgebrütet" wird, denn Kinderkrankheiten wie z.B. Masern beginnen mit Symptomen, die einer Erkältung ähneln. Von der körperlichen Verfassung, der Abwehr des Einzelnen hängt sehr stark ab, wie der Infekt abgewehrt wird. Und so kann der Eine nach drei, vier Tagen wieder „auf dem Damm" sein, während sich beim Nächsten eine Bronchitis oder sogar Lungenentzündung, eine Mittelohr- oder Stirnhöhlenentzündung entwickelt. Je nach der Vorbelastung kann es auch zu anderen schweren Erkrankungen kommen.

> ## HAUSMITTEL RUHE
>
> Nehmen Sie einen fieberhaften grippalen Infekt nicht auf die leichte Schulter. Sorgen Sie für Schonung, Ruhe, viel Schlaf, leichte Kost. Trinken Sie viel. So bieten Sie Ihrem Körper die besten Voraussetzungen, seine Kräfte ausschließlich zur Abwehr der Erkältung einzusetzen.

✚ Gehen Sie zum Arzt, wenn
- wenn das Fieber steigt,
- wenn starke Schmerzen, großes Schwächegefühl und Kreislaufbeschwerden auftreten,
- wenn Ihre homöopathische Selbstbehandlung keinen Erfolg zeigt.

Die Mittel

Camphora

Der Campherbaum (Cinnamomum camphora) ist in Südostasien beheimatet und wird vor allem auf Formosa zur Camphergewinnung eingesetzt. Das aus dem Campherbaum gewonnene Arzneimittel Camphora wirkt schwerpunktmäßig auf die Blutgefäßmuskulatur. Diese Muskulatur hat einen Einfluss darauf, inwieweit sich die Blutgefäße erweitern oder verengen – was wiederum entscheidend für den Blutkreislauf ist. Seit Hahnemann hat sich Camphora als den Kreislauf und die Durchblutung anregendes Mittel bewährt, so zum Beispiel bei Kreislaufschwäche. Als weiteres Anwendungsgebiet gilt der beginnende grippale Infekt im ersten Stadium, wenn sich also eine Erkältung mit Frösteln, Kältegefühl, Unwohlsein ankündigt, wenn die Augen tränen und Sie gehäuft niesen und sich schneuzen müssen (s. auch Kapitel Schnupfen). Kurzum: Wenn Sie eine Erkältung „ausbrüten", jedoch noch nicht richtig krank sind. Wird Camphora in diesem sehr frühen Stadium in häufigen Gaben – viertelstündlich drei Tropfen Camphora in Wasser – eingenommen, so kann der Infekt häufig verhindert, bzw. seine Schärfe deutlich gemildert werden. Möglich ist auch eine vorbeugende Behandlung, indem Sie, wenn Erkältungen um Sie herum grassieren und Sie befürchten, sich anzustecken, regelmäßig jeden Morgen 2 Tropfen Camphora D4 einnehmen (ca. 1-2 Wochen).

Wichtig: Das Mittel ist für Säuglinge und Kleinkinder nicht geeignet. Auch sollte es gesondert von den anderen homöopathischen Arzneimitteln aufbewahrt werden, da diese in ihrer Wirkung beeinträchtigt werden können.

Leitsymptome Camphora
- Beginnender grippaler Infekt mit Frösteln, Unwohlsein, Niesen, Schnupfen.
- Kreislaufschwäche
- Zur Vorbeugung gegen Erkältungen
- Nicht bei Säuglingen und Kleinkindern anwenden!

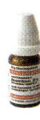

Aconitum

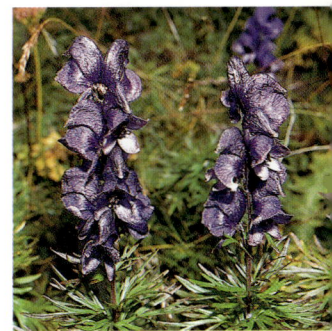

Aconitum napellus, der blaue Eisenhut

Aconitum (Aconitum napellus, blauer Eisenhut) ist angezeigt, wenn das Fieber plötzlich beginnt und rasch ansteigt. Sie frieren oder frösteln, auch kann es zu Schüttelfrost kommen. Außerdem fühlen Sie sich auffallend unruhig und sehr ängstlich. Ihre Haut ist trocken und heiß, das Gesicht blass. Dieser Zustand, der häufig als Folge trockener Kälte oder kalten Windes auftaucht, muss nicht lange anhalten, sondern kann auch nur vorübergehend auftreten. Dann handelt es sich um eine „Aconit-Phase", in der eine Krankheit rasch ausbricht, wieder abklingt – ebenso rasch wie sie kam – oder sich weiterentwickelt (z.B. wenn Sie zu schwitzen beginnen), sodass ein anderes Mittel notwendig wird.

Leitsymptome Aconitum
- Plötzlicher Beginn mit raschem Fieberanstieg
- Harter voller Puls
- Große Unruhe und Angst
- Haut trocken
- Häufig Folge trockener Kälte

Belladonna

Auch Belladonna (Atropa belladonna, Tollkirsche) ist vor allem für den akuten Ausbruch eines Infektes geeignet. In einem Belladonna-Zustand bzw. einer „Belladonna-Phase" beginnt das Fieber plötzlich und steigt rasch an, wobei es auch hier zu Frieren oder Schüttelfrost kommen kann. Das Gesicht des Belladonna-Patienten ist hochrot, die Haut ist heiß und – anders als bei Aconitum – feucht, die Pupillen sind weit, die Halsschlagadern weisen einen klopfenden Puls auf. Sie fühlen sich wie benommen, wie im Delirium. Geräusche, Licht und Berührung nehmen Sie überdeutlich wahr. Diese starken Sinneseindrücke verschlechtern Ihre Beschwerden.

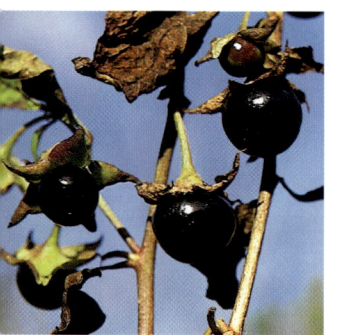

Atropa belladonna, die Tollkirsche

Leitsymptome Belladonna
- Stürmischer Beginn mit raschem Fieberanstieg
- Hochrotes Gesicht
- Haut heiß und schwitzig
- Benommenheit
- Verschlechterung durch Geräusche, Licht, Berührung

Ferrum phosphoricum

Ferrum phosphoricum (Eisenphosphat) ist eine Verbindung der beiden homöopathisch wichtigen Präparate Ferrum und Phosphor. Ferrum phosphoricum gilt als bewährtes Fieber- und Entzündungsmittel im akuten Stadium, vor allem dann, wenn der Infekt nicht ganz so heftig verläuft. Es geht Ihnen nicht ausgesprochen schlecht, auch sind keine außergewöhnlichen Symptome wie die typische Benommenheit des Belladonna-Bildes, die große Unruhe von Aconitum zu beobachten. Dennoch sind Ihre Schleimhäute in Mitleidenschaft geraten. So leiden Sie zum Beispiel unter starkem Fließschnupfen mit häufigem Niesen oder unter lästigem, permanenten Reizhusten. Ein weiterer Hinweis auf Ferrum phosphoricum ist, dass die Lymphknoten im Halsbereich geschwollen sind und bei Druck schmerzen. Der Puls ist weich, die Gesichtsfarbe kann zwischen blass und rot wechseln. Ferrum phosphoricum hat sich besonders in der Kinderheilkunde bewährt. So darf man sich hier einen verrotzten, verschwollenen, hustenden kleinen Patienten vorstellen, der jedoch spielt und durch seine Beschwerden nicht sehr beeinträchtigt oder auffallend unleidlich, quengelig oder unruhig-ängstlich ist. Als Spezifikum, d.h. als ein in diesem speziellen Anwendungsgebiet besonders erfolgreiches Arzneimittel, gilt Ferrum phosphoricum in der homöopathischen Literatur bei einer Mitbeteiligung des Mittelohrs. Hier wird es im Wechsel mit Belladonna gegeben. Zusätzlich kann man ein Zwiebelsäckchen auflegen.

Leitsymptome Ferrum phosphoricum
- Fieber- und Entzündungsstadium
- Fieber, Schmerzen etc. mäßig ausgeprägt
- Gesichtsfarbe blass/rot wechselnd
- Beginnender Katarrh der Luftwege
- Geschwollene Lymphknoten
- Mittelohrentzündung

Bryonia cretica

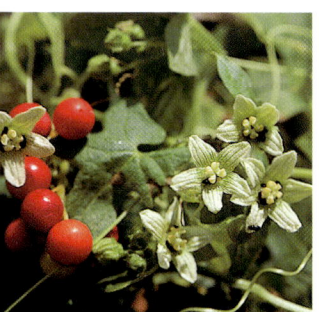

Bryonia cretica,
die Zaunrübe

Wie bereits im Arzneimittelbild von Bryonia cretica (Zaunrübe) dargestellt (S.56), gelten für dieses Mittel die Trockenheit der Schleimhäute und die stechenden Beschwerden, die sich bei Bewegung verschlimmern als Leitsymptome. So ist der schmerzhafte Husten auch beim fieberhaften Infekt, der „Grippe-Husten" ein wichtiger Hinweis auf Bryonia: Sie leiden unter einem trockenen, harten, krampfartigen Reizhusten. Der Husten wird in der Wärme und bei der geringsten Bewegung schlimmer. Ebenso kann es bei jedem tiefen Atemzug und bei jedem Hustenstoß zu stechenden Schmerzen im Brustkorb kommen, was darauf hindeutet, dass auch das Brustfell in Mitleidenschaft gezogen ist. Sie haben ein großes Bedürfnis nach Ruhe. Frische Luft tut Ihnen gut. Da die Schleimhäute ausgesprochen trocken sind, verspüren Sie einen starken Durst auf kalte Getränke. Neben dem Husten leiden sie an Kopfschmerzen, die sich beim Husten verschlimmern, und an Schnupfen.

Leitsymptome Bryonia
- Kopfschmerzen
- Trockener Reizhusten
- Trockene Schleimhäute
- Stechende Brustschmerzen

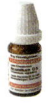

Eupatorium perfoliatum

Eupatorium perfoliatum (Wasserhanf), ein pflanzliches Homöopathikum aus Nordamerika, ist ein wirkungsvolles Grippemittel und dann angezeigt, wenn sich die Grippe bei Ihnen insbesondere durch ein auffallendes Zerschlagenheitsgefühl und große Schmerzempfindlichkeit am ganzen Körper bemerkbar macht. Daneben kann es zu Übelkeit und Erbrechen kommen, zu Husten, Halsschmerzen, Schnupfen oder sogar einer Nebenhöhlenentzündung. Dennoch ist all das nichts gegen das Gefühl, als ob „alle Knochen wie verrenkt" seien. Ein Hinweis auf Eupatorium ist in vielen Fällen auch die Tatsache, dass die Erkältung als Folge nasskalter Witterung aufgetreten ist.

Wie auch bei Bryonia (s. Arzneimittelbild S.56) liegt über Eupatorium eine klinisch-therapeutische Untersuchung vor, die bei der Diagnose „grippaler Infekt" die Wirkung von Eupatorium perfoliatum (D2 5x 10 Tropfen) mit dem Standardmittel Acetylsalicylsäure (Aspirin, 3x 1 Tablette) verglich. Dabei stellte sich heraus, dass beide Mittel die gleiche Wirksamkeit hinsichtlich Beschwerdebild, Fieberverlauf und Laborbefunden erzielten.

Leitsymptome Eupatorium
- Folge von feucht-kalter Witterung
- Frösteln und Fieber mit rotem Gesicht
- Auffälliges Zerschlagenheitsgefühl und Knochenschmerzen
- Übelkeit und Erbrechen
- Großer Durst auf kalte Getränke

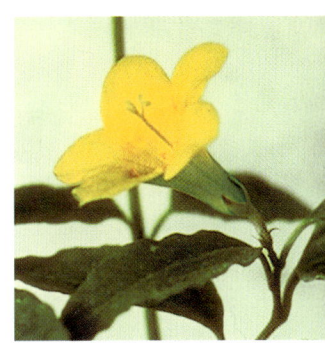

Gelsemium, der gelbe Jasmin

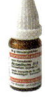

Gelsemium sempervirens

Gelsemium, der gelbe Jasmin, ist eine Giftpflanze. Und so zeigten sich auch in der Arzneimittelprüfung, dem Experiment am gesunden Menschen, Merkmale, die deutlich auf das Nervensystem (und auf den Kopf) hinweisen: Dazu gehören Benommenheit, Schläfrigkeit und Teilnahmslosigkeit. Im Kopfbereich kommt es zu einer starken Blutansammlung, das Gesicht ist hochrot. Zudem spricht ein ganz besonderer Kopfschmerz für dieses Mittel: Der Schmerz zieht vom Hinterkopf nach vorne und „setzt sich über den Augen fest". Kein Wunder also, dass Gelsemium sich nicht nur auf die Anwendung bei „Erkältung mit Kopfschmerzen und Benommenheit" („Kopfgrippe") beschränkt, sondern ebenso erfolgreich bei Migräne, Kopfschmerzen (siehe Kapitel Kopfschmerzen S.96) und Benommenheit angewendet wird. Stand bei Eupatorium das starke Zerschlagenheitsgefühl im Vordergrund, bei Ferrum phosphoricum die Schleimhautbeteiligung (v.a. die Ohrenschmerzen), so ist an Gelsemium immer dann zu denken, wenn eine gewisse Lähmung im Vordergrund der Krankheitserscheinungen steht, wenn Sie sich psychisch und physisch schlapp, energielos, schläfrig, schwach, zittrig und apathisch fühlen, wenn Ihnen starke Kopfschmerzen zu schaffen machen, wenn Sie sich „wie betäubt" fühlen. Bewegung und Wärme verschlechtern, Ruhe und Urinabgang dagegen bessern.

Leitsymptome Gelsemium
- Allmählicher Beginn mit mäßigem Fieber
- Schüttelfrost und starkes Frieren
- „Wie betäubt"
- Starke Kopfschmerzen
- Besserung durch Urinabgang

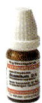

Chamomilla

Steht der fieberhafte Infekt des Kindes im Zusammenhang mit dem Zahnen, dann ist oftmals Chamomilla (Matricaria chamomilla, Kamille) das Mittel der Wahl, insbesondere, wenn die Zahnungsbeschwerden durch einseitige Gesichtsröte, unruhigen, von Schreitouren unterbrochenen Schlaf und raschen Wechsel von Schwitzen und Frieren begleitet werden. Besonders typisch für Chamomilla ist in jedem Fall die Schmerzempfindlichkeit und unleidliche, ärgerliche und gereizte Stimmung des Kindes. Über einen kurzen Zeitraum kann es zwar durch Herumtragen besänftigt werden, dieser Effekt hält jedoch zumeist nicht lange an.

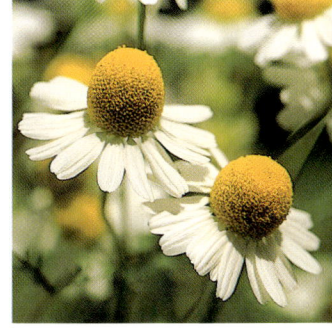

Leitsymptome Chamomilla
- Fieberhafter Atemwegsinfekt, Mittelohrentzündung, insbesondere im Zusammenhang mit Zahnung
- Zahnungsbeschwerden
- Große Schmerzempfindlichkeit
- Ärgerliche, gereizte, unleidliche Stimmung
- Einseitige Gesichtsrötung

Matricaria chamomilla, die Kamille

Echinacea

Sowohl in der Pflanzenheilkunde als auch in der Homöopathie gilt Echinacea, der Sonnenhut, bei entzündlichen Prozessen und fieberhaften Erkrankungen als zusätzliches, das Immunsystem unterstützendes und anregendes Mittel gegeben. Aus diesem Grunde bietet sich Echinacea als Basistherapie an, welche mit dem jeweils im Einzelfall angezeigten Mittel kombiniert wird.

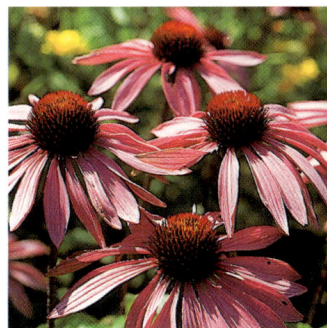

Leitsymptom Echinacea
Unterstützende Basisbehandlung zur Stärkung des Immunsystems bei entzündlichen und fieberhaften Infekten

Echinacea, der Sonnenhut

Homöopathie bei grippalem Infekt (Teil 1)

Mittel	Camphora	Aconitum	Belladonna	Ferrum phosphoricum	Bryonia
Beschwerden	Erkältung	Beginnender grippaler Infekt	Beginnender grippaler Infekt	Beginnender grippaler Infekt	Grippaler Infekt
Zusammen-hang mit Ursache		Trockene Kälte, kalter Wind			
Gemüt		Ängstlich-unruhig	Benommen		
Sonstige Beschwerden und Auffällig-keiten	Beginnende Erkältungs-krankheit, erstes Stadium, oder auch zur Vorbeugung	Plötzlicher Beginn mit raschem Fieberanstieg, Schüttelfrost, harter, voller Puls, Haut trocken und heiß, Gesicht blass	Plötzlicher Beginn mit raschem Fieberanstieg, hochrotes Gesicht, weite Pupillen, feuchte, heiße Haut	Keine dramatischen Symptome wie bei Aconitum oder Belladonna, Fieber und Schmerzen mäßig, beginnender Katarrh, Fließschnupfen, häufiges Niesen, Reizhusten, geschwollene Lymphknoten, Puls weich, Gesichtsfarbe blass/rot	Ausgesprochen schmerzhafter, trockener, harter, krampfartiger Reizhusten, stechende Schmerzen im Brustraum bei Bewegung und Einatmung, „Grippe-Husten", Kopfschmerzen, Schnupfen, trockene Schleimhäute, Durst auf kaltes Wasser
Verbesserung					Frische Luft, Ruhe
Verschlechte-rung			Geräusche, Licht, Berührung		Wärme, Betreten eines warmen Zimmers
Besonders geeignet für Kinder oder Schwangere	Nicht bei Kleinkindern und Säuglingen !!	🙂	🙂	🙂	🙂
Dosierung	D4, anfangs 3-4x bis zu 1/4stündlich 1 Gabe, dann reduzieren (Einnahmedauer 1 Tag), zur Vorbeugung 1x täglich 1 Gabe	D6, anfangs bis stündlich 1 Gabe, danach auf 3-4x täglich 1 Gabe reduzieren	D6, anfangs bis stündlich 1 Gabe, danach auf 3-4x täglich 1 Gabe reduzieren	D6, anfangs bis stündlich 1 Gabe, danach auf 3-4x täglich 1 Gabe reduzieren (bei Mittelohrentzündung: Wechsel Belladonna – Ferrum phosphoricum)	D6, anfangs bis stündlich 1 Gabe, danach auf 3-4x täglich 1 Gabe reduzieren

Achtung: Dosierung bei Besserung reduzieren!

Homöopathie bei grippalem Infekt (Teil 2)

Mittel	Eupatorium	Gelsemium	Chamomilla	Echinacea
Beschwerden	Grippaler Infekt	Grippaler Infekt	Fieberhafter Infekt	Fieberhafter Infekt
Zusammenhang mit Ursache	Folge nasskalten Wetters		Zahnung	
Gemüt		Lähmungsgefühl, Benommenheit, Schläfrigkeit	Unleidlich, gereizt, ausgesprochen schmerzempfindlich	
Sonstige Beschwerden und Auffälligkeiten	Auffallendes Zerschlagenheitsgefühl, Knochenschmerzen, Frösteln und Fieber mit rotem Gesicht, große Schmerzempfindlichkeit, Husten, Halsschmerzen, Schnupfen, Übelkeit, Erbrechen, Durst auf kalte Getränke	Allmählicher Beginn mit mäßigem Fieber, Schüttelfrost, starkes Frieren, Verlangsamung, Zittern, Herzklopfen, starke Kopfschmerzen, die vom Nacken zur Stirn ziehen, Übelkeit	Grün-schleimiger Durchfall, Ohrenschmerzen, Schreiattacken, nächtliche Schreitouren, 1 rote und 1 blasse Wange, rascher Wechsel von Frieren und Schwitzen	Zur Basisbehandlung
Verbesserung		Reichlich heller Urinabgang, Ruhe	Herumtragen (kurz)	
Verschlechterung		Feucht-warmes Wetter, Bewegung		
Besonders geeignet für Kinder oder Schwangere		Fieberhafter Infekt, Kopfschmerzen, Prüfungsangst	☺	☺
Dosierung	D4, anfangs bis stündlich 1 Gabe, dann auf 3-4x täglich 1 Gabe reduzieren	D6, anfangs bis stündlich 1 Gabe, dann auf 3-4x täglich 1 Gabe reduzieren	D6, anfangs bis stündlich 1 Gabe, dann auf 3-4x täglich 1 Gabe reduzieren	D1, D2, 3-4x täglich 1 Gabe

Achtung: Dosierung bei Besserung reduzieren!

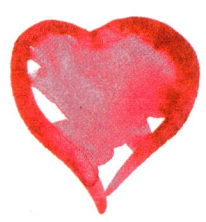

Herz und Kreislauf –
Herzstärkung, Kreislaufschwäche, niedriger Blutdruck

Das Gefäßsystem besteht aus dem Herzen und den Gefäßen. Beschwerden des Herzens und der Gefäße können sich einerseits direkt an der betroffenen Region bemerkbar machen – beispielsweise durch Herzjagen oder Brustenge, durch Gefäßentzündungen oder Gefäßkrämpfe – , sie können aber auch zu allgemeiner Erschöpfung, Schwindel, Müdigkeit, Antriebsschwäche, kalten Händen und Füßen usw. führen. Aus diesem Grunde ist bei anhaltenden unklaren Beschwerden immer der Arzt aufzusuchen.

Die Homöopathie leistet auch bei der Behandlung von Herz-Kreislauf-Erkrankungen gute Dienste, ob als ausschließliche oder ergänzende Therapie. So gibt es bewährte homöopathische Mittel für die Nachbehandlung eines Schlaganfalls, bei Bluthochdruck, bei Schwindel, nachlassender Herzleistung, Vergesslichkeit, Herzbeschwerden, Angina-Pectoris-Anfällen und Gefäßerkrankungen. All diese Beschwerden müssen ärztlich abgeklärt werden, die homöopathische Behandlung übersteigt die Möglichkeiten jeglicher Selbstbehandlung bei weitem. Zum Thema „Herzerkrankungen" sei daher lediglich der Weißdorn (Crataegus) als allgemein herzstärkendes Mittel genannt. Die weiteren Beschwerdebilder befassen sich mit dem niedrigen Blutdruck.

Zur Herzstärkung

Crataegus

Crataegus ist der Weißdorn, der auch in der Pflanzenheilkunde seit alters her zur Herzstärkung eingesetzt wurde. Auch als homöopathisches Arzneimittel kräftigt Crataegus das Herz, wobei dieses Mittel in der Urtinktur oder der D2, also sehr niedrigen Potenzen, die sich mit der Phytotherapie überschneiden, gegeben wird. Crataegus stabilisiert den Kreislauf, reguliert den Blutdruck und lindert Herzbeschwerden wie etwa Herzunruhe, verstärktes Herzklopfen, leichten Druckschmerz, Schwindelgefühl und Kurzatmigkeit. In der homöopathischen Potenz D6 kann Crataegus bei vom Arzt abgeklärten (!) funktionellen Herzbeschwerden eingenommen werden.

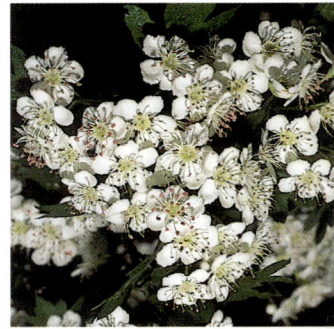

*Crataegus,
der Weißdorn*

Leitsymptom Crataegus
● Stabilisierung von Herz und Kreislauf

Akute Kreislaufschwäche

Veratrum album

*Veratrum album,
der weiße Germer*

Veratrum album, der weiße Germer, ist das Mittel für einen akuten Kreislaufkollaps. Der Betroffene wird auf den Rücken gelegt, die Beine werden erhöht gelagert. Minütlich gibt man dem blassen, kaltschweißigen Patienten, der einen Kreislaufkollaps erlitten hat, 2-3 Tropfen in den Mund (Hinweis: Unterlippe vorziehen und darauf tropfen). Erfahrungsgemäß erholt sich der Patient schnell, wie ein therapeutischer Versuch z.B. bei einem wegen Blutentnahme kollabierten Patienten zeigte.

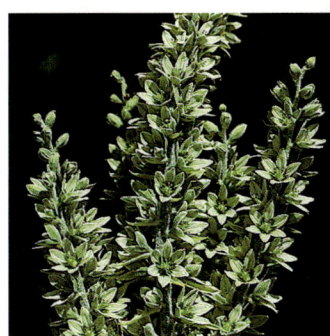

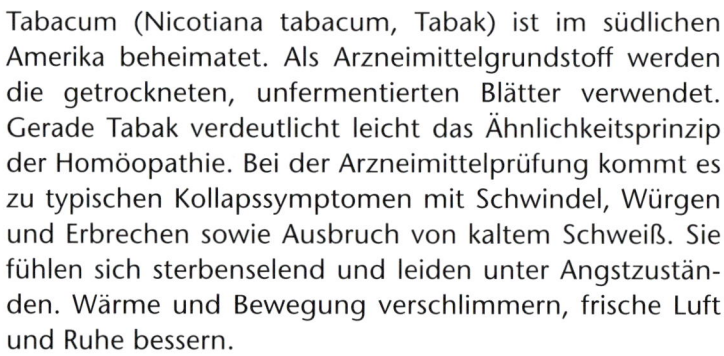

Leitsymptome Veratrum album
- Akute Kreislaufschwäche
- Schweißausbruch, heftiges Herzklopfen, Übelkeit

Tabacum

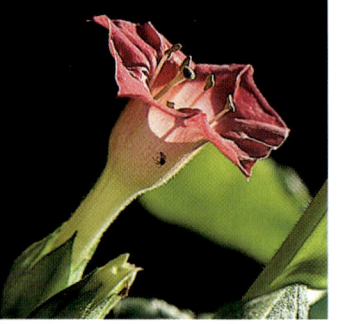

Nicotiana tabacum, der Tabak

Tabacum (Nicotiana tabacum, Tabak) ist im südlichen Amerika beheimatet. Als Arzneimittelgrundstoff werden die getrockneten, unfermentierten Blätter verwendet. Gerade Tabak verdeutlicht leicht das Ähnlichkeitsprinzip der Homöopathie. Bei der Arzneimittelprüfung kommt es zu typischen Kollapssymptomen mit Schwindel, Würgen und Erbrechen sowie Ausbruch von kaltem Schweiß. Sie fühlen sich sterbenselend und leiden unter Angstzuständen. Wärme und Bewegung verschlimmern, frische Luft und Ruhe bessern.

Ähnlich sehen die Beschwerden bei der akuten Kreislaufschwäche aus, die vor allem durch die Unverträglichkeit von Tabakrauch, z.B. durch Passivrauchen, bedingt ist. So kann es sein, dass Sie sich unter Rauchern aufgehalten haben und Ihnen nun schwindelig und elend ist. Ohne diesen Hinweis auf die Ursache wird Nicotiana tabacum stets dann eingesetzt, wenn die Kreislaufschwäche mit Schwindelgefühl und extremer Übelkeit verbunden ist.

Leitsymptome Nicotiana tabacum
- Akute Kreislaufschwäche
- Schweißausbruch, heftiges Herzklopfen, Übelkeit und Brechneigung
- Unverträglichkeit von Tabakrauch

Niedriger Blutdruck

Haplopappus

Wer unter niedrigem Blutdruck leidet, weiß, wie sehr einen die damit einhergehenden Beschwerden in der Lebensqualität beeinträchtigen können. Schwarzwerden vor den Augen beim längeren Stehen, Schwindelgefühl, Müdigkeit, Kopfschmerzen, kalte Hände und Füße sind nur einige der Beschwerden, die ein niedriger Blutdruck nach sich zieht. In jedem Fall sollten hier Wechselduschen oder Wechselfußbäder unternommen werden, außerdem ist für ausreichende Bewegung, eine ausreichende Trinkmenge (2 l) zu sorgen.

Das bei niedrigem Blutdruck und damit verbundenen Beschwerden angezeigte Homöopathikum Haplopappus baylahuen gehört zu den neueren homöopathischen Arzneimitteln. Es stammt aus den Anden. Das Arzneimittel ist besonders bei Kreislaufschwäche in Verbindung mit depressiver Stimmungslage angezeigt. Sie fühlen sich matt, erschöpft und müde. Auch kann es zu Herzunruhe, Schwindelgefühl und Kopfweh kommen. Bemerkenswert ist folgende Untersuchung: In einer Doppelblindstudie wurden Haplopappus und ein chemisch-synthetisches Arzneimittel bei orthostatischer Dysregulation (kreislaufbedingter Fehlregulation) miteinander verglichen. Beide Präparate waren gleich gut wirksam, wobei das homöopathische Arzneimittel den Vorteil einer risikoarmen Behandlung hat, da keine Gegenanzeigen oder Gewöhnungseffekte bestehen.

Leitsymptome Haplopappus
- Niedriger Blutdruck
- Schwarzwerden vor Augen bei längerem Stehen, Schwindel, allgemeine Kreislaufschwäche, Müdigkeit usw.
- Niedergeschlagene Stimmung

Homöopathie zur Herzstärkung, bei Kreislaufschwäche und niedrigem Blutdruck

Mittel	Crataegus	Veratrum album	Tabacum	Haplopappus
Beschwerden	Zur Herzstärkung bei leichten Herzbeschwerden, zur Stabilisierung des Blutdrucks	Akuter Kreislaufkollaps	Akute Kreislaufschwäche	Niedriger Blutdruck
Zusammenhang mit Ursache			Evtl. Unverträglichkeit von Tabakrauch	
Gemüt			ängstlich	
Sonstige Beschwerden und Auffälligkeiten	Herzunruhe, Herzklopfen, leichter Druckschmerz, Schwindelgefühl und Kurzatmigkeit Achtung: Beschwerden vom Arzt abklären lassen!		Schwindel, Würgen, Erbrechen, Ausbruch von kaltem Schweiß, heftiges Herzklopfen, extreme Übelkeit, Brechneigung	Kreislaufschwäche in Verbindung mit depressiver Stimmungslage, Schwarzwerden vor Augen bei längerem Stehen, Schwindel, Müdigkeit
Verbesserung			Frische Luft, Ruhe	
Verschlechterung			Wärme und Bewegung	
Dosierung	Ø-D2, 3x täglich 10 Tropfen, auch auf Dauer	D3, D4, minütlich 2-3 Tropfen auf Mundschleimhaut geben (Unterlippe vorziehen) Außerdem: Rückenlage, Beine hoch	D6, anfangs 3-4x bis zu 1/4stündlich 1 Gabe, dann reduzieren	3-4x täglich 1 Gabe

Achtung: Dosierung bei Besserung reduzieren!

Venen – Krampfadern, beginnende Venenentzündung, Hämorrhoiden

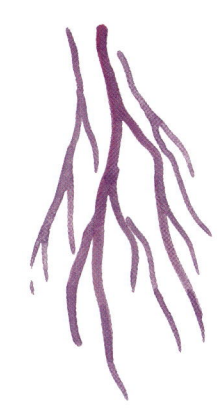

Beschwerden und Erkrankungen der Venen, d.h. der Blutgefäße, die das Blut zum Herzen zurückführen, sind sehr häufig. Venen haben im Vergleich zu den vom Herzen weg führenden Arterien relativ dünne Gefäßwände, die schneller erschlaffen. An den Beinen macht sich eine Venenschwäche, die auch konstitutionell bedingt sein kann, in Form von dicken, schweren Beinen und Krampfadern bemerkbar. Wer zu einer Venenschwäche neigt, der wird möglicherweise nicht nur unter Krampfadern leiden, sondern auch zu Hämorrhoiden neigen, die sich ebenfalls aufgrund von einer Venenstauung im Becken ausbilden. Schwerwiegendere Venenerkrankungen wie die Venenentzündung und die Thrombose gehören in ärztliche Behandlung – aus einer Thrombose kann eine gefährliche Lungenentzündung werden! Begünstigt wird die Ausbildung von Krampfadern durch eine allgemeine Bindegewebsschwäche, Darmträgheit, Schwangerschaften und eine vorwiegend stehende Tätigkeit. Um der Ausbildung von Krampfadern vorzubeugen, ist es daher wichtig, die Venen z.B. durch Bewegung oder Kaltwasseranwendungen zu trainieren und möglichst oft die Beine hochzulegen. Auch eine geregelte Verdauung ist von großer Bedeutung. Das Gleiche gilt für die Behandlung bereits vorhandener Krampfadern.

Die homöopathischen Mittel zur Behandlung von Venenerkrankungen beheben Schmerzen, Spannungsgefühl sowie Schwellungszustände, eine Rückbildung von Krampfadern ist jedoch nicht möglich. Die Homöopathika können übrigens gut auch in der Schwangerschaft angewendet werden, hier üblicherweise in der Potenz D6.

> ✚ Gehen Sie zum Arzt,
> ● wenn es zu einer Entzündung oder zu einem Druckgefühl über dem betroffenen Venenabschnitt kommt.

Krampfadern

Auch in der Schwangerschaft

Hamamelis

Hamamelis (Hamamelis virginia, virginische Zaubernuss) stellt eine auch in der Pflanzenheilkunde zur Behandlung von Venenerkrankungen oder Hämorrhoiden bewährte Heilpflanze dar, die adstringierend und entzündungshemmend wirkt. Charakteristische Hinweise für das homöopathische Mittel sind die schmerz- und druckempfindlichen, dunkelbläulichen Krampfadern mit Neigung zur Entzündung, bzw. gegebenenfalls sogar einer beginnenden Venenentzündung. Auffallend ist die Brüchigkeit der Gefäße mit Verletzungsgefahr. In der Wärme verschlimmern sich die Beschwerden.
Als bewährt gilt die Anwendung von Hamamelis in Globuli bei schwangerschaftsbedingten Venenerkrankungen.

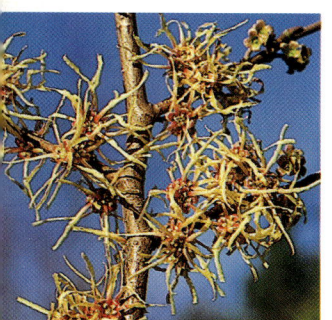

Hamamelis virginia, die virginische Zaubernuss

> **Leitsymptome Hamamelis virginiana**
> - Schmerzhafte, berührungsempfindliche Krampfadern
> - Entzündungsneigung
> - Gefäßbrüchigkeit
> - Auch in Schwangerschaft

Hinweis: Zusätzlich kann äußerlich Hamamelis-Tinktur als Kompresse (1:10 verdünnt) aufgetragen werden.

Auch in der Schwangerschaft

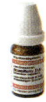

Aesculus

Einen ähnlichen Anwendungsbereich wie Hamamelis besitzt Aesculus (Aesculus hippocastanum, Rosskastanie). Die Rosskastanie ist die wohl bekannteste europäische Heilpflanze zur Behandlung von Venenerkrankungen. Wurden früher die Kastanien selbst gerieben und als Auflage zur Stärkung der Venengefäßwände verwendet, sind Extrakt oder einzelne Wirkstoffe heutzutage in einer Vielzahl von venentonisierenden Salben enthalten. Die Homöopathie setzt Aesculus ebenfalls bei Venenerkrankungen ein, und zwar vor allem dann, wenn eine venöse Stauung im Beckenbereich vorliegt, die nicht nur zu geschwollenen, schmerzenden Beinen und Krampfadern führt, sondern auch zu Hämorrhoiden, Darmträgheit und Wirbelsäulenbeschwerden vor allem im Lendenwirbelsäulenbereich. Da es in einer Schwangerschaft leicht zu diesen venösen Stauungen kommt, wird die Rosskastanie gerne bei schwangerschaftsbedingten Venenleiden eingesetzt, insbesondere bei starken Schmerzen im Lenden-Kreuzbein-Bereich mit deutlicher Verschlechterung im Stehen. Oft gehen diese Schmerzen mit einem Krampfaderleiden einher.

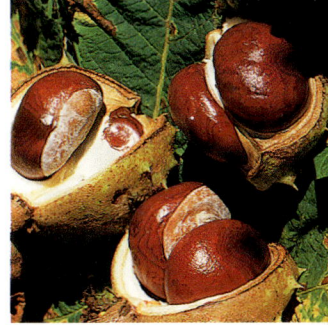

Aesculus hippocastanum, die Rosskastanie

> **Leitsymptome Aesculus hippocastanum**
> - Venenstauung im Beckenbereich
> - Krampfadern und Hämorrhoiden,
>   ggf. auch Verstopfung und Kreuzschmerzen
> - Schwangerschaft: Wirbelsäulenbeschwerden,
>   Neigung zu Krampfadern

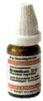

Calcium fluoratum

Neben den pflanzlichen Homöopathika gibt es auch Mittel der mineralischen Gruppe, die bei Venenerkrankungen anzuwenden sind. Hierbei handelt es sich vor allem um Fluor und seine Verbindungen. So ist Calcium fluoratum ein Mineralsalz, das im Zahnschmelz, in den Knochen und im elastischen Gewebe vorkommt und für die Elastizität der Gefäße sorgt. Durch den Einsatz dieses Mittels in homöopathischer Potenz bei Elastizitätsverlust der Gefäße (Venen wie auch Arterien), Knochen- und Zahnerkrankungen u.ä. wird der unzureichend gebildete Stoff nicht ersetzt – vielmehr wird die Bildung des Kalziumfluorids im Körper angeregt. Damit dient Calcium fluoratum im Hinblick auf Krampfadern dazu, die Gefäße zu festigen. Gerade bei einer konstitutionellen Venen- oder Bindegewebsschwäche, wenn zudem ein chronisches Krampfaderleiden vorliegt, die Beine geschwollen sind, sich gespannt anfühlen und zu Entzündungen neigen, sollte dieses Mittel zur Stärkung des Bindegewebes eingesetzt werden. Typisch ist die Verschlechterung durch Wärme sowie im Stehen. Calcium fluoratum sollte über einen längeren Zeitraum angewendet werden, am besten über 8 bis 12 Wochen mit jeweils dazwischen geschalteten Therapiepausen von mehreren Tagen. Möglich ist auch eine Intervalltherapie mit Hamamelis virginiana.

> **Leitsymptome Calcium fluoratum**
> - Venenleiden bei Bindegewebsschwäche mit Schwellung und Spannungsgefühl
> - Entzündungsneigung

Beginnende Venenentzündung

Echinaea

Sollte sich eine Vene entzündet haben, so wenden Sie sich an Ihren behandelnden Arzt. Zur Unterstützung des Immunsystems lässt sich Echinacea – wie auch bei grippalen, fieberhaften Infekten – als Sofortmaßnahme in häufigen Gaben einnehmen.

> **Leitsymptom Echinacea**
> - Basisbehandlung beginnender Venenentzündung

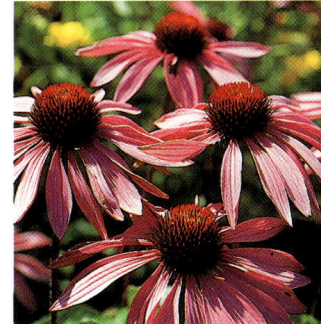

*Echinacea,
der Sonnenhut*

Hämorrhoidalleiden

Wie auch Krampfadern sind Hämorrhoidalleiden Venenerkrankungen. Unter dem Begriff „Hämorrhoiden" sind unterschiedliche Krankheitsbilder zusammengefasst, wobei grundsätzlich innere und äußere Hämorrhoiden unterschieden werden. Bei den „inneren" Hämorrhoiden handelt es sich um eine Gefäßerweiterung der Arterien im Mastdarm selbst, durch welche die Schleimhaut ins Darminnere vorgewölbt wird. „Äußere" Hämorrhoiden stellen gestaute und gedehnte Venen an oder außerhalb der Afteröffnung dar. Die Therapie besteht aus der örtlichen Behandlung durch Salben oder Zäpfchen, in schweren Fällen wird verödet oder operiert. Besonders wichtig ist in jedem Fall die sorgfältige Hygiene des Analbereiches. Zudem ist auf eine geregelte Verdauung zu achten, um Darmträgheit zu vermeiden! Als zusätzliche Behandlung bei allen aufgeführten Mitteln können Sitzbäder mit Kamille empfohlen werden, anschließend das Einführen von Hamamelis-Zäpfchen, bzw. das Auftragen von Hamamelis-Salbe. Dabei lassen sich Salbenzäpfchen auch selbst anfertigen: Drücken Sie einen ca. 2–3 cm langen Salbenstrang auf Alu-Folie, falten Sie die Folie und kühlen Sie den Salbenstrang im Tiefkühlfach. Wichtig ist auch, die Durchblutung des Analbereiches zu fördern, indem Sie die Gesäß- und Schließmuskeln regelmäßig fest anspannen.

Die homöopathischen Mittel, welche bei Hämorrhoiden eingesetzt werden, sind zum einen organotrope Mittel mit Wirkung auf die Venen (s. auch Krampfadern), zum anderen Mittel, die einer vorliegenden Bindegewebsschwäche oder Stauungen im Blutfluss entgegenwirken. So werden beispielsweise u.a. Homöopathika, die auf die Leber einwirken, eingesetzt. Bei langwierigen Hämorrhoidalerkrankungen sollte eine Konstitutionstherapie mit personotrop wirkenden Homöopathika durchgeführt werden.

✚ Gehen Sie zum Arzt,
- um den Befund zu klären, zumal, wenn Sie Blut beim Stuhlgang festgestellt haben.

Myrrhis odorata

Myrrhis odorata, die Süß- oder Anisdolde, ist in Europa beheimatet. Verwendet wird das frische blühende Kraut. Myrrhis odorata wird üblicherweise in tiefen Potenzen (D2, D3, D4) als Alkohollösung eingesetzt. Damit wird auch bei dieser Heilpflanze die Überschneidung von Pflanzenheilkunde und Homöopathie deutlich. So stammt die erste Empfehlung für Myrrhis von einem Bauer im Voralpengebiet. In der Homöpathie wird Myrrhis odorata bei Hämorrhoiden eingesetzt, wenn die Rosskastanie, ein bewährtes Mittel bei Venenerkrankungen, nicht ohne weiteres vertragen wird. Kennzeichnend sind typische Hämorrhoidalbeschwerden mit Verschlechterung nach dem Stuhlgang.

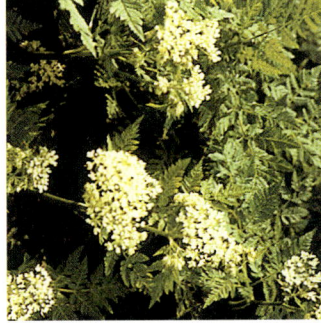

Myrrhis odorata, die Süß- oder Anisdolde

Myrrhis odorata wirkt entzündungs- und stauungshemmend auf das Gewebe und ist daher bei Hämorrhoiden ein hilfreiches Mittel, das neben der Anwendung als Tropfen auch als Salbenpräparat (10% als Rezeptur) eingesetzt werden kann.

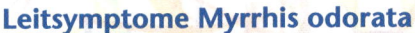

Leitsymptome Myrrhis odorata
- Hämorrhoidalleiden
  (innere und äußere Hämorrhoiden)
- Bei Unverträglichkeit von Aesculus

Paeonia officinalis, die Pfingstrose

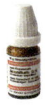

Paeonia officinalis

Paeonia ist die Pfingstrose, eine wunderschöne Pflanze, die man kaum mit der Anwendung bei Hämorrhoiden in Verbindung bringen würde. Die Pfingstrose ist im Mittelmeerraum heimisch. Verwendet wird die frische, im Frühjahr gesammelte Wurzel. Die Pfingstrose in homöopathischer Aufbereitung hilft Ihnen besonders, wenn die

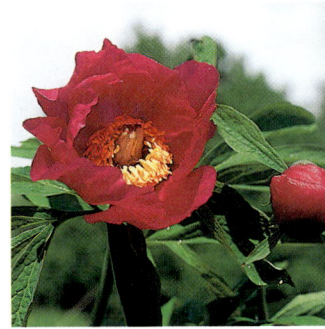

Hämorrhoiden brennen, jucken und nässen, und wenn es im Bereich des Afters leicht zu Entzündungen, zu tiefen geschwürigen Einrissen und zu Schrunden kommt. Der Stuhlgang ist sehr schmerzhaft, die Schmerzen halten auch danach an. Typisch ist darüber hinaus die purpurrote Farbe der Hämorrhoiden.

Paeonia wird in tiefen Potenzen als D3 oder D4 (als Dilution oder Tabletten) eingesetzt; rezepturmäßig hergestellt hat sich eine 10%ige Salbe oder die Verarbeitung in Zäpfchen bewährt.

Leitsymptom Paeonia
- Nässende, entzündlich gereizte, purpurrote Hämorrhoiden

Auch in der Schwangerschaft

Collinsonia canadensis ♀

Collinsonia canadensis (Grießwurzel) ist in Nordamerika beheimatet; das homöopathische Arzneimittel wird aus dem frischen Wurzelstock hergestellt und überwiegend in tiefen Potenzen (D2, D3, D4; Tabletten oder Dilution) eingesetzt. Collinsonia canadensis wird in der Homöopathie fast ausschließlich gegen venöse Stauungen im Becken mit Verstopfung und Hämorrhoiden verwandt. Hintergrund dieser Beschwerden ist eine Belastung der Pfortader, welche das gesamte venöse Blut aus dem Bauchraum sammelt und zur Leber führt. Leiden Sie nicht nur unter Hämorrhoiden, sondern auch unter Darmträgheit, Übelkeit und wechselnder Stuhlbeschaffenheit (schleimig oder gallig), dann ist Collinsonia ein Mittel, das Ihnen helfen wird. Daneben hat sich Collinsonia bei Schwangerschaftsverstopfung und bei Hämorrhoiden bewährt.

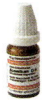

Leitsymptom Collinsonia canadensis
- Hämorrhoiden bei Verstopfung, insbesondere auch in der Schwangerschaft

Carduus marianus

Carduus marianus, die Mariendistel (Silybum marianum), ist eine große „Leberpflanze", die über Jahrhunderte in der Medizingeschichte immer wieder bei Erkrankungen der Leber mit Erfolg eingesetzt wurde. Bei dem vorigen Arzneimittelbild wurde bereits die Pfortaderbelastung als Ursache für die Bildung von Hämorrhoiden genannt. Liegt nun diese Pfortaderstauung in einer Leberschwäche begründet, was sich durch Verdauungsstörungen oder Müdigkeit bemerkbar macht, so ist an die Mariendistel zu denken. Vielfach werden in diesem Ratgeber pflanzliche Mittel genannt, die auch in der Pflanzenheilkunde (=Phytotherapie) eingesetzt werden. Am Beispiel der Mariendistel sei noch einmal daran erinnert, dass die Homöopathie nicht mittels der Inhaltsstoffe wirkt, sondern dass das potenzierte Arzneimittel einen Reiz darstellt, der die eigene Regulationsfähigkeit des Organismus anregt. Dabei werden durch das homöopathische Grundprinzip der Ähnlichkeit weitere Aspekte der Arzneimittel berücksichtigt. Im Falle der Mariendistel überschneiden sich die homöopathische, pflanzenheilkundliche und traditionelle Anwendung: durch Lebererkrankungen und damit stauungsbedingten Hämorrhoidalleiden. Übrigens: eine Leberstörung macht sich nicht durch Schmerzen bemerkbar, sondern kann sehr viele Gesichter haben – von Verdauungsstörungen wie beispielsweise einer Fettunverträglichkeit über innere Blutungen bis hin zu allgemeiner Müdigkeit. Lassen Sie daher im Zweifelfall einen „Leber-Check" bei Ihrem Hausarzt machen.

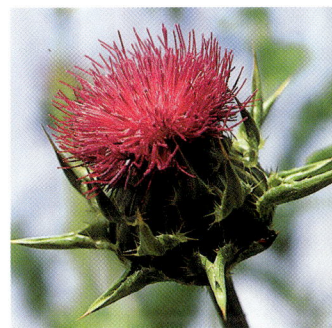

Carduus marianus, die Mariendistel

Leitsymptome Silybum marianum (Carduus marianus)
- Hämorrhoiden, evtl. auch Krampfadern und andere Zeichen einer Venenbelastung
- Leberstörung
- Darmträgheit

Auch in der Schwangerschaft

Aesculus ♀

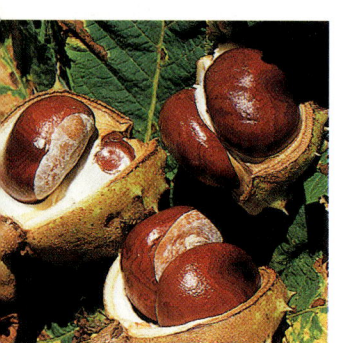

Aesculus hippocastanum, die Rosskastanie

Aesculus, die bereits unter dem Stichwort Krampfadern beschriebene Rosskastanie ist die wohl bekannteste Heilpflanze im Bezug auf Venenerkrankungen und Krampfadern – sie wirkt gefäßabdichtend, blutstillend und die Muskelspannung der Venen erhöhend (wohingegen die Zaubernuss oder Hamamelis vor allem vorrangig adstringierend wirkt). Homöopathisch wird die Rosskastanie vor allem dann eingesetzt, wenn es zu einer venösen Stauung im Becken kommt. Dieser Umstand bewirkt verschiedenste Symptome: dicke, schwere Beine können ebenso auftreten wie Darmträgheit, Hämorrhoiden oder „rheumatische" Rückenschmerzen im Lendenwirbel- und Kreuzbeinbereich. Der schlechte venöse Abfluss aus den Beinen kann zu einer chronischen Venenschwäche und sogar zu einem Unterschenkelgeschwür führen. Liegt eine derartige Situation bei Ihnen vor, so beobachten Sie vielleicht auch eine Verschlimmerung durch Wärme und Bewegung, welche ebenso für Aesculus spricht wie das Gefühl, als ob sich ein Fremdkörper im Enddarm befinden würde. Die Schmerzen am After haben einen schneidenden Charakter, die Hämorrhoidalknoten sind von dunkelroter Farbe.

Leitsymptome Aesculus
- Venöse Stauung im Beckenbereich mit Bildung von Krampfadern und Hämorrhoiden
- Darmträgheit
- Rückenschmerzen
- Bewährt in der Schwangerschaft

Nux vomica

Nux vomica, die auch im Arzneimittelbild beschriebene Brechnuss, hat einen starken Bezug zu Beschwerden, die aufgrund eines überreizten Nervensystems, eines hektischen Alltags, mangelnder Entspannung und übermäßigem Genussmittelkonsum entstehen. So treten hier Hämorrhoidalleiden zumeist infolge von sitzender Tätigkeit sowie bei übermäßigem Genuss von Alkohol, Kaffee und Nikotin auf.

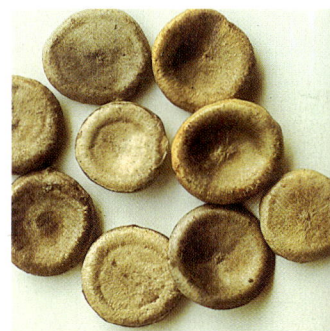

Nux vomica, die Brechnuss

Leitsymptome Nux vomica
- Hämorrhoiden infolge von sitzender Tätigkeit
- Übermäßiger Konsum von Kaffee, Nikotin, Alkohol

Homöopathie bei Krampfadern und beginnender Venenentzündung

Mittel	Hamamelis	Aesculus	Calcium fluoratum	Echinacea
Beschwerden	Krampfadern	Venenleiden	Venenleiden	Beginnende Venenentzündung
Sonstige Beschwerden und Auffälligkeiten	Krampfadern dunkelbläulich, schmerzhaft, berührungsempfindlich, ausgesprochen brüchig, neigen zu Venenentzündungen	Venenstauungen in den Beinen, schmerzhafte Krampfadern und Hämorrhoidalleiden, Darmträgheit, Kreuzschmerzen, Schwangerschaft: Schmerzen in der Lendenwirbelsäule, Neigung zu Krampfadern	Angeborene Venen- und Bindegewebsschwäche, chronisches Krampfaderleiden, Neigung zu Entzündungen, Schwellung der Beine und Spannungsgefühl	Zur Basisbehandlung
Verschlechterung	Wärme	Stehen	Stehen, Wärme	
Besonders geeignet für Kinder oder Schwangere	♂♀	♂♀		
Dosierung	D6, 3-4x täglich 1 Gabe	D4, D6, 3-4x täglich 1 Gabe	D12, 1-2x täglich 1 Gabe, über längeren Zeitraum (3 Wochen Einnahme, 1 Woche Pause)	D2, anfangs 3-4x bis zu 1/4stündlich 1 Gabe, dann reduzieren

Achtung: Dosierung bei Besserung reduzieren!

Homöopathie bei Hämorrhoiden

Mittel	Myrrhis odorata	Paeonia officinalis	Collinsonia canadensis	Carduus marianus	Aesculus	Nux vomica
Beschwerden	Hämorrhoiden	Hämorrhoiden	Hämorrhoiden		Venenleiden	Hämorrhoiden
Zusammenhang mit Ursache			Venöse Stauung im Becken	Leberstörung	Venöse Stauung im Becken	Lebensstil
Sonstige Beschwerden und Auffälligkeiten	Hämorrhoidalleiden, Unverträglichkeit von Aesculus	Purpurrote, juckende, nässende, brennende Entzündungen im Bereich des Afters, Einrisse und Schrunden, schmerzhafter Stuhlgang, anhaltende Schmerzen	Venöse Stauungen im Becken mit Verstopfung und Hämorrhoiden, evtl. Übelkeit und wechselnde Stuhlbeschaffenheit, Schwangerschaftsverstopfung und Hämorrhoiden in Schwangerschaft	Hämorrhoiden und Darmträgheit aufgrund von Leberstörung	Venenstauungen in den Beinen, schmerzhafte Krampfadern und Hämorrhoidalleiden, Darmträgheit, Kreuzschmerzen / Schwangerschaft: Schmerzen in der Lendenwirbelsäule, Neigung zu Krampfadern	
Verschlechterung					Stehen	
Besonders geeignet für Kinder oder Schwangere			♀		♀	
Dosierung	D3, 3-4x täglich 1 Gabe, 10%ige Salbe	D4, 3-4x täglich 1 Gabe	D3, 3-4x täglich 1 Gabe	D3, 3-4x täglich 1 Gabe	D4, D6, 3-4x täglich 1 Gabe	D6, 3-4x täglich 1 Gabe

Achtung: Dosierung bei Besserung reduzieren!

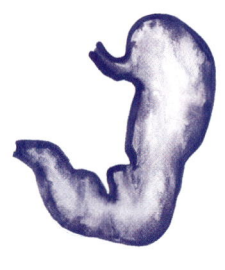

Magen-Darm-Trakt – Appetitlosigkeit, Sodbrennen, Übelkeit, Erbrechen, Durchfall, Blähungen

Erkrankungen des Verdauungstraktes können die Speiseröhre, den Magen, den Darm, aber auch Bauchspeicheldrüse, Leber und Galle betreffen. Diese Erkrankungen sind in der ärztlichen Praxis ausgesprochen häufig. Dabei muss unterschieden werden, ob die Erkrankungen eine organische Ursache haben, oder ob es sich um so genannte funktionelle Störungen handelt. Funktionelle Störungen bereiten zwar Beschwerden – wie z.B. ein Reizmagen, ein Reizdarm – haben aber keine nachweisbare organische Ursache, wie z.B. ein Magengeschwür, Verschlingungen oder Aussackungen des Darmes. Dabei stellen funktionelle Störungen häufig Vorstufen von organischen Veränderungen dar. Generell spielt bei den Erkrankungen des Verdauungstraktes der Einfluss des vegetativen Nervensystems eine große Rolle. So können Stress, Konflikt- und Belastungssituationen die Funktion des Verdauungstraktes unmittelbar beeinträchtigen, sie führen aber auch leicht zu einem Lebensstil (hektisches Essen, viel Kaffee, Zigaretten, viel Alkohol, Süßigkeiten usw), der den Verdauungstrakt belastet. Achten Sie im Hinblick auf die Mittelwahl auf Ihre Essensgewohnheiten, auf Abneigungen, Unverträglichkeiten oder das Verlangen nach einer ganz bestimmten Speise. Ebenso kann eine Beobachtung der Beschaffenheit oder Häufigkeit des Stuhlgangs die Mittelfindung erleichtern.

Denken Sie jedoch bitte daran, dass auch homöopathische Mittel keine „Wundermittel" sind – ein ausgewogener Tagesablauf, eine gesunde Ernährung mit regelmäßigen Mahlzeiten und eine gewisse psychische Ausgeglichenheit stellen wichtige Bausteine zur Behandlung von Magen-Darm-Erkrankungen dar.

Noch ein Hinweis zur Lektüre: In vielen Fällen treten einzelne Beschwerden nicht isoliert auf – lesen Sie daher bitte das gesamte Kapitel Magen-Darm-Trakt zur Mittelfindung durch. So werden die verschiedenen Aspekte der einzelnen Mittel deutlicher.

> ✚ Gehen Sie zum Arzt,
> - um den Befund zu klären,
> - wenn Sie vermuten, dass Sie sich eine Nahrungsmittelvergiftung oder eine grassierende Darminfektion zugezogen haben,
> - wenn Ihre Beschwerden durch Fieber oder Kreislaufbeschwerden begleitet werden oder wenn Sie sich sehr erschöpft und schlapp fühlen,
> - wenn Ihre Beschwerden ausgesprochen heftig sind,
> - wenn plötzliche, starke Bauchschmerzen auftreten oder Ihre Bauchdecke druckschmerzhaft ist,
> - wenn länger anhaltende Schmerzen bestehen.

Appetitlosigkeit

Appetitlosigkeit kann eine Vielzahl von z.T. schwerwiegenden Ursachen haben, die unbedingt abgeklärt werden müssen. Hier ist im Hinblick auf die Therapie auch an eine homöopathische Konstitutionsbehandlung zu denken. Im Folgenden sind einige ganz bestimmte Arten von Appetitlosigkeit genannt, die auch in der Selbstmedikation mit kleinen Mitteln behandelt werden können.

Abrotanum

Abrotanum, die Eberraute, wird in der Homöopathie zur allgemeinen Kräftigung und zur Anregung des Appetits eingesetzt, wie es bei schlechten Essern, insbesondere Kindern, manchmal notwendig ist. Dabei kann einerseits Appetitmangel und Abmagerung vorliegen, andererseits aber auch ein Heißhunger, ohne dass an Gewicht zugenommen wird. Ebenso gehören Bauchkrämpfe und der Abgang von Winden zum Mittelbild, Durchfall und Verstopfung im Wechsel und erhöhte Temperatur. Gehen Sie jedoch in jedem Fall der Ursache dieser Gedeihstörung auf den Grund und besprechen Sie den Einsatz von Abrotanum mit dem behandelnden Homöopathen.

Leitsymptom Abrotanum
- Anregung des Appetits, allgemeine Stärkung

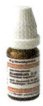

China

China, aus dem Chinarindenbaum gewonnen, war das Mittel, welches Samuel Hahnemann einnahm und daraufhin an sich selbst dem Wechselfieber ähnelnde Erscheinungen beobachten konnte. Entsprechend stellt China ein wichtiges Mittel bei Wechselfieber oder Malaria dar, aber auch – etwas allgemeiner gefasst – bei allgemeiner Schwäche, Kraft- und Appetitlosigkeit infolge von fieberhaften Erkrankungen, bei denen auch schwächende Durchfälle oder nächtliche Schweiße auftreten können. Neben seiner Funktion als wichtiges Rekonvaleszenzmittel baut China den Organismus auch nach Blutverlusten, wie sie z.B. bei Operationenen auftauchen können, wieder auf.

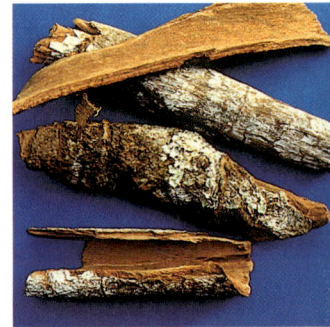

Chinarinde

Leitsymptom China
- Appetitlosigkeit und allgemeine Schwäche infolge von Erkrankungen, Operationen und Blutverlusten

Für Kinder besonders geeignet

Medicago sativa

Medicago sativa, die Alfalfapflanze, stellt homöopathisch ein Aufbaumittel dar, für dessen Arzneimittelbild Appetitlosigkeit und auffallende Blässe bei allgemeinem Unwohlsein und Lustlosigkeit infolge durchgemachter Kinderkrankheiten kennzeichnend sind. Auch wenn Kinder mit Antibiotika behandelt wurden, bietet sich Medicago sativa als Aufbaumittel an.

Leitsymptome Medicago sativa
- Verzögerte Rekonvaleszenz nach Kinderkrankheiten oder Antibiotikabehandlung
- Müdigkeit, Appetitlosigkeit

Aufstoßen, Völlegefühl, Blähungen usw.

Asa foetida

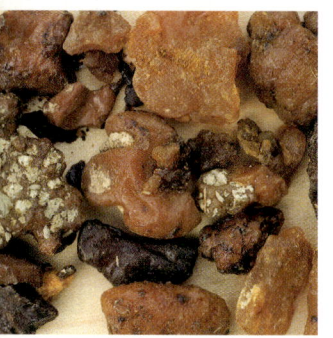

*Asa foetida,
der Stinkasant*

Asa foetida (Ferula asa-foetida), der so genannte Stink-asant oder Teufelsdreck, wächst in den Stein- und Salzwüsten Persiens und Afghanistans. Der Name weist auf den unangenehmen Geruch der Pflanze hin – kein Wunder also, dass Asa foetida nach dem homöopathi-schen Ähnlichkeitsprinzip bei Magen-Darm-Beschwerden eingesetzt wird, die sich durch einen übelriechenden Ge-ruch kennzeichnen: bei starkem Rülpsen, übelriechen-dem Aufstoßen, starken Blähungen und dem Abgang von vielen Winden. Auch der eher weiche Stuhl riecht ausgesprochen unangenehm. Daneben kommt es zu Völlegefühl und Magendrücken.

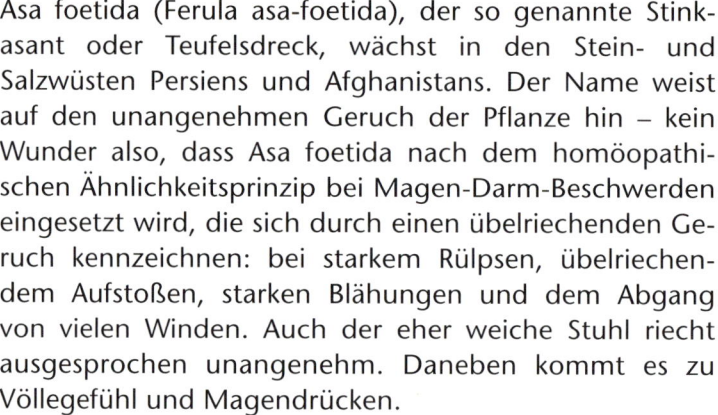

Leitsymptome Asa foetida
- Magendrücken
- Starkes Rülpsen, übelriechendes Aufstoßen
- Aufgetriebener Leib, viele Blähungen
- Übelriechende Absonderungen

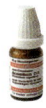

Nux moschata

Nux moschata ist die Muskatnuss des in Indien beheima-teten Muskatnussbaums. Die Muskatnuss kennt man als Gewürz. Traditionell wurden die Samen bei Durchfall, Magenkrämpfen, Darmkatarrh und Blähungen einge-setzt, wobei das durch Auspressen aus den Samen ge-wonnene Fett, die so genannte Muskatbutter, für Einrei-bungen verwendet wurde. Die Homöopathie stellt bei diesem Mittel die kolikartigen Bauchschmerzen und die Gasbildung im Darm in den Vordergrund: Ihr Bauch ist stark aufgetrieben, Sie leiden unter Blähungen und dem Abgang von Winden. Die Luftansammlungen im Bauch können so nach oben drücken, dass es sogar zu einem Druckgefühl am Herzen kommt. Weitere Hinweise auf Nux moschata: Ihr Mund ist möglicherweise trocken, sie haben wenig Durst und fühlen sich schläfrig. Zudem leiden sie an kolikartigen Bauchschmerzen und eventuell auch unter Durchfällen.

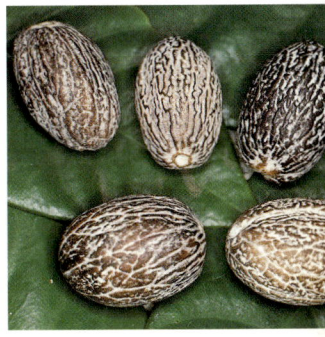

Nux moschata, die Muskatnuss

> **Leitsymptome Nux moschata**
> - Kolikartige Schmerzen und Blähungen, die auf Brustkorb und Herz drücken
> - Geringes Durstgefühl
> - Allgemeine Schläfrigkeit

Auch in der Schwangerschaft

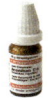

Robinia pseudacacia

Ebenfalls zu den pflanzlichen Homöopathika gehört Robinia pseudacacia (Falsche Akazie), ein Baum, der auch in unseren Breitengraden wächst und im Frühsommer wunderbare, stark duftende Blütendolden bildet. Robinia pseudacacia hat sich in der homöopathischen Anwendung vor allem dann gut bewährt, wenn die Säurebeschwerden im Vordergrund stehen. Diese Säurebeschwerden, d.h. die Übersäuerung des Magens, äußern sich durch Sodbrennen, saures Aufstoßen und säuerlichen Mundgeschmack. Es kann zu Erbrechen kommen und auch das Erbrochene hat einen ausgesprochen säuerlichen Geruch, ebenso wie der Stuhlgang. Zudem leiden Sie an Magendrücken und Blähungen. Durch Essen bessern sich die Beschwerden.

Robinia kann eine Magenübersäuerung normalisieren, wobei allerdings die Wirkung des homöopathischen Medikaments nicht mit der von chemischen Säureblockern verglichen werden kann.

Leitsymptome Robinia
- Säurebeschwerden: Sodbrennen, saures Aufstoßen, auch saures Erbrechen.
- Besserung durch Essen

Carbo vegetabilis

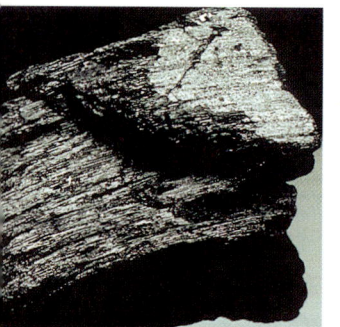

Carbo vegetabilis, die Holzkohle

Carbo vegetabilis ist die Holzkohle, also ausgeglühte Kohle von Rotbuchen oder Birkenholz. Kohletabletten werden in der Volksheilkunde eingesetzt bei Durchfall und Vergiftungserscheinungen. Dabei soll die Holzkohle dazu dienen, Giftstoffe zu absorbieren, aufzusaugen. In der Homöopathie wird Carbo vegetabilis gerade beim älteren Menschen eingesetzt, wenn es zu starken Blähungen mit Völlegefühl und Aufstoßen wie auch dem Abgang von übelriechenden Winden kommt. Sie können eine Fettunverträglichkeit beobachten, zudem führen die starken Gasansammlungen zu Luftnot und Herzbeschwerden.

Leitsymptome Carbo vegetabilis
- Aufstoßen, Völlegefühl, Magendrücken
- Sehr starke Blähungen
- Abneigung gegen fette Speisen
- Herzbeschwerden und Luftnot
- Geeignet für Senioren

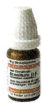

Antimonium crudum

Neben einer Vielzahl an Homöopathika, deren Arznei-
grundstoff Pflanzen und Pflanzenteile sind, gibt es auch
solche aus der mineralischen Gruppe. Eines von ihnen ist
Antimonium crudum (Stibium sulfuratum nigrum,
Schwarzer Spießglanz), das eine deutliche Wirkungsrichtung auf den gesamten Magen-Darm-Trakt hat. Sie neigen dazu, sich beim Essen und Trinken zu „überneh-
men", Ihr Magen ist überladen und kann die anstehende
Verdauungsarbeit nicht leisten. Dies zeigt sich in einer
weißlich belegten Zunge und wiederholtem Erbrechen,
welches jedoch nicht dazu führt, dass es Ihnen besser
geht. Nach einem üppigen Essen, bei dem Sie auch dem
Wein zusprechen, geht es Ihnen deutlich – und für eine
längere Zeit – schlechter. In aller Regel handelt es sich
hierbei jedoch nicht um plötzlich auftretende Beschwerden. Im Gegenteil: Sie werden schon eine ganze Weile
von den Magenbeschwerden belastet. Kein Wunder, dass
sich die permanenten Verdauungsstörungen auf Ihre
Stimmung auswirken: Sie sind schlechter Laune und mür-
risch. Auf das Mittel weisen übrigens einige Besonderheiten hin, die zunächst nichts mit den Magenschmerzen
zu tun haben: So gehören zu dem typischen „Antimonium crudum"-Bild z.B. eine kräftige Hornhaut, vielleicht
sogar Schwielen an Handflächen und Fußsohlen, gespaltene Fingernägel und wunde, eingerissene Mundwinkel.

Leitsymptome Antimonium crudum
- „Überladener Magen" infolge von Weingenuss
  und zu üppigem Essen
- Schlechte Stimmung
- Dick weißbelegte Zunge
- Starke Hornhaut, Schwielen, gespaltene Fingernägel,
  eingerissene Mundwinkel

Übelkeit/Reiseübelkeit

Bitte beachten Sie auch die unter dem Stichwort „Magenschmerzen, Sodbrennen, Blähungen" genannten Mittel,
insbesondere Nux vomica und Ignatia.

Auch in der Schwangerschaft

Sepia ♀

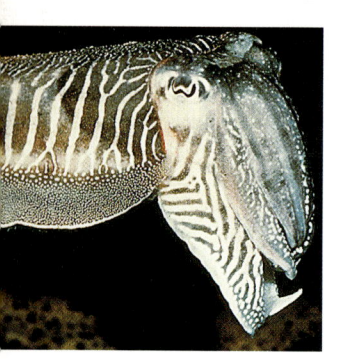

*Sepia, der
Tintenfisch*

Sepia, der Tintenfisch, ist ein wichtiges Frauenmittel und
so insbesondere bei Übelkeit vor allem in der Schwangerschaft bewährt: Jegliche Art von Küchengerüchen löst ein
Ekelgefühl aus, auch das Sehen und Riechen von Speisen
verstärkt die Übelkeit und Brechneigung. Sie empfinden
ein Leeregefühl im Magen sowie eine Abneigung gegen
Fleisch und Milch.

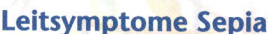

Leitsymptome Sepia
- Übelkeit vor allem in der Schwangerschaft
- Essensgerüche rufen Ekel hervor
- Leeregefühl im Magen

Für Kinder und in der Schwangerschaft

Cocculus 😊 ♀

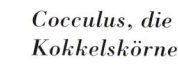

*Cocculus, die
Kokkelskörner*

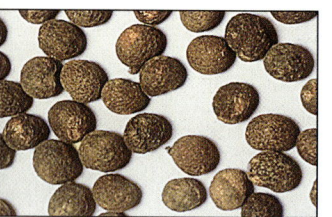

Cocculus, die Kokkelskörner, sind ein bewährtes Mittel
zur Behandlung von Reiseübelkeit gerade bei Kindern (s.
auch Arzneimittelbild S.63). Ausgelöst werden die Reise-
beschwerden wie z.B. Übelkeit, die mit krampfhaftem
Gähnen und Aufstoßen beginnt, und Erbrechen durch
Fliegen oder Fahren. Dabei kann es auch zu einem
Schwindelgefühl und Gliederzittern kommen.

> **Leitsymptome Cocculus**
> - Reisebeschwerden durch Fliegen oder Fahren
> - Erbrechen, Übelkeit, Schwindel, Gliederzittern
>   (auch in der Schwangerschaft)

Tabacum

Wenn Sie fahren oder fliegen, treten Beschwerden auf, die Sie möglicherweise an das Rauchen einer Zigarette erinnern: Ihnen ist ausgesprochen übel (sterbenselend), vielleicht müssen Sie erbrechen. Der Schweiß steht auf Ihrer Stirn, der Kreislauf ist ins Wanken geraten. Ihnen ist schwindelig. Sie haben ein sehr starkes Bedürfnis nach frischer Luft.

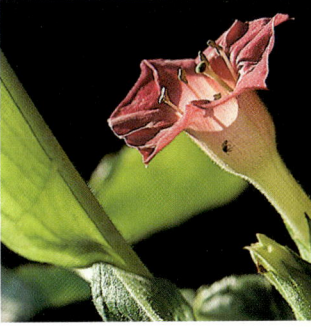

Nicotiana tabacum, der Tabak

> **Leitsymptome Tabacum**
> - Beschwerden beim Fahren oder Fliegen
> - Starke Übelkeit mit Kreislaufschwäche
> - Neigung zu Ohnmachten
> - Großer Lufthunger nach frischer Luft

Erbrechen/Durchfall

> Gehen Sie zum Arzt,
> - wenn es bei Säuglingen oder Kleinkindern zu Erbrechen oder Durchfall kommt. Achten Sie – auch bei älteren Menschen – auf eine ausreichende Flüssigkeitsaufnahme!

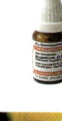

Chamomilla

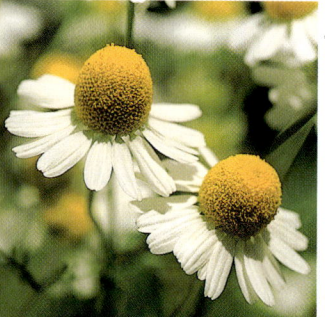

*Matricaria chamomilla,
die Kamille*

Chamomilla, die Kamille, taucht in diesem Ratgeber als homöopathisches Mittel immer wieder auf, wenn es zu Zahnungsbeschwerden von Kindern kommt, zu Ohrenschmerzen, zu Fieber, zu Blähungskoliken oder auch zu einer Magen-Darm-Entzündung mit Durchfällen *„wie gehackte Eier"*. Diese Durchfälle sind wässrig, schleimiggrünlich, übel-säuerlich riechend und machen den kleinen Babypopo wund. Daneben treten nächtliche kolikartige Bauchschmerzen und Durchfälle auf, außerdem Blähungskoliken nach dem Essen und saures Erbrechen. Die Bauchdecke ist schmerzhaft gespannt. Abends und nachts werden die Beschwerden schlimmer, sie bessern sich jedoch, wenn man eine Wärmflasche auflegt oder einen warmen Bauchwickel macht. Die Kinder sind auffallend schlecht gelaunt und unleidlich, sie schreien, strampeln, werfen sich hin und her und wollen getragen werden. Aber auch das Herumtragen hilft oft nur für eine kurze Zeit.

> **Leitsymptome Chamomilla**
> - Zahnungsbeschwerden
> - Grünlicher Durchfall
> - Krampfartige Blähungskoliken
> - Saures Erbrechen
> - Unleidliche Stimmung

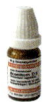

Colocynthis

Kennzeichnend für Colocynthis (Citrullus colocynthis, Koloquinte) sind starke, krampfartige Leibschmerzen, die mit heftigen, wässrigen Durchfällen, Übelkeit und Brechreiz verbunden sind. Ein wichtiger Hinweis auf das Mittel stellt die Verbesserung der Schmerzen durch Zusammenkrümmen und Wärme dar. Dagegen verschlechtern sie sich bei Nahrungsaufnahme. Die Magen-Darm-Störungen äußern sich zudem in Aufstoßen, Abgang von Winden, Blähungen mit schmerzhaftem, starken „Kollern".

Leitsymptome Colocynthis
- Krampfartige Leibschmerzen
- Besserung durch Zusammenkrümmen
- Verschlechterung bei Nahrungsaufnahme
- Aufstoßen, Abgang von Winden, Blähungen mit „Kollern", heftige, wässrige Durchfälle

Dulcamara

Die Ursache einer Erkrankung spielt in der Homöopathie eine wichtige Rolle. Dulcamara wird stets dann eingesetzt, wenn Beschwerden in Folge von Kälte und Nässe oder nach einem Wetterumschwung von Hitze auf Kühle auftreten, wie dies beispielsweise bei Sommerabenden, dem Sitzen auf kalten Steinen o.ä. der Fall ist. Dabei kann es sich ebenso um eine Blasenentzündung oder – wie hier – eine Durchfallerkrankung handeln.

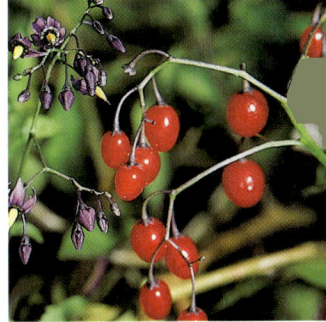

Solanum dulcamara, der bittersüße Nachtschatten

Leitsymptom Dulcamara
- Durchfälle infolge von Kälte und Nässe oder Wetterwechsel von Hitze zu Kälte

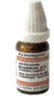

Veratrum album

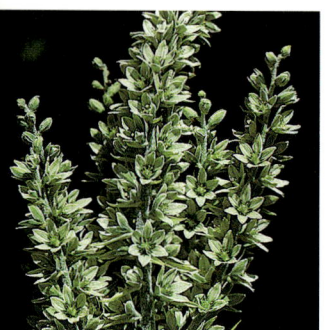

Veratrum album, die weiße Nieswurz oder der weiße Germer, ist eine Giftpflanze, die in ihrem Vergiftungsbild eine starke Kreislaufbelastung zeigt. Entsprechend wird Veratrum album in der Homöopathie bei akuter Kreislaufschwäche eingesetzt. Und auch andere Beschwerden, die mit Veratrum behandelt werden, zeigen eine deutliche Kreislaufmitbeteiligung. So ist an dieses Arzneimittel zu denken, wenn Durchfall und Erbrechen mit einer akuten Kreislaufschwäche, Ohnmachtsneigung und dem sehr starken Gefühl von Mattigkeit einhergehen.

Veratrum album, die weiße Nieswurz oder weißer Germer

Leitsymptome Veratrum album
- Durchfall und Erbrechen mit akuter Kreislaufschwäche und Ohnmachtsneigung

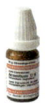

Cuprum metallicum

Cuprum, das Kupfer, wird in der Homöopathie bei starken Krampfzuständen eingesetzt, bei Krämpfen der Atemmuskulatur, Magenpförtnerkrampf, Gefäßkrämpfen, Fieberkrämpfen, Blähungskoliken usw. Im Hinblick auf Durchfälle ist an starke, erschöpfende Durchfälle, an plötzlich und heftig einsetzende kolikartige Leibschmerzen zu denken, die zudem mit einer Kreislaufschwäche verbunden sind.

Leitsymptome Cuprum
- Heftige Bauchschmerzen (Krämpfe)
- Erbrechen und starker Durchfall
- Große Erschöpfung, Kreislaufschwäche

Für Kinder und Schwangere

Ipecacuanha

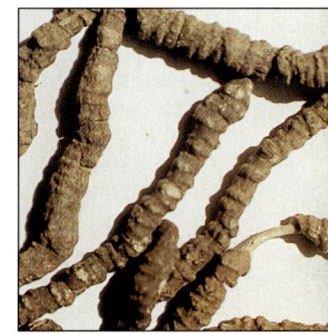

Ipecacuanha ist die Brechwurz, eine Heilpflanze, die als Brechsirup auch heute noch auf Rettungsstationen Verwendung findet. Kennzeichnend für dieses Mittel sind Erbrechen (selbst bei leerem Magen), bzw. Beschwerden, die mit Brechreiz und Übelkeit einhergehen, wie dies auch bei Hustenanfällen der Fall sein kann. Gleiches gilt für die wässrig-schaumigen Durchfälle, welche infolge von Durcheinanderessen auftreten. Auch werden Fett, Obst und Eis nicht vertragen. Trotz des Erbrechens fühlen Sie sich ausgesprochen elend, ist Ihnen anhaltend sehr übel. Das Erbrechen erleichtert Ihre Beschwerden nicht.

Das Mittel ist auch zur Behandlung von Schwangerschaftserbrechen angezeigt, wenn sehr starke Übelkeit mit immer wiederkehrendem Erbrechen ohne Besserung auftaucht. Empfehlenswert ist unter diesen Umständen auch die wechselweise Anwendung mit Nux vomica (Strychnos nux vomica).

Ipecacuanha,
die Brechwurz

Leitsymptome Ipecacuanha
- Erbrechen und/oder Durchfälle
- Folge von Schwerverdaulichem
- Nicht-belegte Zunge
- Erbrechen bringt keine Erleichterung
- Große, anhaltende Übelkeit mit ständigem Brechreiz
- Schwangerschaft: starke Übelkeit mit wiederholtem Erbrechen ohne Besserungsgefühl

Besonders geeignet für Kinder

Pulsatilla 😊

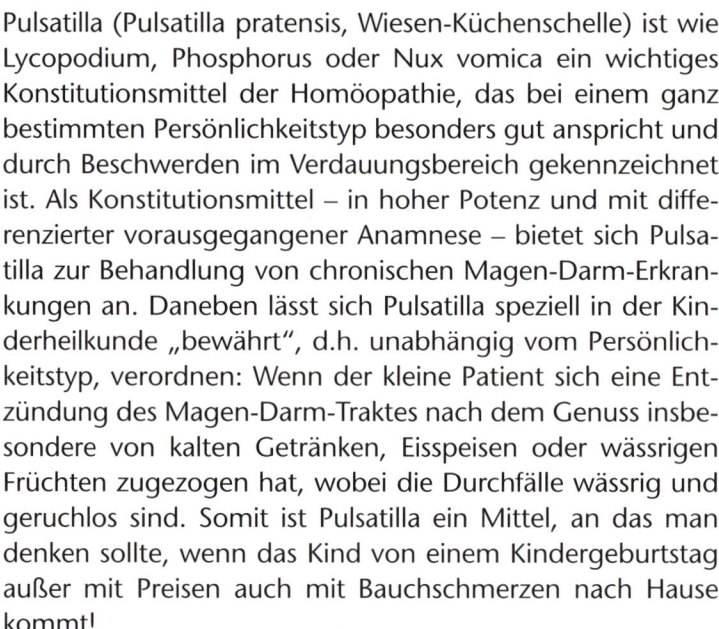

Pulsatilla,
die Wiesen-
Küchenschelle

Pulsatilla (Pulsatilla pratensis, Wiesen-Küchenschelle) ist wie Lycopodium, Phosphorus oder Nux vomica ein wichtiges Konstitutionsmittel der Homöopathie, das bei einem ganz bestimmten Persönlichkeitstyp besonders gut anspricht und durch Beschwerden im Verdauungsbereich gekennzeichnet ist. Als Konstitutionsmittel – in hoher Potenz und mit differenzierter vorausgegangener Anamnese – bietet sich Pulsatilla zur Behandlung von chronischen Magen-Darm-Erkrankungen an. Daneben lässt sich Pulsatilla speziell in der Kinderheilkunde „bewährt", d.h. unabhängig vom Persönlichkeitstyp, verordnen: Wenn der kleine Patient sich eine Entzündung des Magen-Darm-Traktes nach dem Genuss insbesondere von kalten Getränken, Eisspeisen oder wässrigen Früchten zugezogen hat, wobei die Durchfälle wässrig und geruchlos sind. Somit ist Pulsatilla ein Mittel, an das man denken sollte, wenn das Kind von einem Kindergeburtstag außer mit Preisen auch mit Bauchschmerzen nach Hause kommt!

Leitsymptome Pulsatilla
- Brechdurchfall insbesondere nach fetten Speisen, Eis- und Obst-Essen, Durcheinander-Essen
- Belegte Zunge
- Wenig Durst

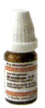

Ferrum metallicum

Beim akuten Durchfall stellt auch Ferrum metallicum (Metallisches Eisen) ein Mittel dar, das in die enge Wahl der Therapeutika gezogen werden sollte. Wässrige, schmerzlose Durchfälle, auch mit Abgang von unverdauten Speisen sind charakteristisch für Ferrum metallicum, besonders dann, wenn es keine weiteren Hinweise auf die Ursache gibt. In der Praxis bewährt hat sich dabei – speziell in der Kinderheilkunde – gerade die häufige Gabe zu Beginn der Therapie.

Leitsymptom Ferrum metallicum
● Wässrige Stühle mit Abgang von Unverdautem

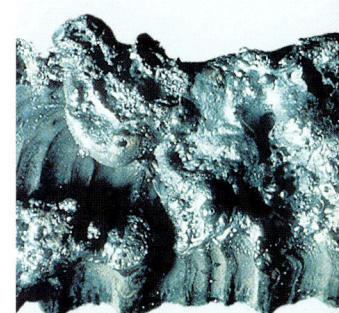

Ferrum metallicum, Eisen

Okoubaka

Okoubaka (Okoubaka aubrevillei) ist ein besonders interessantes, neueres Homöopathikum, das erst in jüngerer Zeit in die Homöopathie eingeführt wurde. Okoubaka ist angezeigt, wenn eine Entzündung des Magen-Darm-Traktes nach einer Nahrungsmittelvergiftung oder nach dem Verzehr verdorbener Speisen auftritt, wenn es zu Übelkeit, Erbrechen sowie häufigen Durchfällen kommt. Diese Beschwerden gehen mit einem Schwächegefühl einher.

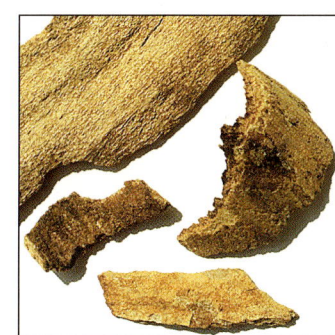

Okoubaka

Ein weiterer Anwendungsbereich ist der Zustand nach durchgemachten Infektionskrankheiten, insbesondere nach Magen-Darm-Erkrankungen, in deren Folge es zu unspezifischen Beschwerden wie Abgeschlagenheit, Appetitlosigkeit, zu Bauchschmerzen, Völlegefühl und Sodbrennen und der Neigung zu Stuhlunregelmäßigkeiten kommen kann. Zur Vorbeugung kann Okoubaka auch bei Klima- und Ernährungsumstellung eingesetzt werden, wie z.B. auf Fernreisen.

Hinweis: Sie können Okoubaka grundsätzlich nach einer Magen-Darm-Verstimmung im Sinne einer Entgiftung der Verdauungsorgane einnehmen (ca. 3 Wochen lang).

Okoubaka hilft bei Klima- und Ernährungsumstellung, z.B. auf Fernreisen.
→ Reiseapotheke

Leitsymptome Okoubaka
- Nahrungsmittelvergiftung
- Bewährt auch bei Reisedurchfall
- Zur Vorbeugung auf Fernreisen
- Zur Entgiftung nach Magen-Darm-Verstimmungen

Blähungskoliken

Blähungs- oder Nabelkoliken bei Säuglingen müssen in jedem Fall ärztlich abgesichert werden. Findet sich jedoch keine „organische Ursache", so bieten die folgenden homöopathischen Mittel Hilfe (besser noch ist jedoch, einen homöopathisch arbeitenden Kinderarzt aufzusuchen). Wichtig ist in jedem Fall, auch als Eltern ruhig zu bleiben – die Koliken halten nicht ewig an! Achten Sie darauf, dass das Baby in Ruhe trinken kann, dass es nicht zu viel Luft schluckt und dass es nach dem Trinken in aller Ruhe sein Bäuerchen machen kann. Legen Sie das Baby nicht jedes Mal an, wenn es weint. Denn so mischt sich im Magen halbverdaute und frische Milch und verstärkt die Beschwerden. Oft mögen Babys einen gewissen Druck (über die Schultern legen und sanft den Rücken massieren) oder eine Bauchmassage, indem Sie die Beinchen vorsichtig nach oben beugen – wie beim Wickeln – und es leicht hin und her rollen oder mit der anderen Hand und etwas angewärmtem Öl über den Bauch streichen. Trinkt das Baby aus der Flasche, so kann man auch Fencheltee anbieten. Stillende sollten selber den Tee aus Fenchel, Kümmel und Anis trinken. Seien Sie vorsichtig mit Heißwasseranwendungen – Tee oder Wärmflasche – und überprüfen Sie stets die Temperatur am Augenlid.

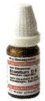

Chamomilla

In diesem Fall stehen die Blähungskoliken in Zusammenhang mit der Zahnung. Deshalb ist Chamomilla nicht für die Dreimonatskoliken, sondern für Koliken im fortgeschrittenen Alter des Säuglings angezeigt. Dabei gehen die krampfartigen Blähungskoliken und Bauchschmerzen häufig mit saurem Erbrechen und grünlichem Durchfall einher. Das Kind ist quengelig, ausgesprochen schmerzempfindlich und „raubt Ihnen den letzten Nerv". Die Bauchdecke ist schmerzhaft gespannt. Abends und nachts werden die Beschwerden schlimmer, sie bessern sich jedoch, wenn man eine Wärmflasche auflegt oder einen warmen Bauchwickel macht.

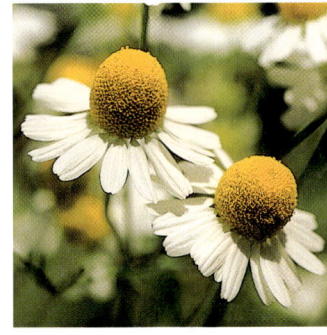

Matricaria chamomilla,
die Kamille

Leitsymptome Chamomilla
- Zahnungsbeschwerden
- Grünlicher Durchfall
- Krampfartige Blähungskoliken
- Saures Erbrechen
- Unleidliche Stimmung

Colocynthis

Kennzeichnend für Colocynthis (Citrullus colocynthis, Koloquinte) sind starke, krampfartige Leibschmerzen, die mit heftigen, wässrigen Durchfällen, Übelkeit und Brechreiz verbunden sind. Das geplagte Baby krümmt sich vor Schmerzen zusammen – ein wichtiger Hinweis. Neben dem Zusammenkrümmen verbessert außerdem Wärme die Schmerzen, wohingegen Nahrungsaufnahme verschlechtert. Die Magen-Darm-Störungen äußern sich zudem in Aufstoßen, Abgang von Winden, Blähungen mit schmerzhaftem, starken „Kollern".

> **Leitsymptome Colocynthis**
> - Krampfartige Leibschmerzen
> - Besserung durch Zusammenkrümmen
> - Verschlechterung bei Nahrungsaufnahme
> - Aufstoßen, Abgang von Winden, Blähungen
>   mit „Kollern", heftige, wässrige Durchfälle

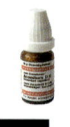

Cuprum metallicum

Cuprum, das Kupfer ist ein wichtiges Krampfmittel der Homöopathie. Hier prägen heftige, krampfartige Bauchschmerzen das Bild, die mit Erbrechen und starkem Durchfall wie auch großer Erschöpfung einhergehen.

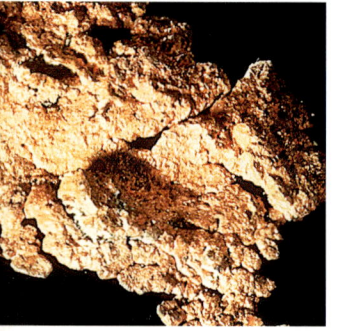

Cuprum, das Kupfer

> **Leitsymptome Cuprum**
> - Heftige Bauchschmerzen (Krämpfe)
> - Erbrechen und starker Durchfall
> - Große Erschöpfung, Kreislaufschwäche

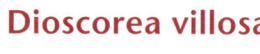

Dioscorea villosa

Dioscorea villosa, die Yamswurzel, kennen Sie im Vergleich zu den drei bisher genannten und in diesem Ratgeber immer wieder aufgeführten Mitteln noch nicht. Es soll unter dem Stichwort „Blähungskoliken" jedoch nicht fehlen, da ein klarer Hinweis auf den Einsatz des Mittels besteht. Das Baby krümmt sich nicht, wie bei Colocynthis, zusammen, sondern nach hinten. Die kolikartigen Bauchschmerzen werden durch das Rückwärtsbeugen deutlich gebessert.

> **Leitsymptome Dioscorea villosa**
> - Kolikartige Bauchschmerzen
> - Deutliche Besserung durch Rückwärtsbeugen

Psychosomatische Magen-Darm-Beschwerden

Wie bereits dargestellt, hängen die Verdauung und die Gemütsverfassung eng miteinander zusammen. Deshalb wollen wir im Folgenden einige Mittel vorstellen, die entweder eine starke psychische Komponente haben und/oder zu den Konstitutionsmitteln gehören. In der Selbsthilfe werden sie in niedrigen Potenzen und häufigen Gaben verabreicht.

Ignatia

Ignatia (Strychnos ignatii, Ignatia amara, Ignazbohne) ist im weiteren Sinne ein psychosomatisches Arzneimittel. Ihnen ist etwas „auf den Magen geschlagen", Sie können ein Erlebnis, eine Stimmung, einen Streit oder Kummer nicht so recht verdauen oder haben Sorgen. Auf diese seelischen Belastungen reagieren Sie mit Magenschmerzen und -krämpfen. Ihre Stimmung schwankt, Sie sind reizbar und überempfindlich. Dabei machen sich Ihre Verdauungsbeschwerden nicht nur in einem empfindlichen Magen bemerkbar, sondern bereits in dem Gefühl, als blieben Ihnen beim Essen „der Bissen im Halse stecken", in bitterem Aufstoßen und Schmerzen bei leerem Magen. Die Schmerzen sind krampfartig, wie es auch zu Krämpfen in anderen Körperbereichen wie z.B. den Gefäßen (Migräne) oder den Atemwegen (Asthma) kommen kann.

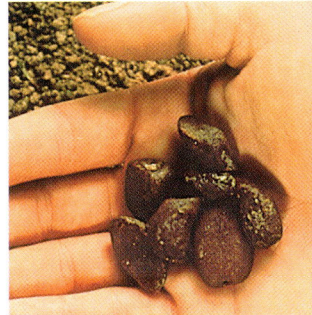

Strychnos ignatii, die Ignazbohne

Nux vomica

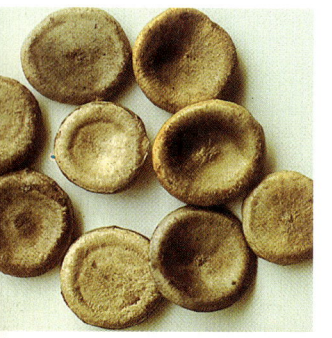

Strychnos nux vomica, die Brechnuss

Nux vomica ist ein bewährtes „Katermittel".

Nux vomica (Strychnos nux vomica, Brechnuss) hat ebenfalls einen starken Bezug zur Persönlichkeit des Erkrankten. Der Nux vomica-Patient hat eine Vielzahl von Problemen im Magen-Darm-Bereich, nicht nur Sodbrennen, sondern auch krampfartige Bauchschmerzen, morgendliches Erbrechen und Magenschmerzen nach dem Essen, er neigt zu Blähungen, Verstopfung und Hämorrhoiden. Häufig begleiten Kopfschmerzen die Beschwerden im Magen-Darm-Trakt. Diese Beschwerden hängen jedoch eng mit dem Lebensstil zusammen, auch lassen sich bestimmte Persönlichkeitsmerkmale des Mittels aufzeigen. Entspricht „Nux vomica" Ihrem Krankheitsbild, so essen Sie oft zu fett und zu viel, trinken so manches Mal über den Durst und greifen auch gerne zu anderen Reizmitteln wie Kaffee oder Tabak. Die Ernährung und die Genussmittel verschlimmern zwar die bestehenden Beschwerden – es fällt Ihnen jedoch schwer, darauf zu verzichten. Ihre Magenschmerzen gehen mit Kopfweh, Völlegefühl, Aufstoßen und Übelkeit einheit. Die Beschwerden sind morgens deutlich schlimmer, sodass Nux vomica auch ein bewährtes „Katermittel" ist. Vom Naturell her regen Sie sich relativ schnell auf und könnten als cholerisch bezeichnet werden.

> **Leitsymptome Nux vomica (Strychnos nux vomica)**
> - Akute und chronische Magen-Darm-Beschwerden: Krampfartige Bauchschmerzen, Sodbrennen, Neigung zu Erbrechen und Blähungen, Darmträgheit, Hämorrhoiden
> - Unverträglichkeit von Kaffee, Tabak und Alkohol sowie gewürzten Speisen
> - „Kater"-Mittel

Lycopodium

Auch Lycopodium clavatum, das aus den Sporen des Bärlapps gewonnen wird, stellt ein wichtiges Konstitutionsmittel in der Homöopathie dar. Typisch für die Verdauungsbeschwerden des Lycopodium-Patienten ist die mangelnde Verdauungskraft, die auch meist mit einer chronischen Leberstörung einhergeht. Der ausgeprägte Lycopodium-Typ zeigt einen charakteristischen Körperbau: Sein Oberkörper ist hager, der Bauch dagegen aufgebläht. Der Mensch wirkt vorgealtert. Die Haut ist gelblich-blass und welk. Im Gesicht sind tiefe Nasenlippenfalten zu sehen. Widerspruch reizt den Lycopodium-Patienten zu cholerischen Reaktionsweisen. Er ist geistig sehr vital, aber auch misstrauisch und eifersüchtig. Was die körperliche Symptomatik anbelangt, so plagt sich der Lycopodium-Patient mit immer wiederkehrenden Beschwerden: So hat er beispielsweise Heißhunger, auch auf Süßigkeiten, ist aber nach wenigen Schlucken und Bissen trotzdem satt. Gase entwickeln sich, der Betroffene muss aufstoßen, oder es gehen Winde ab, was wiederum zu Darmkrämpfen führt. Der gesamte Bauchraum ist empfindlich, jegliche Kleidung wird als beengend empfunden. Darmträgheit rundet die Reihe der unangenehmen Beschwerden schließlich ab. In Ruhe und Wärme,

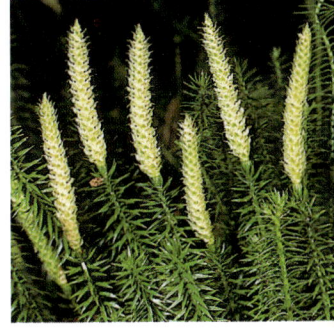

Bärlapp

vor allem in Bettwärme, verstärken sich die Beschwerden, durch kühle frische Luft und Bewegung verbessern sie sich.

Neben den Erkrankungen des Verdauungssystems kann der Lycopodium-Patient auch an Erkrankungen an Nieren und ableitenden Harnwegen leiden (beispielsweise an einer chronischen Nierenbeckenentzündung oder Steinleiden), an Erkrankungen der Haut (Ekzem) sowie am Bewegungsapparat (rheumatoide Gelenkschmerzen).

Leitsymptome Lycopodium
- Aufgetriebener Leib
- Übelriechende Blähungen
- Hungergefühl, nach wenigen Bissen satt

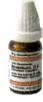

Phosphorus

Auch der Phosphor-Typ besitzt markante psycho-somatische Eigenschaften. Es handelt sich um einen geistig sehr beweglichen, agilen und intelligenten Menschen. Charakteristisch ist seine relativ rasche Erschöpfbarkeit, weshalb er immer wieder kleine Ruhepausen benötigt, bei denen er sich auffallend schnell erholt. Der Phosphor-Typ leidet an einer Überempfindlichkeit gegen Sinneseindrücke, Geräusche und Gerüche, ist leicht erregbar und schreckhaft, fürchtet sich im Dunkeln und beim Alleinsein, woraus auch eine gewisse Melancholie resultieren kann. Typisch sind auch die Beschwerden seitens des Verdauungstraktes: Trotz ausgeglichener Stoffwechsellage benötigt der Phosphor-Patient häufigere und kleinere Mahlzeiten, was er als angenehm empfindet. Ein leerer Magen dagegen verursacht ein brennendes Gefühl und allgemeine zittrige Schwäche. Der Bauch ist bei einer vergrößerten Leber meist aufgebläht, der Stuhlgang ist eher durchfallartig und schmerzlos, verursacht aber ein Schwächegefühl.

Leitsymptome Phosphorus
- Brenngefühl im Magen mit Verlangen nach häufigen (kleineren) Mahlzeiten
- Gemüt: lebhaft, geistig beweglich, schreckhaft
- Rasche Erschöpfung
- Neigung zu Blutungen und Durchfällen

Stichwort: Darmträgheit

Darmträgheit kann die verschiedensten Ursachen haben. Daher ist auf eine sorgfältige Ursachenforschung zu achten. In vielen Fällen resultiert die Verstopfung aus mangelnder Bewegung, ballaststoffarmer Ernährung, einer zu geringen Trinkmenge. Versuchen Sie daher zunächst, Ihren Lebensstil zugunsten einer regelmäßigen Verdauung zu ändern oder überlieferte Hausmittel einzusetzen: Trinken Sie ausreichend, bewegen Sie sich, nehmen Sie ballaststoffreiche Ernährung zu sich oder zusätzliche Ballaststoffe wie Weizenkleie, die das Volumen des Darminhaltes vergrößern. Als Quellstoffe dienen auch Leinsamen, die – ebenso wie Weizenkleie – stets mit viel Flüssigkeit eingenommen werden müssen. Auch der Verzehr von eingeweichten Trockenpflaumen, das Trinken von Buttermilch oder – noch stärker wirksam – Sauerkrautsaft leistet häufig gute Dienste. Zeigen diese Maßnahmen keinen Erfolg, so wenden Sie sich an einen homöopathischen Arzt. Wenn es auch kein „homöopathisches Abführmittel" gibt, kann die Darmträgheit gewisse Hinweise auf konstitutionell einzusetzende Homöopathika geben.

Achtung: Ein Wechsel von Verstopfung und Durchfall muss in jedem Fall ärztlich abgeklärt werden!

Homöopathie bei Appetitlosigkeit

Mittel	Abrotanum	China	Medicago sativa
Beschwerden	Appetit-losigkeit	Appetit-losigkeit	Appetit-losigkeit
Zusammen-hang mit Ursache		Erkrankungen, Operationen, Blutverluste	Kinderkrank-heiten, Antibiotika-behandlung
Sonstige Beschwerden und Auffällig-keiten	Zur allgemei-nen Kräftigung und zur Anre-gung des Appetits, Appetitmangel und Gewichts-verlust oder Heißhunger ohne Gewichts-zunahme, Bauchkrämpfe, Abgang von Winden, Durchfall/ Verstopfung im Wechsel	Allgemeine Schwäche, Kraft- und Ap-petitlosigkeit infolge von fieberhaften Erkrankungen, schwächenden Durchfällen, nächtlichen Schweißen, infolge von Blutverlusten und Operationen	Appetitlosig-keit und auf-fallende Blässe, allgemeines Unwohlsein und Lustlosig-keit nach durchgemach-ten Kinder-krankheiten, Aufbaumittel nach Antibiotika-behandlung
Besonders geeignet für Kinder oder Schwangere	☺		☺
Dosierung	D3, 3-4x täglich 1 Gabe	D6, 3-4x täglich 1 Gabe	D3, D4, 3-4x täglich 1 Gabe

Achtung: Dosierung bei Besserung reduzieren!

Homöopathie bei Aufstoßen, Magenschmerzen und Blähungen

Mittel	Asa foetida	Nux moschata	Iris versicolor	Carbo vegetabilis	Antimonum crudum
Beschwerden	Aufstoßen, Blähungen	Aufstoßen, Blähungen	Säurebeschwerden	Aufstoßen, Blähungen	„überladener Magen"
Gemüt					Schlechtgelaunt
Sonstige Beschwerden und Auffälligkeiten	Stinkende Absonderungen, starkes Rülpsen, überriechendes Aufstoßen, starke Blähungen, viele Winde, stinkender, eher weicher Stuhl, Magendrücken	Verdauungsstörungen mit Mundtrockenheit, kolikartige Schmerzen und Blähungen, die auch auf Zwerchfell und Herz drücken, geringes Durstgefühl, allgemeine Schläfrigkeit	Starke Säurebeschwerden: Sodbrennen, saures Aufstoßen, säuerlicher Mundgeruch, Erbrechen, säuerlicher Geruch des Erbrochenen, säuerlicher Geruch Stuhlgang, Magendrücken und Blähungen	Magenbeschwerden mit Aufstoßen, Völlegefühl und Abgang von übelriechenden Winden, Abneigung gegen Milch, fette Speisen und Alkohol, Herzbeschwerden und Luftnot, besonders geeignet bei Senioren	Magen kann anstehende Verdauungsarbeit nicht leisten, weißlich belegte Zunge, Erbrechen, kräftige Hornhaut, Schwielen, gespaltene Fingernägel, eingerissene Mundwinkel
Verbesserung			Essen		
Besonders geeignet für Kinder oder Schwangere			♀		
Dosierung	D4, D6, 3-4x täglich 1 Gabe	D4, D6, 3-4x täglich 1 Gabe	D4, 3-4x täglich 1 Gabe	D4, D6, 3-4x täglich 1 Gabe	D6, 3-4x täglich 1 Gabe

Achtung: Dosierung bei Besserung reduzieren!

Homöopathie bei Reiseübelkeit / Übelkeit

Mittel	Sepia	Cocculus	Tabacum
Beschwerden	Übelkeit vor allem in der Schwangerschaft	Reiseübelkeit	Übelkeit/ Reiseübelkeit
Zusammenhang mit Ursache		Fliegen oder Fahren	unter Umständen Unverträglichkeit von Zigarettenrauch
Sonstige Beschwerden und Auffälligkeiten	Essensgerüche lösen Ekelgefühle aus, Übelkeit und Brechneigung, Leeregefühl im Magen	Krampfhaftes Gähnen und Aufstoßen, Übelkeit, Erbrechen, Schwindel, Gliederzittern	Starke Übelkeit, Erbrechen, Kreislaufschwäche, Neigung zu Ohnmachten, großer Lufthunger nach frischer Luft
Verbesserung			Frische Luft
Verschlechterung	Sehen und Riechen von Speisen, Abneigung von Fleisch und Milch		
Besonders geeignet für Kinder oder Schwangere	♀	♀ ☺	☺
Dosierung	D12, 1-2x täglich 1 Gabe, über einige Tage, dann absetzen	D4, 3 Tage vor Reiseantritt: 3-4x täglich 1 Gabe	D6, 3 Tage vor Reiseantritt: 3-4x täglich 1 Gabe

Achtung: Dosierung bei Besserung reduzieren!

Homöopathie bei Erbrechen / Durchfall (Teil 1)

Mittel	Chamomilla	Colocynthis	Dulcamara	Veratrum album	Cuprum metallicum
Beschwerden	Durchfall	Durchfall	Durchfall	Durchfall	Durchfall
Zusammen-hang mit Ursache	Zahnung		Unterkühlung, Durchnässung, Wetterwechsel warm – kalt	Kummer, seelische Erschütterung, Enttäuschung, Verlust	Überreizung des Nervensystems
Gemüt	Unleidlich, gereizt, ausgesprochen schmerz-empfindlich				
Sonstige Beschwerden und Auffällig-keiten	Grünlich-schleimiger Durchfall, saures Erbrechen, Schrei-attacken, nächtliche Schreitouren, evtl. Fieber, Ohrenschmerzen, 1 rote, 1 blasse Wange, Frieren / Schwitzen	Starke kolik-artige Leib-schmerzen, heftige wäss-rige Durch-fälle, Übelkeit, Brechreiz, Aufstoßen, Abgang von Winden, Blähung mit starken schmerzhaften „Kollern"		Durchfall und Erbrechen mit Ohnmachtsnei-gung, akuter Kreislauf-schwäche und dem starken Gefühl von Mattigkeit	Heftige Bauch-schmerzen (Krämpfe), Erbrechen und starker Durch-fall mit großer Erschöpfung und Kreislauf-schwäche
Verbesserung	Herumtragen (kurz)	Zusammen-krümmen, Wärme			
Verschlechte-rung		Nahrungs-aufnahme			
Besonders geeignet für Kinder oder Schwangere	☺	☺			☺
Dosierung	D6, anfangs bis stündlich 1 Gabe, danach auf 3-4x täglich 1 Gabe reduzieren	D6, anfangs bis stündlich 1 Gabe, danach auf 3-4x täglich 1 Gabe reduzieren	D6, anfangs bis stündlich 1 Gabe, danach auf 3-4x täglich 1 Gabe reduzieren	D4, anfangs bis stündlich 1 Gabe, danach auf 3-4x täglich 1 Gabe reduzieren	D6, anfangs bis stündlich 1 Gabe, danach auf 3-4x täglich 1 Gabe reduzieren

Achtung: Dosierung bei Besserung reduzieren!

Homöopathie bei Erbrechen / Durchfall (Teil 2)

Mittel	Ipecacuanha	Pulsatilla	Ferrum metallicum	Okoubaka
Beschwerden	Durchfall	Durchfall	Durchfall	Durchfall
Zusammenhang mit Ursache		Genuss von fetten Speisen, Eis, Obst und Durcheinanderessen		Nahrungsmittelvergiftung, Infektionskrankheiten
Sonstige Beschwerden und Auffälligkeiten	Erbrechen und/oder Durchfälle, große, anhaltende Übelkeit mit ständigem Brechreiz, Folge von Schwerverdaulichem, nicht-belegte Zunge, Erbrechen bringt keine Erleichterung. Schwangerschaft: starke Übelkeit mit wiederholtem Erbrechen ohne Besserungsgefühl	Brechdurchfall, Durchfall wässrig und schmerzlos, belegte Zunge	Wässrige, schmerzlose Durchfälle mit Abgang von Unverdautem	Durchfall nach dem Genuss verdorbener Speisen, nach Infektionskrankheiten, bei Reisedurchfall, zur Entgiftung nach Magen-Darm-Verstimmungen, vorbeugend bei Fernreisen
Besonders geeignet für Kinder oder Schwangere	♀	😊	😊	
Dosierung	D6, anfangs bis stündlich 1 Gabe, danach auf 3-4x täglich 1 Gabe reduzieren Schwangerschaft: 2-3x täglich 1 Gabe	D6, anfangs bis stündlich 1 Gabe, danach auf 3-4x täglich 1 Gabe reduzieren	D6, anfangs 3-4x bis zu 1/4stündlich 1 Gabe, bei Besserung reduzieren	D6, anfangs bis stündlich 1 Gabe, danach auf 3-4x täglich 1 Gabe reduzieren, zur Vorbeugung täglich 1 Gabe

Achtung: Dosierung bei Besserung reduzieren!

Homöopathie bei Blähungskoliken

Mittel	Chamomilla	Colocynthis	Cuprum metallicum	Dioscorea villosa
Beschwerden	Blähungs-koliken	Blähungs-koliken	Blähungs-koliken	Blähungs-koliken
Zusammen-hang mit Ursache	Zahnung			
Gemüt	Unleidlich, gereizt, ausgesprochen schmerz-empfindlich			
Sonstige Beschwerden und Auffällig-keiten	Grünlich-schleimiger Durchfall, saures Erbre-chen, Schrei-attacken, nächtliche Schreitouren, evtl. Fieber, Ohren-schmerzen, 1 rote, 1 blasse Wange, Frieren / Schwitzen	Starke kolik-artige Leib-schmerzen, heftige wäss-rige Durchfälle, Übelkeit, Brechreiz, Aufstoßen, Abgang von Winden, Blähung mit starken schmerzhaften „Kollern"	Heftige Bauch-schmerzen (Krämpfe), Erbrechen und starker Durch-fall mit großer Erschöpfung und Kreislauf-schwäche	Blähungs-koliken
Verbesserung	Herumtragen (kurz)	Zusammen-krümmen, Wärme		Rückwärts-beugen
Verschlechte-rung	Erregung, frühmorgens	Warme, enge Räume	Feucht-warmes Wetter	
Besonders geeignet für Kinder oder Schwangere	🙂	🙂	🙂	🙂
Dosierung	D6, anfangs 3-4x bis zu 1/4stünd-lich1 Gabe,dann reduzieren	D6, anfangs 3-4x bis zu 1/4stünd-lich1 Gabe,dann reduzieren	D6, anfangs 3-4x bis zu 1/4stünd-lich1 Gabe,dann reduzieren	D6, anfangs 3-4x bis zu 1/4stünd-lich1 Gabe,dann reduzieren

Achtung: Dosierung bei Besserung reduzieren!

Homöopathie bei Magen-Darm-Beschwerden mit psychischen / personotropen Aspekten

Mittel	Ignatia	Nux vomica	Lycopodium	Phosphorus
Beschwerden	Verdauungs-beschwerden	Verdauungs-beschwerden, auch Katermittel	Verdauungs-beschwerden	Säure-beschwerden
Zusammen-hang mit Ursache	Kummer, Sorge, Trauer, Schreck, Furcht	Lebensstil: sitzende Tätig-keit, hoher Genussmittel-konsum		
Gemüt	Stimmungs-schwankungen, gereizt, überempfind-lich	Überreiztes Nervensystem, cholerisch	Geistig lebhaft, misstrauisch	Geistig beweg-lich, schnell erschöpft
Sonstige Beschwerden und Auffällig-keiten	Stinkende Magen-schmerzen, Magen-krämpfe, Gefühl, als „bliebe der Bissen im Hals stecken", evtl. auch andere Krämpfe (Migräne, Asthma)	Sodbrennen, krampfartige Bauchschmer-zen, morgend-liches Erbre-chen, Magen-schmerzen nach Essen, Blähungen, Verstopfung, Hämorrhoiden	Übelriechende Blähungen, Abgang von Winden, Darm-krämpfe, Darm-trägheit, man-gelnde Ver-dauungskraft. Typischer Kör-perbau: hage-rer Oberkör-per, aufge-blähter Bauch, Heißhunger, auch auf Süßigkeiten, nach wenigen Schlucken oder Bissen satt	Brenngefühl im (leeren) Magen, zitt-rige Schwäche, geblähter Bauch, Stuhl durchfallartig und schmerz-los verursacht Schwächege-fühl, rasche Er-schöpfbarkeit, Neigung zu Blutungen und Durchfällen
Verbesserung			Kühle, frische Luft, Bewegung	Häufige, kleine Mahlzeiten
Verschlechte-rung	Kummer, Sorge, Trauer, Schreck, Furcht	morgens	Wärme und Ruhe, insbe-sondere Bett-wärme	
Dosierung	D6, 1-2x täglich 1 Gabe	D12, 1-2x täglich 1 Gabe	D12, 1-2x täglich 1 Gabe, über längeren Zeit-raum (3 Wochen Einnahme, 1 Woche Pause)	D12, 1-2x täglich 1 Gabe, über längeren Zeit-raum (3 Wochen Einnahme, 1 Woche Pause)

Achtung: Dosierung bei Besserung reduzieren!

Leber, Galle, Pankreas – Verdauungsbeschwerden, Schmerzen, leberbedingte Beschwerden

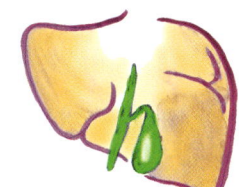

Die Leber ist die große Stoffwechselfabrik des Körpers. Hier werden nicht nur Nährstoffe verstoffwechselt oder Blutzellen abgebaut, sondern es wird auch Gallensaft produziert, der Blutzuckergehalt geregelt und es finden wichtige Entgiftungsfunktionen statt. Kann die Leber nicht mehr ordentlich arbeiten, liegen diese gesamten Stoffwechselfunktionen brach und Ihr Organismus funktioniert nur noch auf „Sparflamme".

In der Gallenblase wird die Gallenflüssigkeit gesammelt und konzentriert, die für die Fettverstoffwechselung erforderlich ist. Die Bauchspeicheldrüse produziert nicht nur das Hormon Insulin, sondern auch den „Bauchspeichel", der in den Dünndarm abgegeben wird und dort für den Abbau der Nährstoffe erforderlich ist.

Leber und Galle werden durch fetthaltiges Essen, durch Alkohol und Medikamente belastet. Sollten Sie den Eindruck haben, dass Beschwerden auf eine Leber- oder Gallenfunktionsstörung zurückzuführen sind, so schonen Sie Ihre Leber!

> ✚ Gehen Sie zum Arzt
> ● bei starken, kolikartigen Schmerzen,
> ● bei anhaltender Müdigkeit und Erschöpfung, wie auch bei Juckreiz am ganzen Körper oder Gelbfärbung der Augen,
> ● bei Verdacht auf Gallensteine.

Die Mittel

Carduus marianus

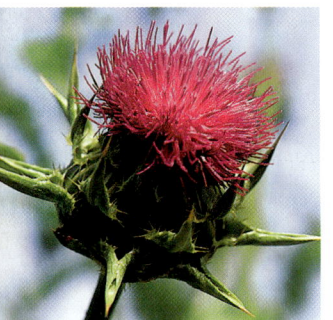

*Silybum marianum,
die Mariendistel*

Carduus marianus (= Silybum marianum, Mariendistel) ist eine Arzneipflanze, die in der Erfahrungsheilkunde seit jeher eine bedeutende Rolle bei der Behandlung von Lebererkrankungen spielt. Die Kenntnisse darüber gehen bis auf den Naturarzt Johann Gottfried Rademacher zurück, der schon vor 150 Jahren die Mariendistel als ein bewährtes Lebermittel bezeichnete. In der Homöopathie wird die Mariendistel bei akuten Erkrankungen der Gallenblase und der Leber eingesetzt: Übelkeit, Erbrechen, Druckgefühl im rechten Oberbauch, kolikartige Schmerzen, Durchfälle im Wechsel mit Verstopfung weisen auf dieses Mittel hin. Im Vergleich zu den ansonsten häufig sehr außergewöhnlichen Merkmalen von homöopathischen Mitteln handelt es sich hierbei um relativ unspezifische Krankheitszeichen, sodass Carduus marianus den Ruf eines bewährten „Routinemittels" hat. Die niedrige Potenz weist auch hier auf die Überschneidung mit der pflanzenheilkundlichen Anwendung hin. Besonders angezeigt ist dieses Mittel bei Patienten, die unter Darmträgheit leiden sowie bei Stauungen der Pfortader mit den typischen Folgezuständen wie Hämorrhoidalleiden und Krampfadern.

> **Leitsymptome Carduus marianus**
> - Akute und chronische Gallenblasenentzündungen, Lebererkrankungen
> - Übelkeit, Brechreiz, Galleschmerzen, die mit Verstopfung verbunden sind
> - Schmerzen mit Druckgefühl, auch kolikartig, im Oberbauch

Hämorrhoiden und Krampfadern

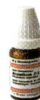

Chelidonium

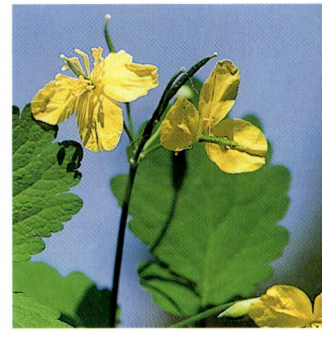

Chelidonium, das Schöllkraut, ist eine gelbblühende Pflanze, die auch hierzulande an den Wegrändern wächst. Traditionell wurde das Schöllkraut mit Leber und Galle in Verbindung gebracht – man schloss von der gelben Farbe des Milchsaftes auf die gelbe Gallenflüssigkeit und eine Anwendung im Leber-Galle-Bereich. Neuere Untersuchungen der Inhaltsstoffe bestätigten die Existenz von krampflösenden Inhaltsstoffen, sodass Schöllkraut pflanzenheilkundlich bei Krämpfen der Gallenwege und des oberen Magen-Darm-Traktes eingesetzt wird. In der Homöopathie wird Chelidonium ebenfalls bei Leber- und Gallebeschwerden verwendet, wobei – neben bitterem Aufstoßen, Übelkeit und Durchfällen – Schmerzen im rechten Oberbauch, die bis zur Schulter ausstrahlen können, kennzeichnend für das Mittel, sind. Es kommt zu einer belegten Zunge und bitterem Mundgeschmack. Der Stuhlgang wechselt von Verstopfung zu Durchfall und ist gelblich gefärbt.

Chelidonium, das Schöllkraut

> **Leitsymptome Chelidonium**
> - Schmerzen im Oberbauchbereich, die bis zum rechten Schulterblatt ausstrahlen
> - Belegte Zunge, bitterer Mundgeschmack
> - Bitteres Aufstoßen, Übelkeit, Durchfälle

Mandragora officinarum

Bei Mandragora officinarum, der Alraune, handelt es sich um ein Nachtschattengewächs, eine Pflanzenfamilie, aus der viele der alten „Zauber- und Giftpflanzen" entstam-

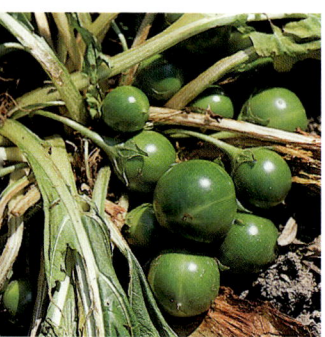

Mandragora officinarum, die Alraune

men. Aufgrund der ungewöhnlich geformten Wurzel war die Alraune lange Zeit von Aberglauben und mittelalterlicher Mystik umrankt, sie wurde bei den unterschiedlichsten Beschwerden empfohlen. In neuerer Zeit wurde die homöopathisch aufbereitete Arzneipflanze verschiedenen Prüfungen unterzogen, sodass man mittlerweile sehr genau sagen kann, in welchen Fällen Mandragora wirkt. Entspricht das Arzneimittelbild der Alraune Ihrem Krankheitsbild, so schmecken Ihnen pikante Speisen besonders gut, außerdem Süßigkeiten, die Sie aber schlecht vertragen. Eine ausgeprägte Unverträglichkeit besteht gegenüber Fettem, Alkohol und Kaffee. In nüchternem Zustand leiden Sie unter krampfartigen Magenschmerzen, rechtsseitigen Oberbauchbeschwerden, die in die rechte Körperhälfte ausstrahlen können. Auch häufiges Aufstoßen und Völlegefühl, hellgelbe durchfallartige Stühle und anhaltender Stuhldrang weisen auf dieses Mittel hin.

Leitsymptome Mandragora
- Rechtsseitige Oberbauchbeschwerden bei Galle- und Lebererkrankungen
- Verlangen nach pikanten Speisen
- Verlangen mit gleichzeitiger Unverträglichkeit von Süßem
- Starke Unverträglichkeit gegenüber fetten Speisen, Alkohol und Kaffee
- Häufiges Aufstoßen, Völlegefühl, Durchfall

Auch in der Schwangerschaft

Iris versicolor

Iris versicolor (buntfarbige Schwertlilie) ist in Nordamerika beheimatet. Als pflanzliches Homöopathikum erfasst Iris versicolor den gesamten Verdauungsapparat, insbesondere Leber, Galle und Bauchspeicheldrüse. Als wegweisendes Symptom („Leitsymptom") von Iris versicolor können die Säurebeschwerden bezeichnet werden. Diese äußern sich mit einem Gefühl von Brennen im Magenbereich, ständiger Übelkeit und Erbrechen von saurem Mageninhalt. Es bestehen kolikartige Schmerzen im Oberbauch mit reichlichen, fettglänzenden und säuerlich riechenden Stühlen. Diese Beschwerden gehen häufig mit migräneartigen Kopfschmerzen („hepatogene Migräne") einher, wobei als typisch gilt, dass Migräne und Verdauungsbeschwerden in einem bestimmten Rhythmus, z.B. jeden Sonntag, auftreten.

In der Schwangerschaft können Sie Iris versicolor zur Behandlung von Übelkeit mit starkem Sodbrennen, saurem Aufstoßen, saurem Erbrechen, brennendem Gefühl im Magen und starkem Speichelfluss anwenden.

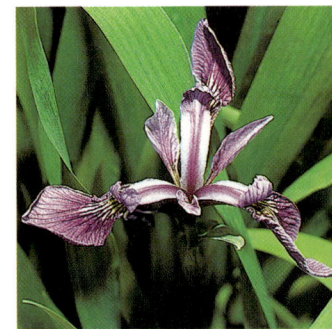

Iris versicolor, die buntfarbige Schwertlilie

Leitsymptome Iris versicolor
- Säurebeschwerden
- Leberstörungen
- Migräne
- Auftreten der Beschwerden in einem bestimmten Rhythmus

Homöopathie bei Beschwerden von Leber, Galle und Pankreas

Mittel	Carduus marianus	Chelidonium	Mandragora officinarum	Iris versicolor
Beschwerden	Leber- und Gallen-erkrankungen	Leber- und Gallen-erkrankungen	Leber- und Gallen-erkrankungen	Leber-erkrankungen
Sonstige Beschwerden und Auffällig-keiten	Übelkeit, Brechreiz, Schmerzen im rechten Ober-bauch, Darmträgheit, evtl. Hämor-rhoiden und Krampfadern	Schmerzen im Oberbauchbe-reich, die bis zum rechten Schulterblatt ausstrahlen, belegte Zunge, bitterer Mund-geschmack, bitteres Aufstoßen, Übelkeit, Verstopfung/ Durchfälle	Rechtsseitige Oberbauch-beschwerden, häufiges Auf-stoßen, Völle-gefühl, durch-fallartige Stühle, Verlan-gen nach pi-kanter Speise	Leberstörung, Säurebeschwer-den (saures Aufstoßen, sau-res Erbrechen, saurer, fett-glänzender Stuhl), Kopf-schmerzen. Beschwerden treten rhythmisch auf. Schwanger-schaft: Übelkeit mit Säure-beschwerden
Verschlechte-rung	Kummer, Sorge, Trauer, Schreck, Furcht	Morgens	Genuss süßer Speisen, Un-verträglichkeit von Fett, Alko-hol und Kaffee	
Besonders geeignet für Kinder oder Schwangere				♀
Dosierung	D3, 3-4x täglich 1 Gabe	D4, 3-4x täglich 1 Gabe	D4, 1-2x täglich 1 Gabe, über längeren Zeit-raum (3 Wochen Einnahme, 1 Woche Pause)	D12, 1-2x täglich 1 Gabe, über längeren Zeit-raum (3 Wochen Einnahme, 1 Woche Pause)

Achtung: Dosierung bei Besserung reduzieren!

Nieren und Harnwege – Blasenentzündung, Reizblase

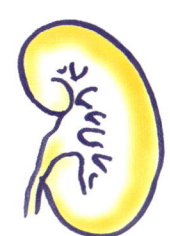

Gerade viele Frauen leiden häufig unter Blasenentzündungen, da die Harnröhre nur einige Zentimeter lang ist und sich Erreger relativ leicht zur Harnblase „vorarbeiten" können. Werden diese Entzündungen verschleppt, kann es zu einer Nierenbeckenentzündung kommen, oder zu chronischen Infekten. Neben den infektiösen Blasenentzündungen, die herkömmlich mit Antibiotika behandelt werden, gibt es nicht-infektiöse Blasenentzündungen oder Reizzustände, die zwar Beschwerden verursachen, jedoch keine „organische Ursache" aufweisen.

Als Allgemeinmaßnahme zur Behandlung, aber auch zur Vorbeugung von Blasenentzündungen gilt: Viel Trinken (jedoch Blasen- und Nierentee nicht im Dauergebrauch)! Füße warm halten! Dicke Socken! Warme Fußbäder! Sorgfältige Hygiene! Keine Synthetikwäsche!

Gerade bei chronischen Prozessen sei auf eine Konstitutionstherapie mit personotropen Mitteln, die nicht den akuten Infekt behandeln, sondern den Menschen als Ganzes stärkt, verwiesen.

> ➕ Gehen Sie zum Arzt
> - bei Blut im Urin,
> - wenn starke Unterleibsschmerzen,
>   die in den Rücken ausstrahlen, auftauchen,
> - bei Fieber.

Die Mittel

Arnica

Besteht infolge einer Verletzung in den Harnwegen erschwerte (und oft schmerzhafte) Harnentleerung oder auch Nachträufeln, sollte Arnica – die große Wundpflanze Berg-Wohlverleih – angewendet werden, so wie Arnica auch nach Zahnoperationen, Geburten, Sportverletzungen, anstrengenden Arbeiten usw. hilft, die Wundheilung zu fördern. Im Hinblick auf Harnwege und Blase kann es sich hier beispielsweise um das Legen eines Katheters oder den Abgang eines Nierensteins handeln.

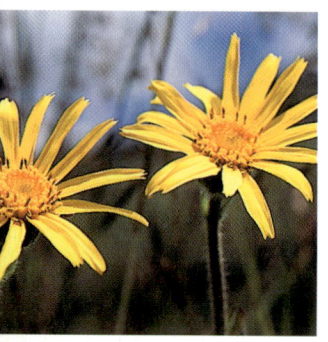

Arnica montana

Leitsymptom Arnica
- Blasenentzündung oder -beschwerden infolge von Verletzung wie z.B. Katheterisierung

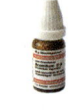

Dulcamara

In vielen Fällen zeigt sich ein akuter Harnwegsinfekt als Folgezustand von Nässe und Kälte. Dulcamara (Solanum dulcamara, Bittersüß) gilt in der Homöopathie als das klassische Mittel für akute Erkrankungen, die durch Unterkühlung, Durchnässung oder Wetterwechsel von warm nach kalt verursacht werden, z.B. durch kalte und nasse Füße. Für dieses Mittel spricht zudem, wenn Sie vermehrt Wasser lassen müssen und dabei einen sehr starken Harndrang verspüren, das Wasserlassen selbst schmerzhaft ist. Auch sind Ihre Nieren empfindlich und reagieren schmerzhaft auf Beklopfen der Nierengegend. Es kann zu unwillkürlichem Harnabgang kommen. Sie haben ein großes Wärmebedürfnis. Tatsächlich werden die

Solanum dulcamara, bittersüßer Nachtschatten

Beschwerden durch örtliche Wärmeanwendung wie eine Wärmflasche oder einen warmen Wickel auch deutlich gebessert.

Leitsymptom Dulcamara
- Entzündung der Harnwege infolge von Durchnässung, Unterkühlung oder raschem Temperaturwechsel

Pulsatilla

Pulsatilla pratensis (Wiesenküchenschelle) hat ein ähnliches Wirkungsprofil. Als Folge von Kälte und Nässe – wie bei Dulcamara – ist eine Blasenentzündung, bzw. ein anderer Harnwegsinfekt eingetreten. Während es sich bei Dulcamara jedoch um eine durchaus einmalige Angelegenheit handeln kann, kennen Sie die Empfindlichkeit Ihrer Blase bereits. Auch die Beschwerden, die mit krampfartigen Beschwerden einhergehen, sind Ihnen nicht neu, sie kehren häufiger wieder, insbesondere bei Frauen. Dabei kommt es zu gehäuftem Harndrang mit krampfartigen Schmerzen, auch im Bereich von Damm und Oberschenkel. Finden Sie Schleim im Urin, ist dies ein weiterer Hinweis auf Pulsatilla.

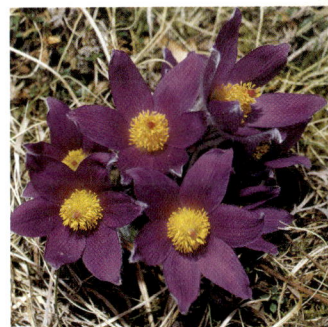

Pulsatilla pratensis, die Wiesenküchenschelle

Leitsymptome Pulsatilla
- Reizblase
- Wiederkehrende Harnwegsinfekte auch als Folge von Unterkühlung
- Krampfartige Schmerzen
- Schleim im Urin

Colocynthis

Colocynthis (Citrullus colocynthis), die Koloquinte, ist eng mit den Schlagworten „kolikartige Schmerzen, Zusammenkrümmen bessert", verbunden. So wird es in diesem Ratgeber beispielsweise auch bei Blähungskoliken von Säuglingen, bei Durchfällen mit kolikartigen Bauchschmerzen aufgeführt. Fällt der Harnwegsinfekt durch starke, kolikartige Schmerzen, starken Harndrang und gehäuftes Wasserlassen auf, dann ist dies ein deutlicher Hinweis auf Colocynthis. Wenn Sie sich zusammenkrümmen, geht es Ihnen besser. Der Urin riecht stark. Lässt man ihn stehen, so setzen sich Sedimente ab, was auf ein Steinleiden hinweisen kann. Wenngleich bei starken Schmerzzuständen unter Umständen ein Schmerzmittel erforderlich scheint, so lassen sich doch mit Citrullus colocynthis oftmals solche Substanzen einsparen.
Dosierung: D6,anfangs bis zu stündlich 3 Tropfen, dann 3x täglich 1 Gabe.

Leitsymptome Colocynthis
- Harnwegsinfekt mit starken, kolikartigen Schmerzen
- Zusammenkrümmen bessert

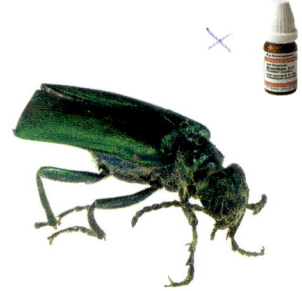

Cantharis, die Spanische Fliege

Cantharis

Peter 10 Globuli in Wasser auflösen + schluckweise trinken

Während für Colocynthis der Kolikschmerz charakteristisch ist, weist ein ausgepräger Brennschmerz eher auf Cantharis (Lytta vesicatoria, Spanische Fliege) hin. Es kommt zu gehäuftem Wasserlassen mit Abgang von wenig Urin. Das Wasserlassen verursacht starke Schmerzen, die Sie als brennend oder schneidend empfinden. Klinisch handelt es sich um einen hochakuten Harnwegsinfekt. Hierbei hat sich Cantharis gut bewährt.

Leitsymptome Cantharis
- Hochakuter Harnwegsinfekt
- Gehäuftes Wasserlassen mit Abgang von wenig Urin
- Sehr starke und brennende Schmerzen

Homöopathie bei Beschwerden der Harnwege

Mittel	Arnica	Dulcamara	Pulsatilla	Colocynthis	Cantharis
Beschwerden	Schmerzhafte Harnentleerung, Nachträufeln, Blasenentzündung	Reizblase, Blasenentzündung	Wiederkehrende Blasenentzündung, Reizblase	Akuter Harnwegsinfekt	Hochakuter Harnwegsinfekt
Zusammenhang mit Ursache	Verletzung z.B. Katheterisierung	Durchnässung, Unterkühlung, Wetterwechsel warm - kalt	Durchnässung, Unterkühlung,		
Sonstige Beschwerden und Auffälligkeiten		Verstärkter Harndrang, Schmerzen beim Wasserlassen, Nieren klopfschmerzhaft	Krampfartige Schmerzen, auch Bereich Damm und Oberschenkel, gehäufter Harndrang, Schleim im Urin	Starke kolikartige Schmerzen, starker Harndrang, gehäuftes Wasserlassen, stark riechender Urin, bildet Satz	Starker schneidender und brennender Schmerz bei gehäuftem Wasserlassen, Abgang von wenig Urin
Verbesserung		Wärme		Zusammenkrümmen	
Dosierung	D6, 3-4x täglich 1 Gabe	D6, anfangs bis stündlich 1 Gabe, danach auf 3-4x täglich 1 Gabe reduzieren	D6, anfangs bis stündlich 1 Gabe, danach auf 3-4x täglich 1 Gabe reduzieren	D6, anfangs bis stündlich 1 Gabe, danach auf 3-4x täglich 1 Gabe reduzieren	D6, anfangs bis stündlich 1 Gabe, danach auf 3-4x täglich 1 Gabe reduzieren

Achtung: Dosierung bei Besserung reduzieren!

✱ Nitrosilect zusätzlich bei Blasenentzündung → nach Anleitung

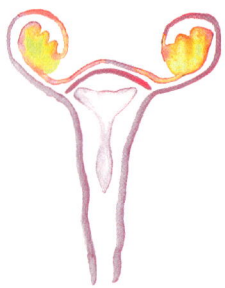

Weibliche Geschlechts-organe – Schmerzhafte Periodenblutung, Prämenstruelles Syndrom, Scheideninfekte und Ausfluss

Jede Veränderung im Bereich der Geschlechtsorgane sollte dazu veranlassen, sich in ärztliche Behandlung zu begeben. Das gilt auch für die Dysmenorrhoe, die schmerzhafte Periodenblutung, deren Ursache zuerst ärztlich abgeklärt werden muss.

> ➕ Gehen Sie zum Arzt,
> wenn es zu Juckreiz, Brennen, Schmerzen oder Ausfluss kommt. Achten Sie zudem auf regelmäßige gynäkologische Untersuchungen. Veränderungen an der Brustdrüse müssen sofort ärztlich untersucht werden.

Schmerzhafte Periodenblutung

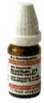

Magnesium phosphoricum

Magnesium phosphoricum gehört, wie beispielsweise Ferrum phosphoricum, zu den biochemischen Mineralsalzen nach Dr. Schüßler. Es hat einen engen Bezug zu den Nerven und der glatten Muskulatur und wird bei Krämpfen eingesetzt.

Bei Krampfzuständen kennen Sie möglicherweise die Empfehlung, magnesiumreiche Lebensmittel wie Bananen, Mandeln, Nüsse, Feigen oder Kartoffeln zu sich zu nehmen. Magnesium phosporicum als Arzneimittel verbindet die beiden Mineralstoffe Magnesium und Phosphor. Im Hinblick auf Periodenschmerzen wird Magnesium phosphoricum bei starken, krampfartigen Periodenschmerzen im gesamten Unterbauch. Die Beschwerden bessern sich durch Wärmeanwendungen.

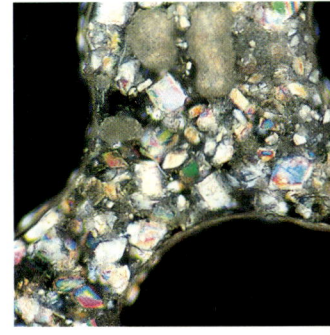

Magnesium phosphoricum

Leitsymptome Magnesium phosphoricum
- Starke, krampfartige Periodenschmerzen
- Besserung durch Wärme

Chamomilla

Chamomilla, die Kamille, wird hier in diesem Ratgeber vor allem als Mittel für Zahnungsbeschwerden bei schwieriger Zahnung angeraten, wenn es zu Durchfall kommt, zu Ohrenschmerzen, wenn das Kind durch eine ausgesprochen unleidliche Stimmung und große Schmerzempfindlichkeit auffällt, es also nervlich überempfindlich ist. Man spricht hier auch von einer „nervösen Schwäche". Ähnliches gilt auch für den Einsatz in der Frauenheilkunde. So wird Chamomilla unter einer Entbindung verabreicht, wenn die Gebärende sehr schmerzempfindlich ist, oder bei der Periodenblutung, wenn die Schmerzen als schier unerträglich bezeichnet werden. Dabei sind die Schmerzen kolikartig, die Blutung ist dunkel. Die Beschwerden sind möglicherweise – wie bei den Kindern – mit Blähungen und saurem Erbrechen verbunden. Die Anwendung von Wärme bessert.

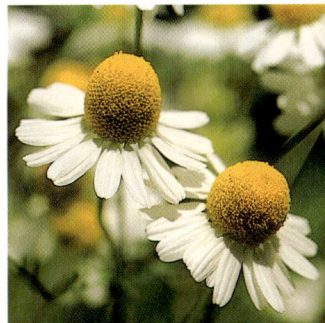

Matricaria chamomilla, die Kamille

> **Leitsymptome Chamomilla**
> - Starke, kolikartige Schmerzen
> - Dunkle Blutung
> - Unleidliche, gereizte, sehr schmerzempfindliche Gemütsverfassung
> - Wärme bessert

Veratrum album

Veratrum album, der weiße Germer, ist ein Mittel, das vor allem zur Behandlung der akuten Kreislaufschwäche eingesetzt wird, bei Kollaps und Ohnmachten, außerdem bei akuten Infektionskrankheiten des Darms, wie z.B. Cholera oder Typhus, die mit starken Durchfällen und Kreislaufschwäche einhergehen. Auch in Bezug auf die Regelschmerzen weist eine ausgeprägte Kreislauflabilität auf Veratrum hin. Dabei sind die heftigen Periodenbeschwerden von Übelkeit, starkem Erbrechen, wässrigen Durchfällen und Neigung zu Ohnmacht mit kaltem Schweiß begleitet.

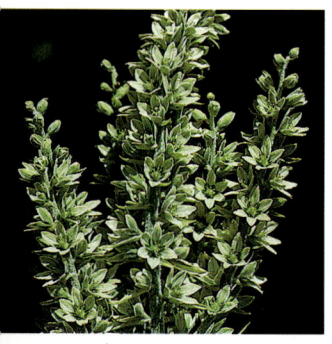

Veratrum album, der weiße Germer

> **Leitsymptome Veratrum album**
> - Heftige Regelbeschwerden
> - Neigung zu Ohnmacht und kaltem Schweiß
> - Übelkeit, starkes Erbrechen, wässrige Durchfälle

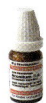

Viburnum opulus

Viburnum opulus, der gemeine Schneeball, hat einen starken Bezug zu den weiblichen Geschlechtsorganen, besonders zum Uterus und wird beispielsweise auch bei drohender Fehlgeburt in der Schwangerschaft eingesetzt (keine Selbstmedikation!!), wenn wehenartige Schmerzen im Rücken auftreten, die bis in die Oberschenkel ausstrahlen. Im Hinblick auf die Regelschmerzen handelt es sich ebenfalls um heftige, krampfartige Schmerzen, die häufig schon vor Beginn der Blutung einsetzten und bis in die Oberschenkel ausstrahlen. Daneben kommt es zu nervöser Unruhe („kann kaum stillsitzen") sowie Kreislaufschwäche.

Leitsymptome Viburnum opulus
- Krampfartige Schmerzen bereits vor Beginn der Regel, strahlen in Oberschenkel aus
- Nervöse Unruhe

PMS – das Prämenstruelle Syndrom

Unter dem Begriff „Prämenstruelles Syndrom" werden verschiedene Beschwerden zusammengefasst, unter denen viele Frauen leiden: In den „Tagen vor den Tagen" schwellen die Brüste an und schmerzen. Die betroffene Frau hat das Gefühl, „aufgedunsen" zu sein, oder sie nimmt auch wirklich an Gewicht zu. Daneben wird die Haut unrein, sie fühlt sich gereizt und leidet und Stimmungsschwankungen. Kopfschmerzen, Übelkeit, Bauchschmerzen und Kreislaufbeschwerden können ebenfalls auftreten.

> ✚ Gehen Sie zum Arzt,
> ● um den Befund abzuklären.

Homöopathisch wird hier nicht nur während der Zeit, wenn Beschwerden auftreten, behandelt, sondern über einen längeren Zeitraum hinweg. Das heißt: Sie nehmen das homöopathische Arznemittel jeden Tag ein, unterbrechen die Einnahme jedoch für eine Woche, wenn Sie Ihre Periode bekommen (s.a. Tabelle)

Die Mittel

Cimicifuga racemosa

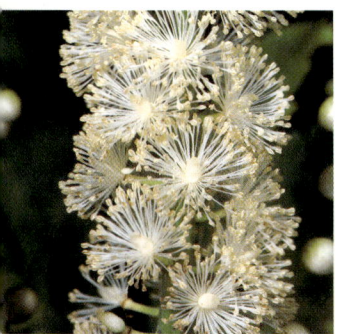

Cimicifuga racemosa, das Wanzenkraut oder die Traubensilberkerze

Cimicifuga ist das Wanzenkraut, eine in Nordamerika beheimatete Heilpflanze. In der indianischen Volksheilkunde galt sie als Mittel gegen Schlangenbiss, außerdem zur Geburtserleichterung. Und tatsächlich spielt Cimicifuga gerade in der Frauenheilkunde eine besonders große Rolle und wird hier bei einer gestörten Menstruation, Entzündungen, aber auch bei Schwangerschafts- und Klimakteriumsbeschwerden eingesetzt. Im Hinblick auf Beschwerden vor Eintritt der Periode eignet sich Cimicifuga für Frauen, die in diesem Zeitraum unter Kopfschmerzen, labilem Kreislauf und krampfartigen Unterbauchbeschwerden leiden.

Leitsymptome Cimicifuga
● Gedrückte Stimmung
● Kopfschmerzen
● Kreislaufkollaps
● Verschlechterung rheumatoider Beschwerden und Hauterkrankungen
● Krampfartige Unterbauchschmerzen

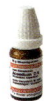

Cyclamen

Wer hätte gedacht, dass bei Menstruationsstörungen eine Pflanze angewandt wird, die man ansonsten eher aus den Wohnzimmern älterer Damen kennt – das Alpenveilchen! Cyclamen hat einen Bezug zum Nervensystem, zu den Sinnesorganen und zum weiblichen Geschlechtsapparat. Sollte das Mittelbild Ihren Beschwerden entsprechen, so fühlen Sie sich vor Eintritt der Periode erschöpft und ausgelaugt, weinerlich und bedrückt. Außerdem leiden Sie unter migräneartigen Kopfschmerzen mit Sehstörungen und Schwindelgefühl. Die Brüste sind geschwollen und gespannt.

Leitsymptome Cyclamen
- Melancholische und weinerliche Stimmung
- Schlaflosigkeit und Erschöpfung
- Migräneartige Kopfschmerzen

Magnesium carbonicum

Bei Magnesium carbonicum, dem basischen Magnesiumcarbonat, handelt es sich um ein Homöopathikum aus der mineralischen Gruppe. Da es einen stark basischen Charakter hat, wird Magnesiumcarbonat – wie Natriumcarbonat – bei Übersäuerung des Magens eingesetzt. Im Hinblick auf das prämenstruelle Syndrom treten hier vor der Periode Zeichen eines grippalen Infektes auf, wie z.B. ein Schnupfen, eine Hals- oder Rachenentzündung mit Kopfschmerzen auf. Zudem fühlt sich die Betroffene erschöpft und gereizt.

Leitsymptome Magnesium carbonicum
- Erschöpfung, gereizte Stimmung
- Vor der Periode erkältungsähnliche Symptome und Kopfschmerzen

Scheideninfekte und Ausfluss

Entzündungen der Scheide können durch Pilze entstehen, durch bakterielle oder virale Infektionen. Sie werden begünstigt, wenn der Schutzmechanismus der Scheide und die Immunabwehr gestört sind. Pilzinfektionen der Scheide und Ausfluss sollten unbedingt ärztlich abgeklärt werden. Neben den homöopathischen Arzneimitteln helfen hier eine peinliche Hygiene, regelmäßige Sitzbäder in verdünntem Kamillenextrakt. Außerdem sollte die Abwehr gestärkt werden und eine Stuhluntersuchung im Hinblick auf Darmpilzbefall (Candida albicans) vorgenommen werden. Liegen Darmpilze in krankhaftem Ausmaß vor, so sollten auch sie mit entsprechenden Medikamenten, einer Ernährungsumstellung wie auch einem gezielten Aufbau der Darmflora behandelt werden.

Ein Hinweis: Das geeignete Homöopathikum kann auch als Vaginaltablette zur lokalen Behandlung verwendet werden.

➕ Gehen Sie zum Arzt,
- um den Befund abzuklären.
Gynäkologische Entzündungen sind keine Fälle für eine Selbstbehandlung!

Die Mittel

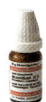

Lilium tigrinum

Lilium tigrinum, die Tigerlilie, wird in homöopathischer Aufbereitung zur Behandlung von Entzündungen des Vaginalkanals oder bei Fluor (Ausfluss) verwendet. Kennzeichnend ist die Tatsache, dass der Ausfluss häufig von einer Pilzinfektion verursacht wird. Er ist gelbgrün, ruft Juckreiz hervor und riecht stark.

> **Leitsymptom Lilium tigrinum**
> ● Juckender, scharfer, grüngelber Ausfluss

Begleitend dazu können Allium sativum-Tabletten tief in die Scheide eingeführt werden. Allium sativum ist der Knoblauch, welcher stark antibakterielle Wirkstoffe enthält (2-3 Tabletten am Abend).

Borax

In diesem Ratgeber findet sich Borax als Mittel bei Aphten und Schwämmchen im Mund ebenso wie zur Behandlung von durch Prothesen hervorgerufenen Druckstellen. Daneben wurde Borax zur Behandlung wunder Brustwarzen auf Wochenbett-Stationen eingesetzt. Und auch im Hinblick auf die Genitalien ist an Ausfluss auf Grund einer Entzündung zu denken. So wird Borax bei scharfem, zäh-klebrigem Ausfluss mit brennenden Schmerzen, der zur Zeit der Ovulation oft verstärkt ist, eingesetzt. Tritt dieses Beschwerdebild auf, so ist die Ursache ärztlich abzuklären!

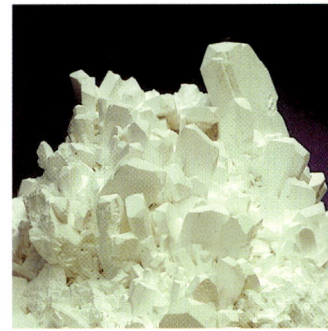

Borax

Daneben schreibt Hahnemann selbst von einem *„Weißfluss wie Eiweiß, mit der Empfindung, als flösse warmes Wasser herab"*, an anderer Stelle wird von einem weißen, eiweißartigen oder wie Stärkekleister beschaffenen Ausfluss gesprochen. Auch dieser Ausfluss tritt um die Zeit des Eisprungs auf.

Leitsymptom Borax
● Milder Ausfluss um Eisprung

Homöopathie bei Beschwerden von schmerzhafter Menstruation

Mittel	Magnesium phosphoricum	Chamomilla	Veratrum album	Viburnum opulus
Beschwerden	Perioden-schmerzen	Perioden-schmerzen	Perioden-schmerzen	Perioden-schmerzen
Gemüt		Gereizt, ausgesprochen schmerz-empfindlich		Nervöse Unruhe
Sonstige Beschwerden und Auffälligkeiten	Starke, krampfartige Perioden-schmerzen	Kolikartige, starke Schmerzen, dunkle Blutung, evtl. Blähungen und saures Erbrechen	Heftige Regelbeschwerden mit starker Kreislaufbelastung: Neigung zu Ohnmacht und kaltem Schweiß, unter Umständen Übelkeit, starkes Erbrechen, wässrige Durchfälle	Heftige, krampfartige Schmerzen bereits vor Einsetzen der Regel, strahlen in Oberschenkel aus, Kreislaufschwäche
Verbesserung	Wärme	Wärme		
Dosierung	D4, anfangs bis stündlich 1 Gabe, danach auf 3-4x täglich 1 Gabe reduzieren	D6, anfangs bis stündlich 1 Gabe, danach auf 3-4x täglich 1 Gabe reduzieren	D4, anfangs bis stündlich 1 Gabe, danach auf 3-4x täglich 1 Gabe reduzieren	D3, anfangs bis stündlich 1 Gabe, danach auf 3-4x täglich 1 Gabe reduzieren

Achtung: Dosierung bei Besserung reduzieren!

Homöopathie bei Scheideninfekten und Ausfluss

Mittel	Lilium tigrinum	Borax	Allium sativum
Beschwerden	Ausfluss	Ausfluss	Ausfluss
Zusammenhang mit Ursache	Häufig Pilzinfektion		
Sonstige Beschwerden und Auffälligkeiten	Grüngelber Ausfluss, der juckt und stark riecht	Entweder: Ausfluss scharf, zäh-klebrig mit brennenden Schmerzen Oder: milder eiweiß- oder stärkeartiger Ausfluss	
Verschlechterung		Zeit um Eisprung	
Dosierung	D6, 3-4x täglich 1 Gabe	D6, 3-4x täglich 1 Gabe	D3, 2-3 Tabletten abends in die Scheide einführen

Achtung: Dosierung bei Besserung reduzieren!

Homöopathie bei Beschwerden vor Eintritt der Periode (PMS)

Mittel	Cimicifuga	Cyclamen	Magnesium carbonicum
Beschwerden	PMS	PMS	PMS
Gemüt	Niedergeschlagen	Weinerlich, bedrückt	Gereizt
Sonstige Beschwerden und Auffälligkeiten	Kopfschmerzen, Kreislaufbeschwerden, krampfartige Unterbauchschmerzen, Verschlechterung von rheumatoiden Beschwerden und Hauterkrankungen vor Periode	Schlaflosigkeit, Erschöpfung, migräneartige Kopfschmerzen, Sehstörungen, Schwindel, gespannte Brüste	Erkältungsähnliche Symptome, Kopfschmerzen
Dosierung	D4,D6, 3-4x täglich 1 Gabe	D4,D6, 3-4x täglich 1 Gabe	D4,D6, 3-4x täglich 1 Gabe

Achtung: Dosierung bei Besserung reduzieren!

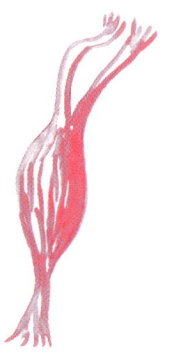

Muskeln, Gelenke, Nerven –
Hexenschuss, Kreuz-, Gelenk- und Sehnen- schmerzen

Eine Vielzahl von Erkrankungen können den Bewegungs-apparat betreffen. Hierzu zählen die entzündlichen Er-krankungen (entzündlicher Rheumatismus), die degene-rativen Erkrankungen (Arthrose) und der so genannte Weichteilrheumatismus, d.h. Beschwerden und Erkran-kungen der den Bewegungsapparat umgebenden Weich-teile, der Sehnen, Bänder und Schleimbeutel und Ner-ven. In diesem Ratgeber werden ausschließlich akute Ge-lenk- und Muskelschmerzen (einschließlich Hexenschuss) besprochen. Gönnen Sie sich hier Ruhe und Schonung des betroffenen Bereiches. Vielfach tut Wärme gut, wobei feuchte Wärme (Wickel, Wärmflasche mit feuchtem Stofftaschentuch umwickelt) trockener Wärme (Heiz-kissen) in aller Regel vorzuziehen ist.

✚ Gehen Sie zum Arzt,
- wenn die Schmerzen nicht nachlassen,
- wenn Ihre Behandlung keinen Erfolg zeigt,
- wenn ein Gelenk warm und rot ist.

Die Mittel

Auch geeignet in der Schwangerschaft

Rhus toxicodendron ♀

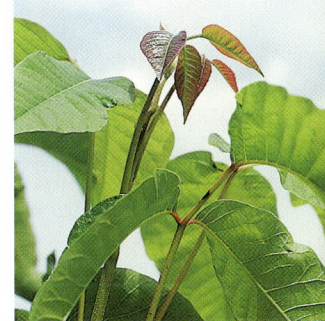

Rhus toxicodendron, der Giftsumach, wächst in Nordamerika. Er wird bei Schwächezuständen, rheumatischen Beschwerden und Erkrankungen im Kindesalter eingesetzt. Im Hinblick auf die rheumatischen Beschwerden kann es sich um Kreuzschmerzen, Hexenschuss, Ischiasschmerzen, Sehnenscheidenentzündungen oder Kreuzschmerzen nach langem Stehen oder Heben handeln. Kennzeichnend für Rhus toxicodendron ist dabei einerseits – wie bei Dulcamara und Pulsatilla –, dass die Beschwerden infolge von Nässe und Kälte entstehen, bzw. sich bei Nässe und Kälte verschlechtern. Daneben ist aber auch zu beobachten, dass es zu einer Verschlimmerung in Ruhe kommt, Sie fühlen sich „lahm und steif". Bewegen Sie sich, werden die Schmerzen zwar zunächst stärker, mildern sich dann aber bei anhaltender Bewegung.

Rhus toxicodendron,
der Giftsumach

Leitsymptome Rhus tox
- Schwangerschaft: Gefühl von Steifigkeit, Hexenschuss
- Verschlimmerung, Auslöser Nässe und Kälte
- Verschlimmerung Ruhe
- Besserung anhaltende Bewegung

Auch geeignet in der Schwangerschaft

Aesculus ♀

Bei starken, dumpfen und tiefsitzenden Schmerzen im Lenden-Kreuzbein-Bereich mit deutlicher Verschlechterung im Stehen und Ausstrahlung in die Beine, auch oft mit einem Krampfaderleiden verbunden. Die Schmerzen haben wechselnden Charakter; sie können wandern und sich durch Gehen und im Stehen verschlechtern.

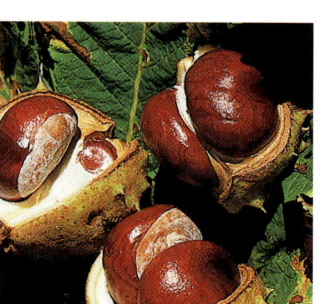

Aesculus hippocastanum, die Rosskastanie

Leitsymptome Aesculus
- Tiefsitzende Wirbelsäulenbeschwerden
- Neigung zu Krampfadern

Auch geeignet in der Schwangerschaft

Cuprum metallicum ♀

Cuprum metallicum ist ein sehr wichtiges Krampfmittel in der Homöopathie. So wird es bei Fieberkrämpfen, Menstruationskrämpfen, bei Blähungskoliken, Durchfällen mit krampfartigen Schmerzen, insgesamt bei schmerzhaften Krämpfen der glatten und quergestreiften Muskulatur, wie z.B. auch bei Wadenkrämpfen, eingesetzt. Die Muskelkrämpfe an Waden und Füßen setzen plötzlich und heftig ein und treten vor allem während der Nacht vermehrt auf.

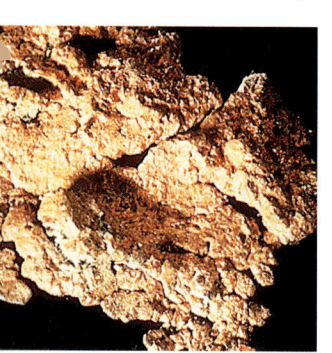

Cuprum metallicum, das Kupfer

Leitsymptome Cuprum metallicum
- Wadenkrämpfe
- Verschlimmerung nachts

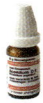

Nux vomica

Nux vomica (Strychnos nux vomica, Brechnuss) gehört zu den bekanntesten Homöopathika mit Wirkungsrichtung auf den gesamten Magen-Darm-Trakt sowie auf den Stütz- und Bewegungsapparat; im eigentlichen Sinne ist es ein Konstitutionsmittel (s. Arzneimittelbild S.70). Im Hinblick auf Muskelschmerzen wird Nux vomica eingesetzt, wenn es zu stark schmerzhaften muskulären Verspannungen mit Bewegungsverschlimmerung gekommen ist, z.B. zu einem Schiefhals oder Hexenschuss, oder zu Muskelentzündungen. Nachts wie bei Zugluft werden die Schmerzen stärker, durch Wärme bessern sie sich. Die Muskelverspannungen treten an sämtlichen Bereichen der Wirbelsäule auf, im Hals-, Brust- oder Lendenwirbelsäulenbereich. Beim Aufstehen sind die Schmerzen noch stärker, die Glieder sind steif.

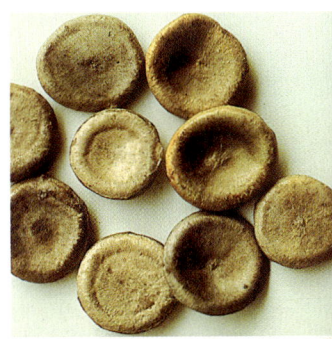

Strychnos nux vomica, die Brechnuss

Kommt dieses Mittel für Sie in Frage, so können Sie möglicherweise an sich beobachten, dass Sie sich eine Menge „aufgeladen" haben. Ihr Alltag ist wenig entspannt, vielleicht gehen Sie einer sitzenden Tätigkeit nach, essen nicht regelmäßig und haben einen relativ hohen Konsum an Genussmitteln. Hier geht es zusätzlich zu dem homöopathischen Mittel darum, das überreizte Nervensystem wieder zu beruhigen. Suchen sie sich Möglichkeiten, einen Ausgleich für den hektischen Alltag zu schaffen. Bei akuten Schmerzzuständen kann Strychnos nux vomica auch im Wechsel mit Bryonia cretica gegeben werden (beide als „D3": anfangs bis zu stündlich 1 Gabe im Wechsel einzunehmen). Wichtig: Nehmen Sie bei eintretender Besserung die Arzneimittel weniger häufig ein, z.B. 3x täglich 1 Gabe.

Leitsymptome Nux vomica
- Stark schmerzhafte muskuläre Verspannungen mit Bewegungsverschlimmerung
- Verschlimmerung nachts, frühmorgens
- Hektischer Lebensstil, überreizte Nerven

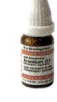

Bryonia cretica

Bryonia cretica wird in diesem Ratgeber bei Atemwegserkrankungen, vor allem einem trockenen Husten mit stechenden Schmerzen im Brustkorb vorgestellt, die durch Bewegung deutlich verschlimmert werden. Dieser stechende Charakter der Schmerzen gilt auch im Hinblick auf Entzündungen des Bewegungsapparates, so z.B. stark schmerzhafte muskuläre Verspannungen (z.B. Hexenschuss), akute Sehnenerkrankungen (z.B. Sehnenscheidenentzündungen) oder Gelenkschmerzen mit ausgeprägter Bewegungsverschlechterung. Für Bryonia typisch sind die stechenden Schmerzen bei der geringsten Bewegung; Kälteanwendung wie auch Ruhe bessern.

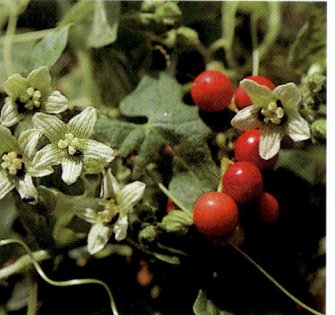

*Bryonia cretica,
die Zaunrübe*

Leitsymptome Bryonia
- Muskuläre Verspannungen, akute Sehnenerkrankungen oder Gelenkschmerzen
- Stechende Schmerzen
- Ausgeprägte Bewegungsverschlimmerung

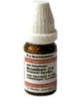

Ruta graveolens

Ruta graveolens

Tritt als Ursache von Schmerzen an Muskeln oder Gelenken eine Überanstrengung auf, so ist in erster Linie an Ruta graveolens, die Gartenraute, zu denken. Insbesondere Sehnen- und Nervenschmerzen, die infolge (sportlicher) Überanstrengung aufgetreten sind wie z.B. der Tennisarm, können gut mit Ruta graveolens behandelt werden.

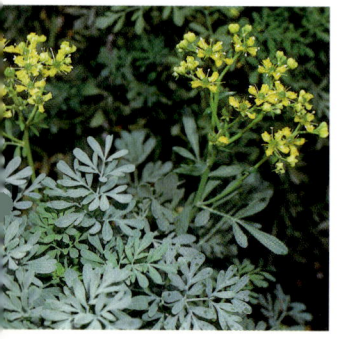

Leitsymptome Ruta graveolens
- Sehnen- und Nervenschmerzen infolge Überanstrengung

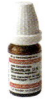

Dulcamara

Solanum dulcamara, der bittersüße Nachtschatten, wird in der Homöopathie stets berücksichtigt, wenn Beschwerden infolge einer Durchnässung oder Unterkühlung, bzw. nach einem Wetterwechsel von warm nach kalt oder Abkühlung am Abend nach heißen Tagen auftreten. Im Hinblick auf den Bewegungsapparat kann es sich hier beispielsweise um Muskelschmerzen mit dem Gefühl von Zerschlagenheit und Schultersteife handeln, die man sich bei einer sommerlichen Wanderung, auf der einen ein Regenguss überraschte, zugezogen hat.

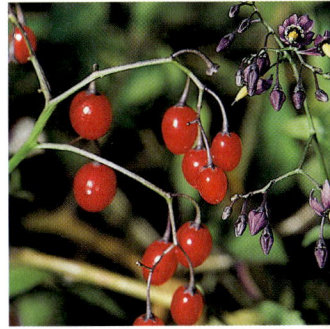

Solanum dulcamara, der bittersüße Nacht- schatten

Leitsymptome Dulcamara
- Schmerzen infolge von Erkältung, Durchnässung, Wetterwechsel

Homöopathie bei akuten Beschwerden von Muskeln und Gelenken

Mittel	Rhus toxicodendron	Aesculus	Cuprum metallicum	Nux vomica	Bryonia	Ruta	Dulcamara
Beschwerden	Rheumatische Beschwerden	Schmerzen im Lenden-Kreuzbeinbereich	Wadenkrämpfe	Muskelschmerzen, Verspannungen	Rheumatische Beschwerden	Sehnen- und Nervenschmerzen	Muskel-, Sehnen-, Nervenschmerzen
Zusammenhang mit Ursache	Nässe und Kälte	Venenstauung im Becken				(sportliche) Überanstrengung	Durchnässung, Unterkühlung, Wetterwechsel warm - kalt
Gemüt				Überreizt			
Sonstige Beschwerden und Auffälligkeiten	Kreuzschmerzen, Hexenschuss, Ischiasschmerzen, Sehnenscheidenentzündungen, Steifigkeitsgefühl	Ausstrahlungen der Schmerzen in die Beine, Krampfadern, Hämorrhoiden		Starke muskuläre Verspannungen, Hexenschuss, Muskelentzündungen	Stark schmerzhafte muskuläre Verspannungen, akute Sehnenerkrankungen, Gelenkschmerzen. Stechender Schmerz bei geringster Bewegung	z.B. Tennisarm	
Verbesserung	Anhaltende Bewegung			Wärme	Kälte, Ruhe		
Verschlechterung	Nässe, Kälte, Ruhe	Gehen, Stehen	Nachts	Nachts, frühmorgens, Zugluft, Bewegung	Ausgeprägte Bewegungsverschlechterung!		
Besonders geeignet für Kinder oder Schwangere	♀	♀	♀				
Dosierung	D12, 3-4x täglich 1 Gabe	D4, D6, 2-3x täglich 1 Gabe	D6, 3-4x täglich 1 Gabe	D3, D4, anfangs bis stündlich 1 Gabe, danach auf 3-4x täglich 1 Gabe reduzieren (im Wechsel mit Bryonia)	D3, D4, anfangs bis stündlich 1 Gabe, danach auf 3-4x täglich 1 Gabe reduzieren (im Wechsel mit Nux vomica)	D3, 3-4x täglich 1 Gabe	D6, 3-4x täglich 1 Gabe

Achtung: Dosierung bei Besserung reduzieren!

Haut –
Windeldermatitis, Akne, Herpes, Warzen

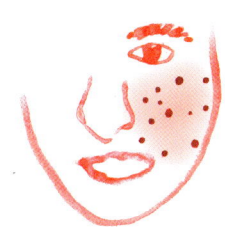

Hauterkrankungen stellen einen breiten Anwendungsbereich in der Homöopathie dar. Hier wird nur unterstützend mit äußerlichen Salben gearbeitet (s. u. und Tabelle), vor allem aber durch die Gabe von homöopathischen Arzneimitteln. Chronische Hauterkrankungen wie z.B. Akne, Neurodermitis, Gürtelrose, Frostbeulen, Milchschorf usw. erfordern eine Konstitutionsbehandlung, in der nicht-organotrope Mittel mit Bezug zu Haut und Schleimhaut, sondern Konstitutionsmittel (Personotrope Mittel), die die Eigenschaften und Persönlichkeitsmerkmale des Erkrankten mitberücksichtigen, in hohen Potenzen eingesetzt werden. Die organotropen Homöopathika beziehen sich vor allem auf das erkrankte Organ, sie eignen sich zur Behandlung akuter Hauterkrankungen. Die Übergänge zwischen organotropen und personotropen Homöopathika sind jedoch fließend. So gibt es einige Konstitutionsmittel, die auch klar umrissene Beschwerdebilder beinhalten, bei denen sie bewährt eingesetzt werden können. Die Auswahl der folgenden Beschwerdebilder ergibt sich vor allem aus dem Anliegen, einige klar erkennbare Mittelbilder vorzustellen, die einfach nachzuvollziehen sind.

➕ Gehen Sie zum Arzt,
● wenn es zu einer starken Entzündung der Haut kommt,
● wenn Sie sich krank fühlen,
● wenn Sie erhöhte Temperatur oder Fieber bekommen.

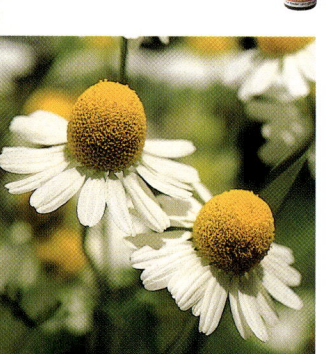

Matricaria chamomilla, die Kamille

Windeldermatitis von Säuglingen

Chamomilla

Matricaria chamomilla, die Kamille, ist ein herausragendes Mittel in der Kinderheilkunde, insbesondere wenn die Beschwerden im Zusammenhang mit der Zahnung auftreten. So leiden viele Babys während einer erschwerten Zahnung nicht nur unter Schmerzen im Mundraum, die zu geschwollenem Zahnfleisch, aber auch einer roten Wange (auf der Seite, an der der Zahn durchbricht) und einer blassen Wange führen, sondern auch zu Durchfällen, die sich – in der homöopathischen Literatur *„wie gehackte Eier"* – als schleimig-grünlich bezeichnen lassen. Dieser Durchfall macht den zarten Bereich um den Anus und die Geschlechtsteile wund. Wichtig ist hier, neben der Gabe von Chamomilla, häufiger als sonst zu wickeln. Auch sollte viel Luft an den wunden Babypopo kommen. Aus dem Bereich der Volksheilkunde haben sich in diesen Fällen Auflagen mit Magerquark bewährt, die den Säuremantel der Haut regenerieren. Hinweisend auf das Mittel Chamomilla ist die unleidliche Stimmung des Babys. Es ist ausgesprochen schmerzempfindlich, leidet unter wahren Schreiattacken, die sich nachts verschlimmern.

Leitsymptome Chamomilla
- Hochrot-entzündete Gegend um Anus und Geschlechtsteile
- Zusammenhang mit Zahnung

Akne bei jungen Mädchen und Frauen

Pulsatilla

Pulsatilla, die Wiesen-Küchenschelle, ist ein wichtiges Konstitutionsmittel gerade für Kinder und Frauen. Das Arzneimittel besitzt eine ausgeprägte Wirkungsrichtung auf den Hormonhaushalt sowie auf die Haut. Akneartige Hautausschläge, die sich vor der Menstruation verschlechtern, sind charakteristisch für Pulsatilla, insbesondere wenn die Periodenblutungen unregelmäßig sind, und wenn Sie fette Speisen schlecht vertragen. Da die Kombination von fettiger Haut und Menstruationsstörungen häufig bei jungen Mädchen auftaucht, ist hier in besonderem Maße an Pulsatilla zu denken.

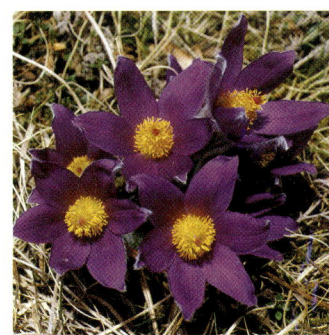

Pulsatilla, die Wiesen-Küchenschelle

Leitsymptome Pulsatilla
- Akne verschlechtert sich vor Menstruation
- Unregelmäßige Periodenblutungen
- Unverträglichkeit von fetten Speisen

Wichtig bei der Behandlung von Akne ist in jedem Fall eine sorgfältige Reinigung der Haut. Stark entzündete oder entzündungsgefährdete Stellen können mit Calendula-Urtinktur (Ringelblumentinktur, in Wasser 1:10 verdünnt) betupft werden, anschließend ist ein Echinacea-Salbe aufzutragen. Ringelblume ist eine wundheilungsfördernde, entzündungshemmende Hautpflanze, Echinacea stärkt das Immunsystem. Bei Mitesser-Akne kann Mahonia-aquifolium-Salbe (Rubisan-Salbe) aufgetragen werden. Grundsätzlich sind zur Behandlung von Akne eine ausgewogene Ernährung, ausreichender Schlaf und frische Luft unerlässlich.

Herpes labialis (Lippenherpes)

Bei der homöopathischen Behandlung des Herpes labialis ist vor allem danach zu fragen, welche Faktoren den Lippenherpes ausgelöst haben – die sogenannte „Causa" in der homöopathischen Fachsprache. Bei immer wieder auftretendem Herpes ist eine Konstitutionsbehandlung mit personotropen Mitteln sinnvoll. Herpes, der von Viren ausgelöst wird, weist auf eine Schwäche des Immunsystems hin. Versuchen Sie daher, die körpereigene Abwehr durch allgemein stärkende Maßnahmen zu unterstützen.

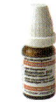

Dulcamara

Liegt das Auftreten des Herpes in einem zeitlichen Zusammenhang mit den Folgen einer Durchnässung, Unterkühlung oder einem raschen Temperaturwechsel, so ist Solanum dulcamara, der bittersüße Nachtschatten, das Mittel der Wahl, ebenso, wenn der Herpes typischerweise stets kurz vor der Menstruation auftritt oder in Wechselbeziehung zu anderen Beschwerden wie Asthma oder Durchfall steht.

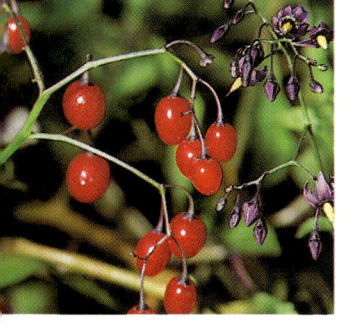

Solanum dulcamara, der bittersüße Nachtschatten

> **Leitsymptom Dulcamara**
> ● Herpes infolge von Unterkühlung und Durchnässung

Natrium muriaticum

Natrium muriaticum, auch als Natrium chloratum bezeichnet, ist homöopathisch verarbeitetes Kochsalz. Die Verwendung von Kochsalz als Arzneimittel ist zunächst befremdlich – nehmen wir doch tagtäglich weitaus mehr

Salz ein, als in den potenzierten Homöopathika enthalten ist. Nichtsdestotrotz stellt Natrium muriaticum ein hochpotentes Konstitutionsmittel dar. Ein Aspekt des Arzneimittelbildes ist die deutliche Verschlechterung an der See, welche in gewisser Hinsicht auf den gestörten Salz- und Mineralhaushalt, der sich mit diesem Mittel verbindet, hinweist. So ist an Natrium muriaticum zu denken, wenn Sie immer wieder bei einem Urlaub am Meer unter Lippenherpes oder unter trockenen Hautausschlägen zu leiden haben. Als deutliche Hinweise – wann verschlechtern, wann verbessern sich die Beschwerden? – gelten hier die Verschlechterung durch Aufenthalt am Meer, intensive Sonnenbestrahlung oder der Verzehr von Meeresfrüchten. So hat sich Natrium chloratum auch zur Behandlung der „Mallorca-Akne" bewährt („Sonnenallergie").

Natrium muriaticum 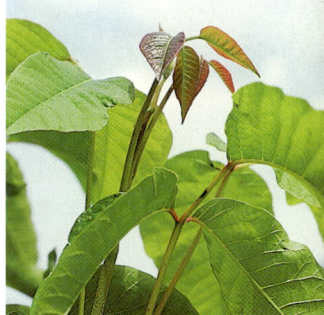 gehört in die Reiseapotheke, wenn Sie zu Lippenherpes neigen und an das Meer fahren.

> **Leitsymptome Natrium muriaticum**
> - Herpes, trockene Ausschläge und Akne nach intensiver Sonnenbestrahlung, Aufenthalt am Meer, Verzehr von Meeresfrüchten

Rhus toxicodendron

Rhus toxicodendron, der Giftsumach, ist vor allem dann angezeigt, wenn der Herpes immer wieder durch fieberhafte Infekte ausgelöst wird. In diesem Fall neigen die Bläschen mit anfänglich klarem Sekret zur Eiterbildung. Da ein ähnliches Bild – Fieber, juckende und brennende Bläschen mit Sekret, Neigung zu Infektion – auch bei Windpocken auftritt, wird Rhus toxicodendron hier ebenfalls eingesetzt.

Rhus toxicodendron, der Giftsumach

> **Leitsymptome Rhus toxicodendron**
> - Herpes im Verlauf fieberhafter Infekte
> - Juckende, brennende Bläschen mit Sekret
> - Neigung zu Infektion

Warzen

Warzen werden konventionell meist durch eine lokale Reiztherapie oder eine operative Entfernung behandelt. Dennoch treten gerade Warzen häufig wieder auf. Da die operative Entfernung oder das Ausschälen durchaus schmerzhaft (und häufig erfolglos) ist, sollte zuvor ein Versuch mit homöopathischen Mitteln unternommen werden. Da Warzen auf eine Schwäche des Immunsystems hinweisen – es handelt sich hier wie bei dem Herpes um Viren – ist darauf zu achten, die gesundheitliche Gesamtsituation zu stärken.

Eine konstitutionelle Behandlung im Sinne einer „Terrain-Sanierung" kann bei wiederkehrendem Warzenbefall von großer Bedeutung sein. Als mögliche unterstützende Behandlung ist das Auftragen von Chelidonium majus Urtinktur (Schöllkraut) oder (!) Podophyllum peltatum Urtinktur (Maiapfel) auf die Warze zu nennen, wobei die umgebende Haut mittels einer Fettsalbe zu schützen ist. Aus dem Bereich der Volksheilkunde sei ergänzend das Betupfen der betroffenen Stellen mit Morgenurin oder das Anwenden einer harnstoffhaltigen Salbe erwähnt.

Antimonium crudum

Antimonium crudum ist der schwarze Spießglanz, eine in der Natur häufig vorkommende Antimonverbindung und damit ein mineralisches Homöopathikum. Antimonium crudum ist das Mittel der Wahl bei verhornten, harten Warzen, die eher flach an Hand und Fußsohle auftreten. Dabei sind häufig eine kräftige Hornhaut- oder Schwielenbildung zu beobachten, ebenso wie eingerissene Mundwinkel.

Leitsymptome Antimonium crudum
- Verhornte, harte Warzen
- Eher flach an Hand und Fußsohle
- Kräftige Hornhautbildung

Causticum

Causticum, der so genannte Ätzstoff Hahnemanns, wird nach besonderen Verfahren hergestellt und bei harten, rissigen, auch gestielten Warzen an hervorragenden Stellen mit Verletzungsgefahr eingesetzt. Hierzu zählen auch flache, harte, krustenartige Warzen (Dornwarzen), die insbesondere an Handflächen bzw. Fußsohlen vorhanden sind.

Leitsymptome Causticum
- Harte, rissige, auch gestielte Warzen an herausragenden Stellen mit Verletzungsgefahr

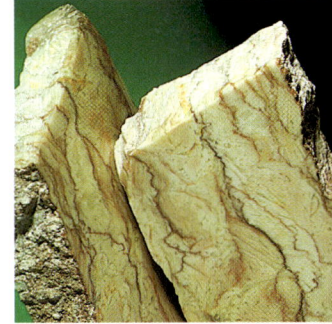

Causticum

Acidum nitricum

Acidum nitricum ist die Salpetersäure, eine Säure, die bereits beim Einatmen stark ätzend wirkt. In der Homöopathie wird die Säure entsprechend bei Schleimhautgeschwüren – in diesem Ratgeber unter dem Stichwort „Aphten im Mundraum, schmerzhafte Einrisse an den Mundwinkeln, die leicht bluten" – eingesetzt. Im Hinblick auf Warzen ist an weiche Warzen mit gezackter Oberfläche wie auch an Feigwarzen im nässenden Anal-Genital-Bereich zu denken.

Leitsymptome Acidum nitricum
- Weiche Warzen mit gezackter Oberfläche
- Feigwarzen im nässenden Ano-Genitalbereich

Thuja

Thuja ist der Lebensbaum – eine aus Nordamerika stammende Pflanze, die man hierzulande immer wieder in Gärten oder auf Friedhöfen sieht. Angewendet wird Thuja u.a. bei weichen, isoliert stehenden Warzen, die jucken und eine dunkle Farbe haben.

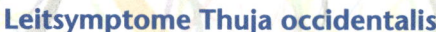

Leitsymptome Thuja occidentalis
- Weiche, isoliert stehende Warzen, juckend, dunkle Farbe

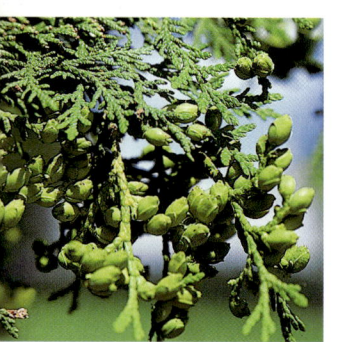

Thuja occidentalis, der Lebensbaum

Homöopathische Salben

Cardiospermum halicacabum

Cardiospermum halicacabum – mit der deutschen Bezeichnung Ballonrebe – ist eine in tropischen Ländern beheimatete Schlingpflanze, die stellenweise sogar als lästig wucherndes Unkraut vorkommt. Cardiospermum wird in aller Regel in tiefen Potenzen innerlich angewendet, was auf eine Überschneidung mit der pflanzenheilkundlichen Anwendung hinweist. Daneben gibt es auch eine Cardiospermum-Salbe zur örtlichen äußeren Anwendung.

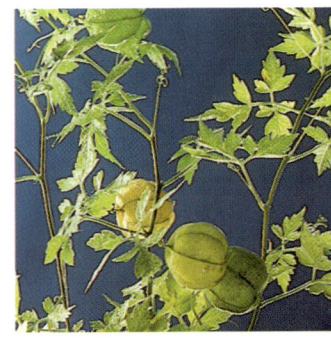

Cardiospermum halicacabum, die Ballonrebe

In ihrer Heimat gilt die Pflanze als ungiftig, obwohl sie gelegentlich bei empfindlichen Personen allergische Reaktionen auslöst. Erste orientierende Versuche mit homöopathischen Potenzen zeigten, dass Cardiospermum insbesondere für Menschen mit allergischer Neigung, bzw. allergischen Hauterkrankungen geeignet ist. Ein bevorzugter Anwendungsbereich waren in den Versuchen Patienten mit allergischen Zuständen der Haut, wie Hautjucken (Pruritis), Juckflechten (Ekzem) und Wassersucht (Ödem). Insbesondere mit Cardiospermum D3 wurden hier – abgesehen von einigen wenigen Fällen – gerade bei den akuten Beschwerden schnell und sicher Erfolge erzielt. In einzelnen Fällen hat sich dabei die Kombination mit Apis mellifica, einem homöopathischen Arzneimittel der tierischen Stoffklasse (Honigbiene), bewährt. Selbst Fälle, die monate- bis jahrelang eine lokale Corticoid-Behandlung notwendig machten, konnten mit eindeutig besserem Erfolg auf Cardiospermum umgestellt werden.

Weitere Erfahrungen liegen mit einer äußerlichen Cardiospermum-Behandlung der betroffenen Hautbereiche vor. Das entsprechende Homöopathikum wird hergestellt, indem die Cardiospermum-Urtinktur einerseits mit einer fetthaltigen und andererseits mit einer fettarmen Salbengrundlage verarbeitet wird (10%ig), sodass je nach individuellem Hautbefund eine fettarme oder -reiche Salbe aufgetragen werden kann (Halicar-Salbe oder -Creme). Bevorzugte Anwendungsgebiete der Salben sind entzündliche, von starkem Juckreiz begleitete Hauterkrankungen, insbesondere Juckflechten (Ekzeme), ferner Neurodermitis sowie mit der Zeit juckende, ekzemartige Hautstellen anderer Hautkrankheiten. Die Salbe kann auch in Kombination mit Cardiospermum halicacabum D3 zum Einnehmen angewandt werden.

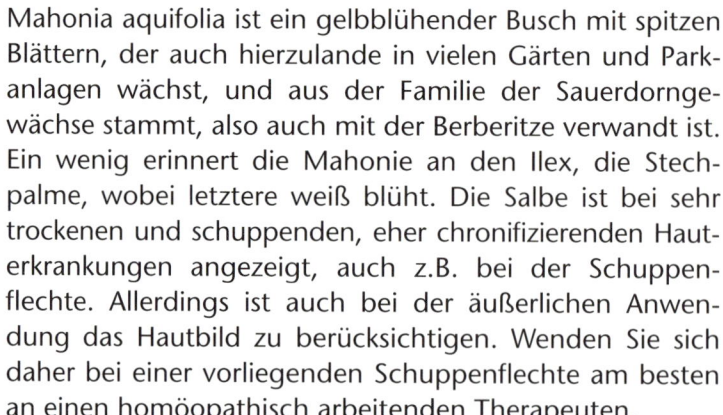

Leitsymptome Cardiospermum-Salbe und Creme (Halicar®)
● Stark juckende, entzündliche Hauterkrankungen und Ausschläge

Mahonia aquifolia

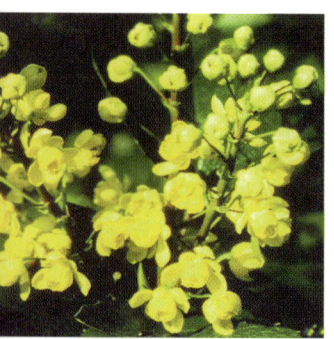

Mahonia aquifolia

Mahonia aquifolia ist ein gelbblühender Busch mit spitzen Blättern, der auch hierzulande in vielen Gärten und Parkanlagen wächst, und aus der Familie der Sauerdorngewächse stammt, also auch mit der Berberitze verwandt ist. Ein wenig erinnert die Mahonie an den Ilex, die Stechpalme, wobei letztere weiß blüht. Die Salbe ist bei sehr trockenen und schuppenden, eher chronifizierenden Hauterkrankungen angezeigt, auch z.B. bei der Schuppenflechte. Allerdings ist auch bei der äußerlichen Anwendung das Hautbild zu berücksichtigen. Wenden Sie sich daher bei einer vorliegenden Schuppenflechte am besten an einen homöopathisch arbeitenden Therapeuten.

Die Salbe/Creme kann auch in Kombination mit Mahonia aquifolium D3 zum Einnehmen angewandt werden.

> **Leitsymptom Mahonia aquifolium-Salbe und Creme (Rubisan®)**
> - Schuppendes, trockenes Ekzem

Echinacea

Echinacea, der Sonnenhut, ist in aller Regel als unterstützende Maßnahme bei fieberhaften oder entzündlichen Prozessen bekannt. So nimmt man Echinacea als Presssaft, Tinktur oder auch als homöopathisches Arzneimittel zur Abwehr oder Behandlung von Erkältungen ein, von beginnenden Entzündungen usw. Die Echinacea-Salbe stärkt das Immunsystem ebenfalls, bzw. ist bei Erkrankungen geeignet, die eine gewisse Abwehrschwäche zeigen, so z.B. bei Lippenherpes. Daneben bietet sich Echinacea-Salbe zur unterstützenden Behandlung von Akne an, insbesondere, wenn es sich um Pusteln handelt, die sich leicht entzünden.

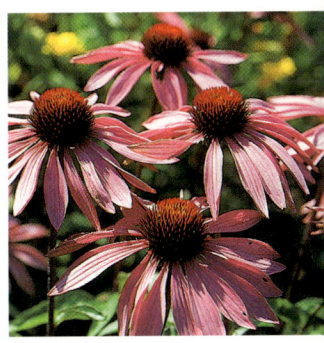

Echinacea, der Sonnenhut

> **Leitsymptome Echinacea-Salbe**
> - Entzündliche Prozesse
> - Immunschwäche
> - Herpes, Akne

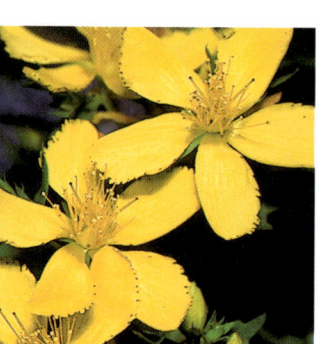

Hypericum
perforatum,
das Johanniskraut

Hypericum perforatum

Schließlich ist auf die Salbe aus Johanniskraut hinzuweisen. Johanniskraut stellt als Rotöl ein wichtiges Mittel zur äußerlichen Anwendung dar. Die Rotfärbung kommt daher, dass sich die in den Blütenblättern enthaltenen Farbstoffe, vor allem das Hypericin, durch Sonneneinwirkung, lösen. So kann man Rotöl durchaus selbst herstellen, indem die Blüten Mitte bis Ende Juni gesammelt, in eine Flasche gefüllt und mit Öl bedeckt werden, wobei es sich hier am besten um ein Nussöl, z.B. Mandelöl, handeln sollte. Aber ein gutes Sonnenblumenöl ist auch geeignet. Wichtig ist, die Blüten restlos mit Öl zu bedecken. Dann wird die Flasche für 4 Wochen in die Sonne gestellt, danach das Öl abgeseiht. Während dieser Zeit färbt sich das Öl wunderbar rot.

Johanniskraut hat einen starken Bezug zum Nervensystem wie auch zu der Haut. Entsprechend werden das Öl aber auch die Salbe bei Nervenverletzungen oder Nervenschmerzen aufgetragen.

Leitsymptom Hypericum-Salbe
- Nervenverletzungen, Nervenschmerzen

Übersicht: Homöopathische Salben

Mittel	Cardio-spermum	Mahonia aquifolium	Echinacea	Hypericum
Beschwerden	Juckende, entzündliche Haut-erkrankungen und Ausschläge	Schuppendes, trockenes Ekzem	Herpes, Akne	Nervenverlet-zungen, Nerven-schmerzen
Zusammen-hang mit Ursache			Fieberhafte oder entzünd-liche Prozesse	
Sonstige Beschwerden und Auffällig-keiten	Allergische Neigung, Neurodermitis	Schuppen-flechte		
Besonders geeignet für Kinder oder Schwangere	☺			
Dosierung	Nach individu-ellem Befund fettarme oder fettreiche Salbe mehrmals täg-lich auftragen, vorteilhaft ist die Kombina-tion mit D3 zum Einnehmen	Nach individu-ellem Befund fettarme oder fettreiche Salbe mehrmals täg-lich auftragen, vorteilhaft ist die Kombina-tion mit D3 zum Einnehmen	Nach individu-ellem Befund mehrmals täglich auftragen	Nach individu-ellem Befund mehrmals täglich auftragen

Achtung: Dosierung bei Besserung reduzieren!

Homöopathie bei Hauterkrankungen

Mittel	Chamomilla	Pulsatilla	Natrium chloratum	Rhus toxicodendron	Antimonium crudum	Causticum	Acidum nitricum	Thuja
Beschwerden	Windeldermatitis	Akne	Lippenherpes, trockene Ausschläge, Akne	Herpes, Windpocken	Warzen	Warzen	Warzen	Warzen
Zusammenhang mit Ursache	Zahnung	Hormonstörungen	Aufenthalt am Meer, Sonnenbestrahlung, Verzehr von Meeresfrüchten	Fieberhafte Infekte				
Gemüt	Unleidlich, ausgesprochen gereizt und schmerzempfindlich							
Sonstige Beschwerden und Auffälligkeiten	Hochrot entzündete Gegend um Anus und Geschlechtsteile, schleimig-grüne Durchfälle	Pubertätsakne, Unregelmäßige Menses, Unverträglichkeit fetter Speisen		Juckende, brennende Bläschen mit Sekret, Neigung zu Infektion	Warzen hart, verhornt, flach an Hand und Fußsohlen, kräftige Hornhautbildung	Warzen hart, rissig, auch gestielt, an herausragenden Stellen mit Verletzungsgefahr	Warzen weich, mit gezackter Oberfläche, Feigwarzen im nässenden Ano-Genitalbereich	Warzen weich, dunkel, isoliert stehend
Verschlechterung		Vor Menstruation	Aufenthalt am Meer, Sonnenbestrahlung, Verzehr von Meeresfrüchten					
Besonders geeignet für Kinder oder Schwangere	:)			:)				
Dosierung	D12, 3–4x täglich 1 Gabe	D12, 3–4x täglich 1 Gabe	D12, 3–4x täglich 1 Gabe, zur Vorbeugung 1x täglich 1 Gabe	D12, 3–4x täglich 1 Gabe	D12, 3–4x täglich 1 Gabe	D12, 3–4x täglich 1 Gabe	D12, 3–4x täglich 1 Gabe	D12, 3–4x täglich 1 Gabe

Achtung: Dosierung bei Besserung reduzieren!

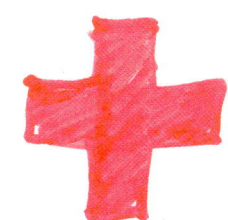

Kleinere Notfälle – Verletzungen, Sonnenbrand, Sonnenstich, Insektenstiche

Hinweis: Neben der homöopathischen Notfallapotheke sollten Sie stets darauf achten, für Notfälle auch im Hinblick auf Verbandsmaterial u.ä. gut gerüstet zu sein. In jedem Falle sollten Sie Arnika-Tinktur und Calendula-Tinktur im Hause haben – Arnika-Tinktur (verdünnen!) für Umschläge und Auflagen bei stumpfen Wunden, Calendula-Tinktur zum Auswaschen und für Auflagen bei offenen Wunden (ebenfalls verdünnen!). Calendula-Salbe stellt eine hervorragende Heilsalbe dar.

Arnica

Arnica, die große Wundheilpflanze, wurde bereits im Arzneimittelbild (S. 51) besprochen. Wendete die Pflanzenheilkunde Arnica in Form von feuchten Umschlägen insbesondere bei stumpfen Verletzungen an, da es sonst zu einer Reizung der offenen Wunde kam, kann Arnica als homöopathisches Mittel sehr gut bei offenen Verletzungen mit Gewebeschädigung eingesetzt werden: bei großflächigen Blutergüssen, aber auch bei Blutungen, offenen Wunden, nach Operationen oder einer Entbindung mit Dammnaht ebenso wie zur Vorbeugung und Behandlung einer Zahnextraktion. Charakteristisch für Arnica werden „*Schmerzen wie verprügelt, wund, gequetscht, mit Berührungsempfindlichkeit, besser durch einen feuchten Umschlag*" genannt.

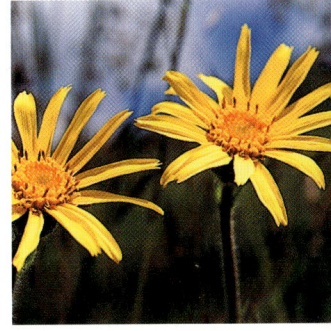

Arnica montana

Leitsymptome Arnica
- Gewebsverletzungen
- Blutungen, Blutaustritt ins Gewebe
- Nach Operationen
- Zur Wundheilung
- Blutergüsse, Prellungen, Verstauchungen, Verrenkungen

Rhus toxicodendron

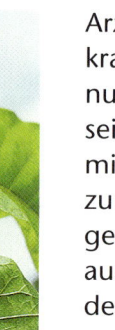

*Rhus toxicodendron,
der Giftsumach*

Rhus toxicodendron, der Giftsumach, zeigt in seinem Arzneimittelbild klare Hinweise auf die Ursache einer Erkrankung. Hierbei handelt es sich oft um Folgeerscheinungen von Überanstrengung oder Überlastung einerseits, Durchnässung und Unterkühlung andererseits. Damit ist Rhus toxicondron ein besonders geeignetes Mittel zur Behandlung von Sportverletzungen, also von Prellungen, Zerrungen, Verrenkungen, Verstauchungen und auch von Muskelkater. Da es bei diesen Verletzungen zudem häufig zu einer Verletzung des Haut- oder Muskelgewebes kommt, ist eine Kombination mit Arnica sinnvoll.

Leitsymptome Rhus toxicodendron
- Folgen von Überanstrengung, Überlastung und Durchnässung
- Sportverletzungen

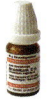

Hypericum perforatum

Hypericum perforatum, das Johanniskraut, stellt seit alters her ein wichtige Heilpflanze zur Behandlung von Erkrankungen oder Verletzungen dar, die einerseits die Nerven betreffen, andererseits das Hautgewebe. So ist stets an Johanniskraut zu denken, wenn bei einem Unfall Nerven geschädigt werden, wie dies beispielsweise bei einem Bandscheibenvorfall der Fall ist oder auch bei einer Gehirnerschütterung (zur Nachbehandlung! Arzt/Notarzt aufsuchen!). Ebenso kann es sich um starke Nervenschmerzen nach einer Zahnbehandlung handeln, einen gequetschten Finger, einen unter den Fingernagel gestochenen Splitter.

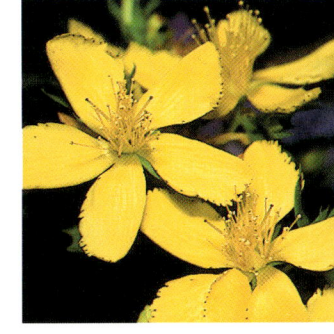

Hypericum perforatum, das Johanniskraut

Leitsymptome Hypericum perforatum
- Nervenverletzungen und -schädigungen
- Neuralgien durch Wunden, vor allem an stark von Nerven durchzogenen, empfindlichen Teilen
- Schmerzen stechend, zum Zentrum ausstrahlend

Belladonna

Belladonna, die Tollkirsche, wird in diesem Ratgeber immer wieder genannt, wenn es zu einem starken Blutandrang im Kopf kommt, weiten Pupillen, feuchter, schwitziger Haut, einem gewissen Gefühl der Benommenheit. So verwundert es nicht, dass Belladonna nicht nur bei akuten fieberhaften Infekten („Grippe"), bei Scharlach oder Mittelohrentzündung eingesetzt wird, sondern auch bei einem Sonnenstich. Auch hier kommt es zu einem roten, schweißigen Gesicht, pulsierenden Kopfschmerzen, schmerzhaft geröteter Haut und weiten Pupillen. Auch bei einem Sonnenbrand ersten Grades, bei dem das betroffene Hautareal schmerzhaft gerötet ist, sollte man an Belladonna denken. Stets stehen bei diesem Mittel Röte und Hitze im Vordergrund. Bei Blasenbildung sind wieder andere Mittel in Erwägung zu ziehen.

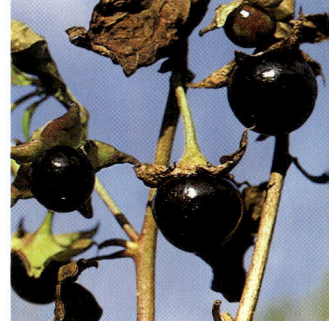

Atropa belladonna, die Tollkirsche

Leitsymptome Belladonna
- Rotes, schweißiges Gesicht
- Pulsierende Kopfschmerzen
- Weite Pupillen
- Sonnenstich
- Sonnenbrand

Cantharis

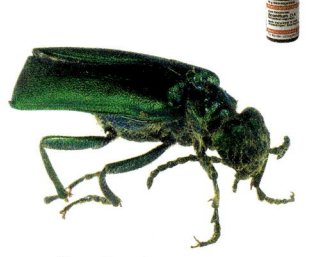

Cantharis,
die spanische Fliege

Gerade Frauen, die häufig unter Blasenentzündungen leiden, kennen Cantharis als Mittel zur Behandlung von hochakuten Infekten der Harnwege. Die Blase – auch die Harnblase – bzw. Blasenbildung ist eng mit dem Mittel der spanischen Fliege verbunden. Dies kommt, entsprechend dem homöopathischen Ähnlichkeitsprinzip daher, dass die Wirkstoffe des Insektes auf die Haut aufgetragen, zu einer starken Blasenbildung führen. So wird das so genannte „Cantharidenpflaster" im Rahmen der klassischen Naturheilverfahren dazu eingesetzt, Lymphflüssigkeit durch Hautreizung und die Bildung einer flüssigkeitsgefüllten Blase auszuleiten. Dieser Einsatz weist darauf hin, dass Cantharis auch bei Verbrennungen zweiten Grades mit Blasenbildung ein wertvolles Mittel ist.

Leitsymptome Cantharis
- Verbrennungen 2. Grades
- Blasenbildung
- Starke Schmerzen

Ledum palustre

Ledum palustre, der Sumpfporst, wird in der Homöopathie bei punktförmigen Verletzungen durch scharfe Instrumente, Stichwunden, Tierbisse, bzw. bei Insektenstichen, die sich zu entzünden beginnen, eingesetzt. Charakteristisch ist, dass die verletzten Körperteile kalt sind, die Schmerzen jedoch auch durch Kälte gebessert werden. Die charakteristischen Symptome der Ledum-Wunde sind: eine bläuliche Wundumgebung und stechende Schmerzen, die zum Körperzentrum hin ausstrahlen.

Leitsymptome Ledum palustre
- Tetanusgefährdende Stichwunden
  (auf ausreichenden Impfschutz achten!)
  und Tierbisse
- Besserung durch Kälte
- Betroffene Extremität kalt

Caladium seguinum

Caladium, das in Westindien beheimatete Schweigrohr, hift bei heftig brennenden und juckenden Mücken- und Fliegenstichen. Es ist insbesondere für Menschen geeignet, deren süßer Schweiß die Mücken anzieht.

Leitsymptom Caladium seguinum
- Heftig juckende und brennende Mückenstiche

Apis mellifica

Apis mellifica ist die Honigbiene. Was läge näher, als das homöopathisch aufbereitete Mittel auch bei Bienen- oder Wespenstichen einzusetzen? Kennzeichnend für die durch Apis zu behandelnden Insektenstiche sind die große, glasige, aber blasse Schwellung, die durch den Stich verursacht wird, die heftig brennend-stechenden Schmerzen und evtl. allergische Hautreaktionen. Achtung: Bei Stichen in der Mundhöhle oder bei allergischer Neigung ist umgehend der Notarzt aufzusuchen!

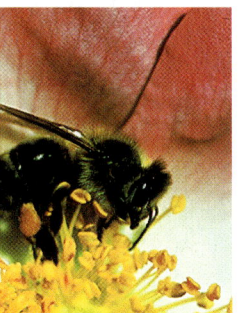

Apis mellifica,
die Honigbiene

Leitsymptom Apis mellifica
● Bienen- und Wespenstiche

Staphisagria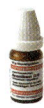

Staphisagria, die Stephanskörner, werden in diesem Ratgeber zur Behandlung von Gerstenkörnern empfohlen. Daneben wird das Mittel bei Schnittwunden eingesetzt, und zwar bei glattrandigen, klaffenden und sehr schmerzhaften Wunden.

Leitsymptom Staphisagria
● Glattrandige Schnittwunden

Homöopathie bei kleineren Notfällen (Teil 1)

Mittel	Arnica	Rhus toxico-dendron	Hypericum perforatum	Belladonna	Cantharis
Beschwerden	Gewebs-verletzungen	Gewebs-verletzungen	Nerven-verletzungen	Sonnenbrand / Sonnenstich	Sonnenbrand
Zusammen-hang mit Ursache	Schlag, Stoß, Fall	Überanstrengung, Durchnässung, Unterkühlung		Intensive Sonnen-einstrahlung	Intensive Sonnen-einstrahlung
Gemüt				Unruhig	
Sonstige Beschwerden und Auffällig-keiten	Blutergüsse, Blutungen, offene Wun-den mit Gewebsschädi-gung, nach Operationen, zur Wund-heilung, Prellungen, Verstauchun-gen, Verrenkungen	Sportverlet-zungen: Prellungen, Zerrungen, Verrenkungen, Verstauchun-gen, Muskelkater	Schädigungen des Nervenge-webes, Neural-gien durch Wunden, vor allem bei stark innervierten Teilen, z.B. gequetschter Finger, Nervenschmer-zen nach Zahn-behandlung, Folgen von Ge-hirnerschütte-rung u.ä.	Rotes, schweißiges Gesicht, pulsie-rende Kopf-schmerzen, schmerzhaft gerötete Haut, weite Pupillen	Blasenbildung, starke Schmerzen
Besonders geeignet für Kinder oder Schwangere	😊	😊	😊	😊	😊
Dosierung	D6, 3-4x täglich 1 Gabe	D12, 2-3x täglich 1 Gabe, im Wechsel mit Arnica D6	D4, 3-4x täglich 1 Gabe, auch im Wechsel mit anderen Mitteln	D3, 3-4x täglich 1 Gabe	D6, 3-4x täglich 1 Gabe

Achtung: Dosierung bei Besserung reduzieren!

Homöopathie bei kleineren Notfällen (Teil 2)

Mittel	Ledum palustre	Caladium seguinum	Apis mellifica	Staphisagria
Beschwerden	Sich infizierende Insektenstiche, punktförmige Verletzungen, tetanusgefährdete Stichwunden, Tierbisse	Heftig brennende und juckende Mücken- und Fliegenstiche	Bienen- oder Wespenstiche	Glattrandige, schmerzhafte Schnittwunden
Sonstige Beschwerden und Auffälligkeiten	Rötung und Schwellung um Einstichstelle, beginnende Entzündung, betroffene Extremität kalt Achtung: Auf Tetanus-Impfschutz achten!	Besonders bei Menschen, deren Schweiß Mücken und Fliegen anzieht		
Verbesserung	Kälte			
Besonders geeignet für Kinder oder Schwangere	☺	☺	☺	☺
Dosierung	D4, 3-4x täglich 1 Gabe	D6, 3-4x täglich 1 Gabe	D6, anfangs 3-4x bis zu 1/4stündlich 1 Gabe, dann reduzieren	D6, 3-4x täglich 1 Gabe

Achtung: Dosierung bei Besserung reduzieren!

Arzneimittelverzeichnis

Viele homöopathische Arzneimittel haben Bezeichnungen, die auf den ersten Blick zwar unterschiedlich aussehen, sich aber dennoch entsprechen. Damit keine Missverständnisse aufkommen und Sie sicher gehen, in Ihrer Apotheke auch das gewünschte Mittel erhalten zu haben, nennt Ihnen die folgende Tabelle die Namen der Arzneimittel, die einander entsprechen.

Unter den genannten Seitenzahlen finden Sie nähere Informationen.

Und so heißt dieses Mittel auf Deutsch!

Acidum nitricum 102, 262
Salpetersäure

Acidum phosphoricum 92
Phosphorsäure

Acidum silicicum → Silicea 103
Kieselsäure

Aconitum napellus → Aconit 45, 145, 169
Eisenhut

Aesculus hippocastanum 185, 192
Rosskastanie

Allium cepa 122, 130
Küchenzwiebel

Ambra grisea → Ambra 82
Grauer Amber
(gewonnen aus Pottwal)

Ammonium bromatum 146
Ammoniumbromid

Anamirta cocculus → Cocculus 63, 85, 204
Kokkelskörner

Antimonium crudum → Stibium sulfuratum nigrum 203, 261
Antimonsulfid

Antimonium sulfuratum aurantiacum
→ Stibium sulfuratum aurantiacum

→ Sulfur stibiatum aurantiacum 163
Goldschwefel,
Rotes Schwefelantimon

Apis mellifica → Apis 47, 110, 141, 274
Honigbiene

Argentum nitricum → 49
Höllenstein, Silbernitrat

Arnica montana → Arnica 51, 90, 105, 234, 269
Bergwohlverleih

Arum triphyllum → Arisaema triphyllum 148
Zehrwurzel

Asa foetida 200
Stinkasant

Atropa belladonna → Belladonna 54, 97, 115, 140, 145, 154, 170, 271
Tollkirsche

Avena sativa 86
Hafer

Belladonna → Atropa belladonna 54, 97, 115, 140, 145, 154, 170, 271
Tollkirsche

Borax → Natrium tetraboracicum 101, 245
Borax

Brassica nigra → Sinapis nigra 130
Schwarzer Senf

Bryonia cretica → Bryonia 56, 155, 172, 252
Zaunrübe

Caladium seguinum
→ Dieffenbachia seguine 273
Schweigrohr

Calcium fluoratum 186
Flussspat

Camphora 121, 168
Kampfer

Cantharis → Lytta vesicatoria 58, 236, 272
Spanische Fliege

Carbo vegetabilis 202
Holzkohle

Cardiospermum halicacabum 263
Herzsame, Ballonrebe

Carduus marianus 191, 228
Mariendistel

Causticum → Causticum Hahnemanni 147
Ätzstoff

Cephaelis ipecacuanha
→ Ipecacuanha 161, 209
Brechwurzel

DOSIERUNGSEMPFEHLUNGEN

Hochakut
Anfangs 3-4x stündlich bis zu 1/4stündlich 1 Gabe,
auf 1 Gabe stündlich reduzieren,
bei Besserung weiter reduzieren.

Akut
Anfangs bis zu stündlich 1 Gabe, bei eintretender
Besserung auf 3-4x täglich 1 Gabe reduzieren

Subakut (abklingend)
3-4x täglich 1 Gabe, bei Besserung reduzieren

Chronisch
2x täglich 1 Gabe. 3 Wochen einnehmen,
1 Woche Pause; dann wieder 3 Wochen einnehmen,
1 Woche Pause usw.

ÄQUIVALENTE (= SICH ENTSPRECHENDE) EINZELDOSEN („HOMÖOPATHISCHE GABE")

Darreichungsform	Menge
Dil.	5 Tropfen
Trit.	1 Messerspitze
Tabl.	1 Tablette
Glob.	5 Streukügelchen
Amp.	1 Injektionslösung

Achtung: (Klein-)Kinder erhalten als 1 Gabe 3 Tropfen
(gegebenenfalls auf Wasser) bzw. 3 Streukügelchen.

DARREICHUNGSFORMEN HOMÖOPATHISCHER ARZNEIMITTEL

Darreichungsform	Fachbezeichnung	Abkürzung
Tropfen, Flüssigkeit	Dilutio	Dil.
Verreibung	Trituratio	Trit.
Tablette	Tabuletta	Tabl.
Streukügelchen	Globuli	Glob.
Injektionslösung	Ampulle	Amp.

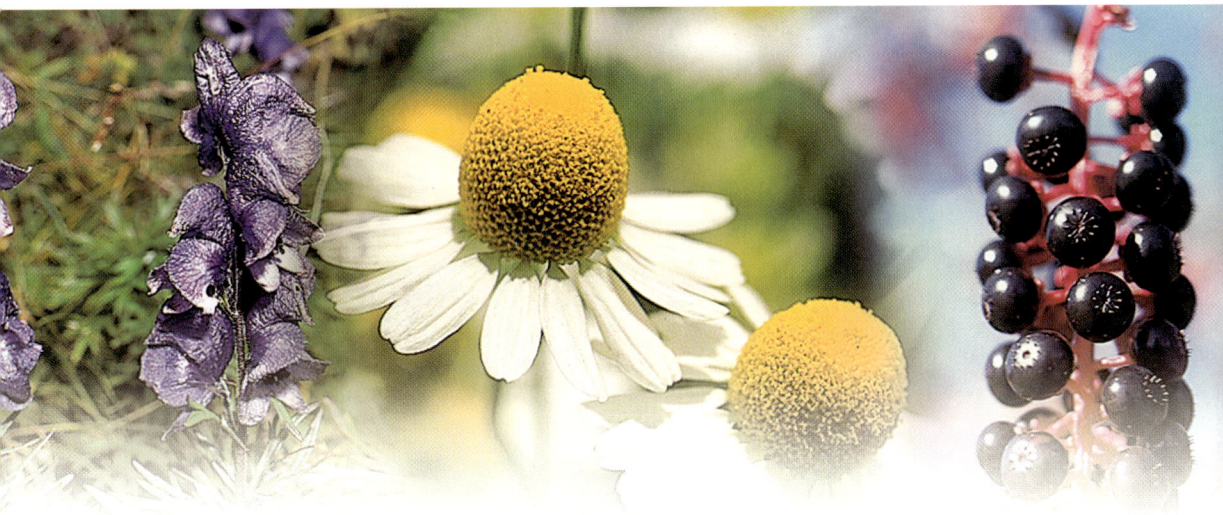

Wichtige Adressen

Hier erhalten Sie weitere Informationen über eine homöopathische Behandlung:

- Deutscher Zentralverein homöopathischer Ärzte
  Römerstraße 73
  53111 Bonn

- Natur und Medizin
  Am Michaelshof 6
  53177 Bonn

- Zentralverband der Ärzte für Naturheilverfahren
  Am Promenadenplatz 1
  72250 Freudenstadt

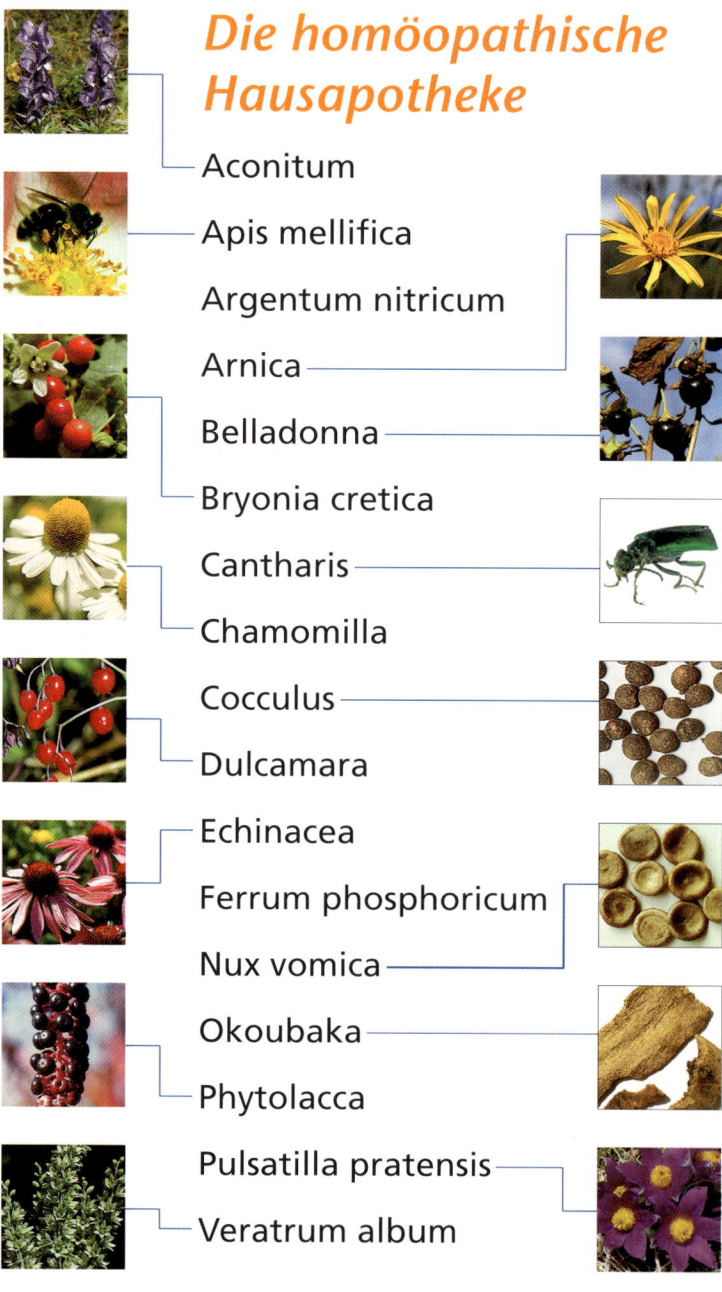

Die homöopathische Hausapotheke

Aconitum

Apis mellifica

Argentum nitricum

Arnica

Belladonna

Bryonia cretica

Cantharis

Chamomilla

Cocculus

Dulcamara

Echinacea

Ferrum phosphoricum

Nux vomica

Okoubaka

Phytolacca

Pulsatilla pratensis

Veratrum album

Wo finde ich welche Übersichtstabelle?

Stichwort-Register

Die Deutsche Bibliothek –
CIP–Einheitsaufnahme
Homöopathie für die ganze Fa-
milie / Markus Wiesenauer ; An-
nette Boës. - Stuttgart ; Leipzig :
Hirzel, 2000 (Erlebnis Gesund-
heit)
ISBN 3-7776-0981-1

Hinweise

Impressum

© 2000 S. Hirzel Verlag
Birkenwaldstraße 44
70191 Stuttgart
Printed in Germany

Redaktion:
Reinhild Berger
Konzeption und Gestaltung:
Nils Hoffmann
Visuelle Kommunikation,
Mögglingen
Repro: Pelikan Repro,
Schwäbisch Gmünd
Druck: Universitätsdruckerei Stürtz,
Würzburg

Bildnachweis
Titel-Illustration: Nils Hoffmann

Nils Hoffmann:
Alle Aquarell-Illustrationen,
Fotos auf den Seiten:
7, 11 rechts, 21, 24, 44/45, 149

Bavaria Bildagentur:
Seiten: 1, 4, 7 oben, 42, 62

Mauritius Bildagentur:
Seite: 33

Botanik-Bildarchiv Laux:
Seiten: 19, 45, 51, 53, 54, 56, 60, 64,
66, 73, 75, 76, 86, 89, 90 unten, 91,
97, 104, 105 oben, 106 oben, 110
unten, 111, 115, 117, 122, 123, 129,
130, 140, 141 oben, 142, 145, 146,
154, 155, 157, 163, 164, 169, 170,
172, 175 oben, 175 unten, 179 oben,
179 unten, 180, 184, 185, 187, 189
unten, 191, 192, 201, 205, 206, 207,
208, 210, 213, 217, 228, 229, 230,
231, 234 oben, 234 unten, 235, 239
unten, 240, 242, 249, 250 oben, 252
oben, 252 unten, 253, 256, 257, 258,
259, 262, 265, 266, 269, 270, 271
oben, 271 unten

Deutsche Homöopathie Union:
Seiten: 25, 47, 58, 63, 70, 72, 83, 84,
85, 90 oben, 98, 99, 101, 103, 105,
106 unten, 110 oben, 124, 125, 127,
133, 134, 189, 193, 199, 202, 204
oben, 204 unten, 209, 211 oben, 211
unten, 214, 215, 216, 236, 239 oben,
245, 250 unten, 251, 261, 263, 264,
272

Abbildung Seite 17 aus:
ICONES PLANTARUM,
Illustrierte Kräuter- und Pflanzenbücher
aus 4 Jahrhunderten, Universitäts-
und Landesbibliothek Düsseldorf